DAS Men'sHealth PENIS-BUCH

MEHR GESUNDHEIT, POTENZ UND SPASS IM BETT

PROF. DR. FRANK SOMMER
OLIVER BERTRAM

südwest

ISBN 978-3-517-09671-1

1. Auflage 2018

Bevor Sie die in diesem Buch beschriebenen Übungen durchführen, sollten Sie einen Arzt konsultieren und überprüfen lassen, ob keine körperlichen Risiken bei Ihnen bestehen. Führen Sie zudem bei Erkrankungen rund um Ihren Penis keine Selbstdiagnose oder gar Selbstmedikation beziehungsweise Eigenbehandlung durch. Gehen Sie stattdessen zum Arzt – das sollte Ihnen Ihr bestes Stück wert sein.

Projektleitung: Stefanie Heim
Lektorat: Clemens Sorgenfrey
Layout und Satz: Bernhard Heun
Bildredaktion: Bele Engels
Illustrationen: Axel Kock (S. 101–112), Markus Voll (S. 10, 11, 15, 23, 28)
Umschlaggestaltung: zeichenpool, München, unter Verwendung eines Fotos von © shutterstock/Vladimir Wrangel

Druck und Bindung: Alcione, Lavis (Trento)
Printed in Italy

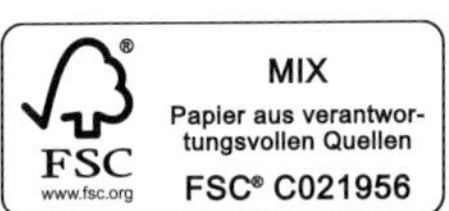

Verlagsgruppe Random House FSC® N001967

Weiterführende Literatur sowie Quellen finden Sie hier:
www.suedwest-verlag.de/penis-buch

Inhalt

Einleitung **5**

1 Unter der Lupe **9**
Anatomie und Physiologie Ihres Geschlechts 9
Die äußeren Geschlechtsorgane 9
Die inneren Geschlechtsorgane 18
Das Harnsystem 22
Das Gehirn 25
Das vegetative Nervensystem 26
Das endokrine System: Die Hormone 29

2 The Look of Love **35**
Pflege und Styling 35
Den Schniedel schniegeln: Intimhygiene, Styling und Schmuck 35
Intimrasur 37
Intimschmuck 38
Penile Schönheitsoperationen 39

3 Im Einsatz **45**
Der beste Sex Ihres Lebens (auf Wunsch mit Familienplanung) 45
Wie oft? Wie lange? Wie abwechslungsreich? 45
Funktionsstörungen: Wenn „er" nicht so will 49
Organisch bedingte Erektionsstörungen 55
Psychisch bedingte Erektionsstörungen 63
Therapie und Heilung von Erektionsstörungen und Libidoverlust 69
Ejakulations- und Orgasmusstörungen 74

4 In Bewegung **85**
Training von Potenz und Power in puncto Sex 85
Übergewicht macht impotent: Gönnen Sie sich ein bewegtes (Sex-)Leben! . . . 86
Gezieltes Training für einen leistungsfähigen Penis 89
Die optimale Gestaltung Ihres Potenztrainings 92
Grundregeln des Trainings für besseren Sex 95
Übungen, Workouts und Trainingseinheiten 98

Inhalt

5 Beim Oralverzehr **113**
Powerfood für Penis, Prostata & Co. 113
Grundsätze einer gesunden Ernährung 113
Powerfood für eine perfekte Penis-Potenz 115
Vorsicht: Liebestöter! 128

6 In Behandlung **129**
Erste Hilfe bei Erkrankungen 129
Geschlechtskrankheiten 131
Peniserkrankungen 145
Hodenerkrankungen 158
Prostataerkrankungen 165
Harnsystem- und andere Erkrankungen 170

Einleitung

Willkommen zum „Men's Health Penis-Buch" – Ihr Wissenskompendium rund um Ihr bestes Stück! Was hängt nicht alles zusammen mit diesen zauberhaften Zentimetern zwischen Ihren Beinen: Gesundheit und Selbstbewusstsein, Spaß und Ekstase, Liebe und Familienplanung … Umso erstaunlicher, wie wenig Männer über ihren Penis wissen. Wie steht's mit Ihnen? Wussten Sie, dass er im Alter schrumpft? Dass Sie mit der richtigen Ernährung gegensteuern können? Ist Ihnen bewusst, dass ständiges Sitzen Erektionsstörungen auslösen kann? Und ebendiese Erektionsstörungen Ihr Leben retten können – wenn Sie die richtigen Schlüsse daraus ziehen?

Oft beschäftigt sich Mann mit seinem Penis erst, wenn irgendwas nicht stimmt. Zu klein, zu schwach, zu schnell, zu krumm, zu aua: Die Möglichkeiten sind mannigfaltig, weshalb das kleine Sensibelchen Ärger bereitet. Schluss damit! Setzen Sie sich mit Ihrem Penis von „Mann zu Mann" auseinander. Dieses Buch hilft Ihnen dabei!

Was Ihnen dieses Buch liefert

Das vorliegende Werk beschäftigt sich ganzheitlich mit allem, was Gesundheit und Leistungsfähigkeit des Penis betrifft. Es ist kein Kamasutra-Ratgeber

Mit welcher Motivation lesen Sie diese Zeilen?

- Ist Ihr kleiner (Entschuldigung, perfekt proportionierter) Freund akut erkrankt oder funktioniert nicht so, wie Sie es sich wünschen?
- Erleben Sie einen Neuanfang Ihres Liebeslebens und wollen perfekt vorbereitet Ihren Mann stehen – oder einfach wieder mehr Spaß im Bett haben?
- Planen Sie Nachwuchs – oder eben gerade nicht und denken in Sachen Verhütung beispielsweise über eine Sterilisation nach?
- Spüren Sie die ersten „Alterungserscheinungen" und zweifeln, ob der dünne Pipistrahl samt Nachtröpfeln normal ist oder doch ein Zeichen dafür, dass Ihr Leben bald vorbei ist? (Beruhigen Sie sich: Letzteres ist sehr unwahrscheinlich.)
- Oder sind Sie einfach neugierig, was es über Ihr bestes Stück zu berichten gibt?

Für all das (und viel mehr!) verspricht dieses Buch jede Menge Tipps, Hilfestellungen und Lösungen.

und sucht nicht nach dem G-Punkt der Frau, sondern dreht sich einzig um die wichtigsten Zentimeter *Ihres* Körpers.

Das erste Kapitel liefert anatomische Grundlagen für eine umfassende **Aufklärung über alle Geschlechtsorgane** – inklusive dem Harnsystem, für das Ihr Pipimann gezwungenermaßen auch geradesteht. Zudem finden Sie hier Infos zum **Gehirn als Sexualorgan**, zum **Hormonsystem und seinen Auswirkungen auf Ihre Sexualität** und zu **Pheromonen**, also (sexuellen) Lockstoffen.

Im Anschluss beschäftigt sich Kapitel 2 mit **Pflege und Styling Ihrer äußeren Geschlechtsorgane**: Hier geht es ums Waschen, Striegeln, Legen Ihres Schniedels und seinem haarigen (oder kahlen) Ambiente – aber auch um Risiken und Nebenwirkungen von „Schönheits"-Maßnahmen wie Tattoos, Piercings und der sagenumwobenen **Penisverlängerung**.

Kapitel 3 begleitet Ihren Riemen in Aktion – vornehmlich beim Sex. Hier dreht sich alles um so grundlegende Dinge wie Ursachen und Behebung von **Erektionsstörungen, „Zu-früh-Kommen"** und was Sie dagegen tun können, die besten **Verhütungsmethoden** und wie Sie bei Kinderwunsch Ihrer **Fruchtbarkeit und Familienplanung** auf die Sprünge helfen können.

Kapitel 4 liefert Übungen, Workouts und Trainingspläne, um Ihren **Penis gesund und leistungsstark** zu machen und zu erhalten. Sie erfahren, wie Sie mit Training die **Standfestigkeit** und **Härte des Penis** verbessern, den **Ejakulationsreflex verzögern**, das Penisgewebe jung, flexibel und funktionsfähig halten und insgesamt **mehr Kraft und Beweglichkeit für den Sex** entwickeln.

Parallel dazu deckt das Ernährungskapitel 5 alle Fragen zur perfekten Nährstoffversorgung Ihrer Geschlechtsorgane ab – für **mehr Spaß und Leistung im Bett** und für eine **perfekte Zeugungsfähigkeit dank kerngesunder Spermien**. Betont wird auch die Bedeutung einer **allgemein gesunden Ernährung** für einen gesunden, leistungsfähigen Lümmel.

Das abschließende Kapitel 6 versammelt die häufigsten Krankheiten, die Penis & Co. begegnen können. Ob Geschlechtskrankheiten, Prostatavergrößerung, Vorhautverengung, Peniskrümmung oder Hodenkrebs: Hier finden Sie **Hilfestellung zu rund 50 verschiedenen Erkrankungen**.

Guter Rat: Penispein kann tödlich sein!

Es soll ja noch Männer geben, denen das Thema Penis peinlich ist. (Ertappt? Psst, lesen Sie einfach weiter, es bleibt unter uns …) Kaum nachzuvollziehen, denn schon vor Jahrhunderten haben sich weit schöngeistigere Autoren über den Penis ausgelassen. Leonardo da Vinci etwa: Dessen anatomische Studien mit der Zeichnung des vitruvianischen Menschen im Kreis beziehungsweise Quadrat (ein nackter Mann mit ausgeprägtem Gemächt, nebenbei bemerkt) sind weltberühmt. Weniger bekannt ist seine Auseinandersetzung speziell mit dem Thema Penis. Wussten Sie, dass der Maler des „Abendmahls“ und der „Mona Lisa“ auch einen „Fleisch gewordenen“ jungen Engel mit mächtigem, steil erigiertem Penis zu Papier brachte? Und er näherte sich dem männlichen Glied auch wissenschaftlich: Als Erster erkannte er richtig, dass sich der Penis mit Blut füllt, wenn er erigiert. Und eines Tages notierte er – frei übersetzt aus dem Italienischen – Folgendes:

Der Penis gehorcht nicht den Anweisungen seines Herren – der ihn doch nach seinen Wünschen erigieren und schrumpfen lassen möchte. Stattdessen richtet sich der Penis eigenständig auf, wenn sein Herr schläft. Somit muss man bei aller Vorstellungskraft sagen, dass der Penis seinen eigenen Willen hat.

Nicht überliefert ist, wie zum Teufel Leonardo diese Beobachtungen machen konnte. An sich selbst? Eher schwierig. Und auch die von ihm sonst so gern heimlich untersuchten Leichen, an denen er viele anatomische Erkenntnisse sammelte, halfen bei dieser Frage wohl kaum. Ist auch egal: Denn in diesem Punkte irrte das Universal-

Die Top Ten rund um Ihren Big Ben

Für alle, die nicht schnell genug kommen können … zu den Dingen, die sie interessieren: Hier sind Shortcuts zu den zehn heißesten Themen rund um den Penis:

1) Geknickte Stimmung: Erektionsstörungen – woran es liegt und was Sie dagegen tun können (siehe zum Beispiel Seite 55 bis 74)

2) Hoppla, hier kam ich: Schluss mit dem „Zu-früh-Kommen“ (mehr dazu ab Seite 76)

3) Der große Lust-Verlust-Frust: Wie Sie Ihre Libido steigern (etwa ab den Seiten 59 und 122)

4) Maß-Stab aller Dinger: Ist mein Penis groß genug? (siehe die Seiten 40 bis 44)

5) Ihr Zeuger-Zeugnis: Sex, setzen! Wie Sie für die Familienplanung Ihre Fruchtbarkeit (wieder) verbessern (siehe Seite 80)

6) Mehr als bloßer Durchschnitt: Verhütungsmethode Vasektomie – und wie Sie sie wieder rückgängig machen können (siehe die Seiten 78, 80, 82)

7) Schnippschnapp am kleinen Krokodil: Wann eine Vorhautbeschneidung sinnvoll oder notwendig ist (ab Seite 153)

8) Hammer-Gejammer: Beschwerden und Krankheitssymptome erkennen und die richtigen Schritte einleiten (ab Seite 129)

9) Kunst am Glied: Tattoo oder Piercing – soll ich? Und wenn ja, warum nicht? (ab Seite 38)

10) Freikörper-Kultur: Zum Abschluss dieser Liste ein exklusiver Travel-Tipp für alle Penisbegeisterten: erigierte Daumen für das (wohl weltweit einzige) Phallus-Museum in Reykjavík (www.phallus.is)!

genie. Die Autonomie des Penis ist nur eine scheinbare – auch wenn sich der Eindruck des Eigenlebens einstellen kann. Wie „steht's" bei Ihnen? Will er manchmal nicht, wie Sie wollen? Kann er sich steif und fest behaupten? Oder ist er ein Härtefall in Sachen Härte und zieht den Schwanz ein, wenn's hart auf hart kommt?

Millionen Männer allein in Deutschland treiben Dinge wie Erektionsstörungen oder akute Beschwerden um – leider gibt es viel zu viele, die Penisprobleme tabuisieren und totschweigen. Die Gemengelage aus Penispein und männlicher Arztmuffel-Mentalität kann sogar zum Tode führen. Ein Beispiel: Erektile Dysfunktionen können Vorzeichen fortschreitender Gefäßverkalkung sein. Dann können Sie die Uhr danach stellen, wann Sie einen Herzinfarkt oder Schlaganfall bekommen. Zum Glück hält Sie dieses Buch am Leben.

Guter Sex (oder überhaupt welcher) – vor allem eine Frage des Lifestyles!

Auch ohne akute Lebensgefahr: Es ist erschreckend, wie wenig Männer sich um ihre Penisgesundheit kümmern. Einer Studie zufolge ist nur wenigen bewusst, dass Rauchen oder Fettleibigkeit zu den größten Risikofaktoren für erektile Dysfunktionen zählen. Vier von zehn Männern können gar keinen Risikofaktor (zu denen auch Diabetes, Bluthochdruck oder permanentes Sitzen gehören) benennen. Was für eine vertane Chance! Nur weil Männer zu faul, feige oder fatalistisch sind, leiden sie still vor sich hin und verpassen die möglicherweise beste, sexuell aktivste Zeit ihres Lebens!

Einer groß angelegten Studie zufolge kämpft mehr als jeder zweite Amerikaner zwischen 40 und 70 Jahren mit Potenzproblemen. Lebensjahrzehnte, in denen Sie eigentlich noch problemlos Ihren Mann stehen können. Das zeigt eine andere Studie mit geradezu bahnbrechenden Erkenntnissen: Rund ein Drittel der dort untersuchten Männer konnten nur durch Veränderungen des Lebensstils wieder spontanen, erfüllenden Sex ohne Hilfsmittel wie Viagra erleben. Veränderungen des Lebensstils meint vor allem drei Dinge: **ausreichend Bewegung, gesunde Ernährung und wöchentlicher Sex** (eine umfangreiche finnische Studie an Männern zwischen 55 und 75 Jahren zeigt: Geschlechtsverkehr wenigstens einmal pro Woche beugt Erektionsstörungen vor). Diese drei elementaren Regeln werden Ihnen in diesem Buch noch des Öfteren begegnen. Zusammen mit allen anderen Tipps sind sie die Basis für folgende Versprechen: Lesen Sie das Buch und Sie werden Ihren Penis mit anderen Augen sehen! Dann halten Sie sich an das, was Sie lesen, und Sie werden ein erfüllteres Liebesleben führen! Hand drauf! Worauf warten Sie? Sie wollen es doch auch …!

Unter der Lupe

Anatomie und Physiologie Ihres Geschlechts

Sie haben „es“ täglich in der Hand – doch mal ehrlich: Wissen Sie, wie Ihr Penis und all die anderen Teile Ihres Urogenitalsystems (Fachjargon für Geschlechtsorgane und Harnsystem) zusammenhängen? Wie sie arbeiten oder arbeiten sollten? Wahrscheinlich nicht. Wenn Sie dann noch Oxytocin für Augentropfen, den Spritzkanal für eine Autolackiereinrichtung und die Cowperschen Drüsen für eine galaktische Anomalie im Sternbild der Jungfrau halten, lohnt sich die Lektüre der folgenden Seiten für Sie in besonderem Maße.

Sie werden erstaunt sein, was in Ihrem Körper an Projekten wie Pinkeln oder Beischlaf beteiligt ist. Nehmen wir diese Bereiche inklusive Ihrem besten Stück mal unter die Lupe – was in Anbetracht „seiner“ Größe natürlich mitnichten despektierlich gemeint ist.

Die äußeren Gechlechtsorgane

Das männliche Geschlecht wird in der Regel auf das Offensichtliche reduziert: Das „Gemächt“ ist kein anatomischer Begriff, dafür aber genau das, was Männer im besten Fall mächtig mit Stolz und Frauen (oder natürlich auch Männer, je nachdem) mit Lust erfüllt. Männlichkeit, Potenz, sexuelle Attraktivität – all das wird in erster Linie am Penis aufgehängt. In dessen Schatten baumelt schließlich der Hodensack, der die äußeren Geschlechtsorgane komplettiert.

Der Penis

Der Penis erfüllt gleich zwei essenzielle Aufgaben: Er trägt zur Befruchtung der Frau, also zur Fortpflanzung und damit zum Bestehen der menschlichen Spezies bei. Und – in manchen Situationen fühlt sich das nicht weniger substanziell an – er steht bereit, um Ihnen das

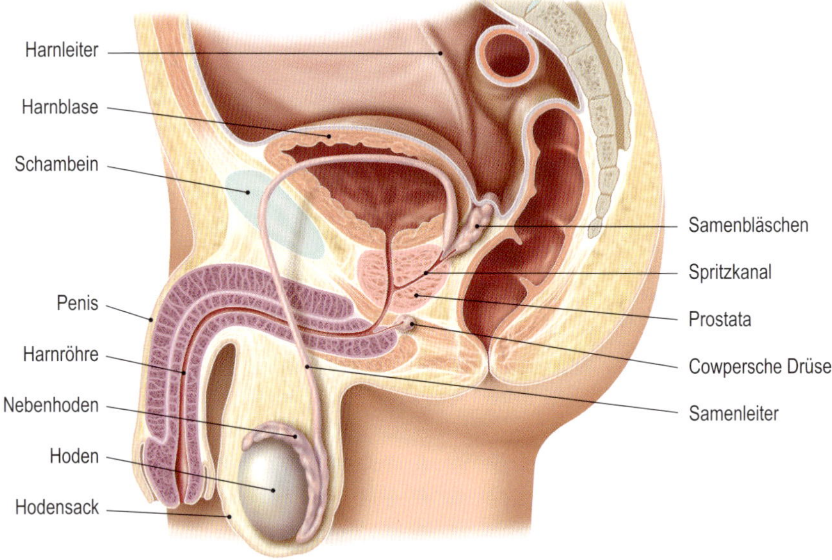

Geschlechtsorgane und Harnorgane des Mannes

Blutpenis versus Fleischpenis

Sie sind in aller Munde – diese Begriffe für verschiedene Erscheinungsformen von Penissen. Unter einem „Blutpenis" wird in der Regel ein Penis verstanden, der im schlaffen Zustand blutleer ist und deutlich kleiner erscheint, dafür erigiert zum Wachstumswunder mutiert: Er wächst auf das Zweieinhalbfache seiner schlaffen Länge. Blutpenisse sollen eher in kälteren Regionen der Welt beheimatet sein. Demgegenüber steht der sogenannte „Fleischpenis", der im schlaffen, also hängenden Zustand ähnlich prall und groß ist (mindestens acht Zentimeter) wie im erigierten Zustand. Fleischpenisse sind angeblich eher eine Erscheinung in wärmeren Regionen der Welt. Um wissenschaftliche Termini (geschweige denn um eine wissenschaftliche Erhebung über die globale Verteilung) handelt es sich dabei allerdings nicht. Ob Fleisch oder Blut: Im Endeffekt kommt es in Sachen Erektionslänge auf dasselbe raus.

Wasserlassen zu ermöglichen. Diese beiden auch in ihrer Ausführung sehr unterschiedlichen Fähigkeiten prägen den Aufbau des Penis. Er besteht aus verschiedenen Gewebearten und kommt bei Menschen im Gegensatz zu einigen (Säuge-)Tierarten ganz ohne knöcherne oder knorpelige Strukturen aus. Der Penis ist vollkommen frei von quer gestreifter Muskulatur, dem

Muskelgewebe also, welches Sie gezielt ansteuern können. Dafür besitzt er viele (nicht willkürlich steuerbare) glatte Muskelzellen, die für richtig harte Erektionen sorgen.

Von außen betrachtet besteht der Penis aus dem Penisschaft (lateinisch: Corpus penis), der an der Peniswurzel (lateinisch: Radix penis) beginnt, und der Eichel (lateinisch: Glans penis), die am äußeren Ende sozusagen den krönenden Abschluss Ihres Zepters bildet. Von „außen" betrachtet ist dabei nicht ganz richtig, denn von der Peniswurzel ausgehend ist rund ein Drittel des Penisschafts von außen gar nicht zu sehen, sondern steckt in Ihnen. Viele sehen darin das Potenzial, ihr bestes Stück „einfach" operativ etwas rausziehen zu lassen – mit großen Risiken, wie Sie ab Seite 42 lesen können.

Die Peniswurzel: muskuläre Basis

Die Peniswurzel ist durch Muskeln an der knöchernen Struktur des Schambeins und an der harten Faszie der Bauchwand fixiert. Die faserigen Enden dieser Muskeln münden zudem in den gesamten Bereich der Beckenbodenmuskulatur. Es handelt sich dabei um zwei winzige Kraftmeier, die selbst auch zur Beckenbodenmuskulatur gezählt werden: den Musculus ischiocavernosus sowie den Musculus

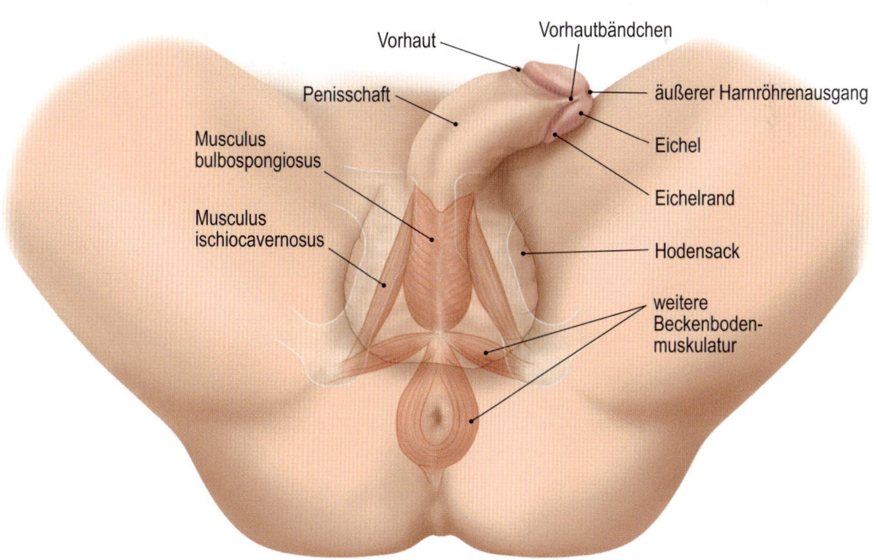

bulbospongiosus. Merken Sie sich die beiden, denn sie haben drei beeindruckende Eigenschaften:

1) Sie fixieren wie beschrieben Ihren Penisschaft und haben dadurch die Ehre, in direktem Kontakt zu Ihrem besten Stück zu stehen. Das macht sie zu einer Art bewegungsspezifischem Sprachrohr, denn über diese beiden Muskeln können Sie Ihren Penis tatsächlich ein Stück weit bewegen. Es handelt sich um wahre „Potenzmuskulatur", denn mit den Burschen haben Sie unmittelbar Einfluss auf die Standfestigkeit Ihres Penis und den Ejakulationsreflex: Sie können Ihren Höhepunkt damit also gezielt hinauszögern! Und das Tolle: Die zwei lassen sich auch trainieren (siehe Seite 90 im Trainingskapitel).

2) Sie sorgen für sagenhafte Orgasmen, denn der Musculus ischiocavernosus unterstützt die Erektion, wenn der Penis bereits in der Versteifung ist. Durch erregende Signale von der Eichel bekommt er den Impuls, zusätzlichen Druck auf die Schwellkörperbasis auszuüben, was für einen hohen Blutdruck in den Penisgefäßen sorgt. Zum anderen verhindert er durch diesen Druckaufbau den Abfluss von Blut aus dem Penis – beides macht Ihre Erektion knallhart.

Der Musculus bulbospongiosus wiederum regt in der Phase des (sich anbahnenden) Höhepunkts mit pulsierenden Kontraktionen den dritten (Harnröhren-)Schwellkörper an; durch diesen wird das Ejakulat letztlich ausgestoßen. Das sorgt für eine zusätzliche Versteifung des Penis und beschert Ihnen wohlig rhythmische Lustwellen beim Höhepunkt.

3) Lassen Sie sich die Namen dieser beiden Muskeln auf der Zunge zergehen: Sie allein helfen schon dabei, die Ejakulation zu verzögern. Versuchen Sie dazu einfach in diesem bestimmten kritischen Moment (Sie wissen schon), sich an diese Namen zu erinnern. Mal schauen, ob Sie draufkommen: „… das war doch irgendwas mit Ischias und SpongeBob …" (Beides hat eine herrlich lustausbremsende Wirkung.) Möglich ist auch, vor dem „Point of no return" diese Namen ganz schnell zehnmal hintereinander auszusprechen (oder besser auszudenken – wer weiß, was Ihre Partnerin oder Ihr Partner sonst dazu sagt).

Zurück zur Anatomie: Über diese beiden Muskeln, ja über den gesamten Bereich der Beckenbodenmuskulatur besteht also eine mechanische Verbindung zwischen dem von Ihnen zunächst einmal nicht willkürlich steuerbaren Penis einerseits und Muskeln sowie Knochen andererseits, die Sie sehr wohl willkürlich beeinflussen können – eine Beobachtung, die für das Training von Potenz und sexueller Leistungsfähigkeit in Kapitel 4 von zentraler Bedeutung sein wird.

Nachts mehrere und morgens eine Latte

Wir wissen, was Sie letzte Nacht getan haben: drei-, vier-, fünf-, sechsmal eine Erektion bekommen! Das sind die Durchschnittswerte nächtlicher Erektionen bei jedem Mann. Alle ein bis eineinhalb Stunden passiert's in den Schlafzimmern der Welt – in ähnlichem Rhythmus erregen sich nachts im Übrigen auch die Frauen: Bei ihnen vergrößern sich die Schamlippen, die Vagina und die Klitoris. Doch wozu sind diese Erektionszustände des Glieds gut, die bis zu 30 Minuten andauern können und die schon Leonardo da Vinci beobachtet hat (siehe Seite 7)? Die Erektionen „trainieren" das Gewebe sowie die Fähigkeit, den Penis mit Blut zu füllen. Der wird so zudem regelmäßig mit frischem Sauerstoff und anderen Nährstoffen versorgt. Das hält das Gewebe geschmeidig und minimiert das Risiko der sogenannten Fibrosierung (das sind krankhafte Verhärtungen im Penis, die etwa zu einer Penisverkrümmung führen können – siehe dazu auch Seite 147). Obendrein wirkt das Ganze als willkommenes Training für Ihr Erektionsvermögen. Die „Morgenlatte" ist dann die letzte dieser nächtlichen Trainingseinheiten. Sollte sie Sie ab und an morgens nicht begrüßen – kein Drama. Die Erektionen im Schlaf setzen stets nach bestimmten Schlafphasen, den sogenannten REM-Phasen, ein. Fehlt die Morgenlatte, heißt das nur, dass Sie nicht direkt nach einer solchen REM-Phase aufgewacht sind. Sollten Sie nie eine Morgenlatte registrieren, kann das ein Hinweis auf Schlafstörungen sein, die auch für Ihren Penis nicht gut sind. Lassen Sie sich dann gegebenenfalls von einem Arzt durchchecken. Sie können auch selbst herausfinden, ob Sie des Nachts erigieren: Kleben Sie dazu abends einen Streifen Briefmarken um Ihr schlaffes Glied. Sind die Zähnchen morgens auseinandergerissen, haben Sie in der Nacht mindestens einen Steifen gehabt.

Die Muskulatur an der Unterseite des Beckenbereichs, perineale Muskulatur genannt, breitet sich wie ein Spannlaken aus. Das sorgt für Schutz und die nötige Flexibilität am Übergang zu den unteren Extremitäten, deren Bewegungen enorme Kräfte freisetzen. Die Beckenbodenmuskulatur arbeitet eng mit dem Zwerchfell sowie der Bauchmuskulatur zusammen, denn gemeinsam schließen sie den Bauchraum ein und verteilen die dort entstehenden Kräfte beziehungsweise fangen diese mit ihren elastischen Strukturen ab. Auch an der Schließtätigkeit von Anus und Harnröhre ist die Beckenbodenmuskulatur maßgeblich beteiligt – tolle Eigenschaften, die Mann oft erst zu schätzen weiß, wenn es mal nicht so klappt, wie es soll.

Der Penisschaft

Dieser (mehr oder weniger) lange Teil des Penis enthält drei Schwellkörper. Sie sind prägend für seine (mehr oder weniger) stattliche Erscheinungsform im Erektionsstadium. Zwei davon, die Penisschwellkörper (Corpora cavernosa penis), laufen im oberen Bereich des Penis parallel zueinander von der Peniswurzel am Beckenboden bis an die Eichel heran. Sie sind eng verbunden und nur teilweise von einer dünnen, elastischen Wand getrennt. Dank dieser Verbindung kann Blut zwischen den beiden Schwellkörpern ausgetauscht werden – ein großer Funktionsvorteil beim Liebesakt.

Ein dritter Schwellkörper, der Harnröhrenschwellkörper (Corpus spongiosum penis), verläuft darunter. Er beherbergt die Harnröhre und begleitet diese bis zur Penisspitze, denn der Harnröhrenschwellkörper setzt sich in der Eichel fort.

Aufbau der Schwellkörper

In den Penisschwellkörpern steckt ein schwammig-wabiges Geflecht aus Bindegewebenetzen, stärkeren Wänden mit glatter Muskulatur und Hohlräumen, die sich bei Blutzufluss füllen und so Erektionen ermöglichen. Daneben gibt es jede Menge Blutgefäße und Nerven, die ebenfalls für die Steuerung einer Erektion bedeutsam sind.

Eine besondere Struktur der Gefäße im Schwellkörpergewebe macht den Penis so flexibel: Ist der Penis nicht erigiert, liegen diese Gefäße korkenzieherartig gewunden in- und aufeinander. In diesem schlaffen Zustand sind die Arterien verengt. Sie werden von der sie umgebenden glatten Muskulatur (die Sie nicht willkürlich steuern können) regelrecht zusammengedrückt, sodass nur eine minimale Menge an Blut in den Penis gelangt.

Das ändert sich jedoch, wenn Sie sexuell erregt werden. Damit Ihr Penis erigieren kann, stehen die Zeichen zunächst auf „Erschlaffen“: Denn für ein steifes Glied müssen die glattmuskulären Wände der Arterien locker lassen. Auf diese Weise öffnen sich die Schleusen der Blutbahnen, die korkenzieherartigen Gefäße werden in die Länge gezogen und die Schwellkörper rasch mit Blut gefüllt. Dabei fließt in der Erregungsphase 40- bis 100-mal so viel Blut in diese Peniszellen wie im schlaffen Zustand – eine solche Leistung schaffen keine anderen Gefäße im Körper!

Eine feste Bindegewebshülle um die Schwellkörper (Tunica albuginea) sorgt dafür, dass sich der Penis bei Erregung nicht endlos ausdehnen kann. Schade, werden Sie vielleicht denken. Aber nein: Diese Faszienhülle sorgt für zusätzliche Stabilität bei der Erektion! Gleichzeitig werden die blutabführenden Venen in diesem Prozess zugedrückt. Das hemmt den Blutrückfluss aus dem Penis und das Liebesspiel kann volle Fahrt aufnehmen. Eine ausführlichere Beschreibung des Erektionsablaufs finden Sie auf Seite 50.

Die Blutversorgung des Penis

Wie schafft es der Penis, derart unterschiedliche Stadien der Blutbefüllung in so kurzer Zeit zu meistern? Seine Versorgung läuft über zwei paarig angelegte (parallel jeweils rechts und links im Penis verlaufende) Penisarterien, die über eine besonders starke glattmuskuläre Wandung verfügen und so hohen Drücken standhalten

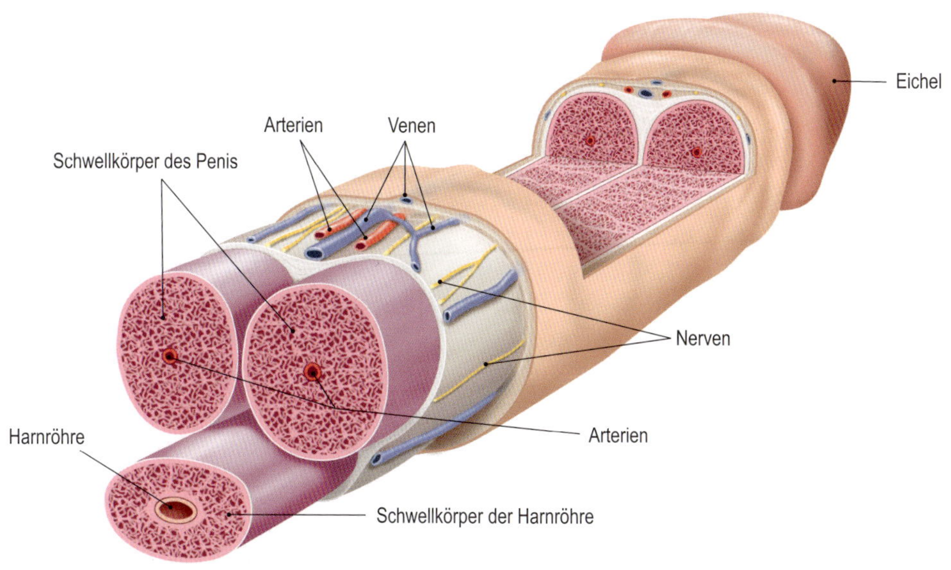

Der innere Aufbau des Penis

können: Die Penisrückenarterie (Arteria dorsalis penis) befindet sich auf der Oberseite oberhalb der Schwellkörper. Die tiefe Penisarterie (Arteria profunda penis) läuft durch die Penisschwellkörper hindurch und ist maßgeblich an einer erfolgreichen Erektion beteiligt.

„Paarig angelegt" meint, wie schon erwähnt, dass die Arterien auf der linken und auf der rechten Penisseite verlaufen, es also insgesamt vier zuführende Arterien gibt. Sie alle entspringen aus größeren, ebenfalls beidseitig angelegten Beckenarterien.

Zwei weitere (ebenfalls paarig angelegte) Arterien führen Blut in den Penis, aber nicht vorrangig zu dem Zweck, diesen zu versteifen: Die Arterie des Harnröhrenschwellkörpers (Arteria bulbi penis) versorgt ebendiesen – und lässt ihn (mit weniger Volumen als die beiden Penisschwellkörper) auch mit anschwellen, um das Ejakulat herauszukatapultieren. Des Weiteren gibt es die versorgende Arterie der Harnröhre selbst (Arteria urethralis).

Die Eichel hat Nerven

Die Eichel ist die Spitze des Harnröhrenschwellkörpers, der dort auch als Eichelschwellkörper (Corpus spongiosum glandis) bezeichnet wird. An diesem markanten Peniskopf sitzen viele Nervenzellen – eine wichtige Informationsquelle für das Gehirn, das sich stets über den ordnungsgemäßen

Zustand von Erektion und Ejakulation überzeugen will (und selbst entscheidenden Einfluss darauf hat, siehe Seite 25). Der wichtigste sensible Nerv des Penis ist der Nervus dorsalis penis, der oberhalb der Penisschwellkörper verläuft. Bei den Frauen gibt es übrigens ein ebenso wichtiges „nerviges" Pendant, das an der Klitoris stimuliert wird – beide Nerven werden auch als „Wolllustnerv" bezeichnet.

An der Unterseite der Eichel setzt das Vorhautbändchen (Frenulum praeputii) an und verbindet die Eichel fest mit der Vorhaut. Es gilt als die sexuell empfindlichste Stelle am Penis. Einige Forscher nehmen sogar an, dass das Vorhautbändchen Einfluss auf die Standfestigkeit der Erektion und den Ejakulationsreflex hat.

Die Vorhaut noch mehr

Die Eichel ist (bei nicht beschnittenen Männern) von einer schützenden Haut umgeben, mit der sie wie beschrieben über ein Bändchen verbunden ist: die Vorhaut (Praeputium penis). Diese ist der berührungsempfindlichste Teil Ihrer Geschlechtsorgane, mehr noch als Eichel(rand) oder Hodensack. Etwa 20 000 Nervenenden münden in diesen sensiblen Hautbereich – die Eichel kann nur rund 4 000 zumeist weniger empfindliche aufweisen. Die Vorhaut hält Ihre Eichel feucht und sauber, schützt sie vor Verletzungen und bewahrt ihre Sensibilität (wichtig für alle, die Probleme haben, zum Höhepunkt zu kommen). Zudem verhindert sie mit ihrer Gleitfähigkeit unnötige Reibung und etwaige Schmerzen beim Sex – bei Ihnen und Ihrer Partnerin. Zum im wahrsten Sinne sensiblen Thema Vorhautbeschneidung finden Sie wichtige Informationen in Kapitel 3 ab Seite 153.

Kurz vor der Eichel teilt sich die Penishaut in ein inneres und ein äußeres Vorhautblatt, die gegeneinander verschiebbar sind (wie die gesamte Penishaut zum Penisschaft auch) und so für eine optimale Gleitfähigkeit sorgen. In der Regel lässt sich die Vorhaut auch über einen erigierten Penis ohne Probleme zurückschieben. Bei Ihnen nicht? Dann lesen Sie unbedingt weiter zum Thema Vorhautverengung ab Seite 151.

Der Hodensack

Skrotum … Gesundheit! Ist doch wirklich gemein: Nicht einmal diese lateinische, geschweige denn die deutsche Namensgebung verhelfen dem Hodensack zu einem ansatzweise attraktiven Image. Nein, die schrumpelige Hauttasche ist kein Beau. Aber dass der Gebeutelte ein Dasein im Schatten des kernigen Knüppels fristet, der vor (oder über) ihm hängt – das ist auch nicht gerecht. Denn der Hodensack ist in Wahrheit eine Schatzkammer! Man könnte auch sagen: Er ist die Wiege der Menschheit, beherbergt er doch die Leben spendenden Hoden und damit

Ihre allerwertesten Kronjuwelen. Na, und die Nebenhoden sowie Teile der Samenleiter stecken auch noch drin.

Der Hodensack ist Teil der Bauchhaut und von sehr vielen Nerven durchzogen. Das macht ihn zu einem empfindsamen Gesellen und für viele Männer zum Mitstreiter bei der sexuellen Erregung. Aber das kann doch nicht der Grund sein, weshalb um Himmels willen Ihre wichtigsten Zeugungsorgane, die Hoden, verhältnismäßig ungeschützt *außerhalb* des Körpers herumbaumeln? Stimmt. Die richtige Antwort: Hoden sind lieber draußen zu Hause, weil es ihnen im Körper schlicht zu warm ist. Sie lieben Temperaturen um 34 bis 35 Grad – so, wie sie der Hodensack liefert. Das sind perfekte Bedingungen für die Produktion von Spermien – und jedes Grad Abweichung beeinflusst deren Zustand und eine Zeugung negativ.

Um diese Temperatur konstant zu halten (und um das edle Gehänge gebührend zu schützen), ist der Hodensack mit vielen Muskelzellen ausgestattet. Das hätten Sie nicht gedacht, oder? So weich, wie der sich anfühlt. Aber es ist so: Mit dieser Muskulatur kann sich der Hodensack bei jeder Art von Reizung, etwa bei Berührungen und besonders auch bei Kälte, feinmotorisch zusammenziehen. Dann wird die Haut dick und faltig und die Hoden wandern nach oben, näher an den warmen Körper heran – ein perfektes Thermostat-System (das auch deswegen so gut funktioniert, weil in der Haut des Hodensacks bemerkenswert viele Schweißdrüsen sitzen).

Es hat also durchaus seine Berechtigung, dass der faltige Sack die Hoden tagaus, tagein Gassi trägt. Und inzwischen wird übrigens auch an seinem äußeren Image fleißig gefeilt: mittels Nutscaping. Ach, das kennen Sie nicht? Dann geben Sie den Suchbegriff mal im Internet ein. Dahinter verbirgt sich eine neue Fotokunst: Auf Nutscaping-Bildern schweben von oben ansatzweise runde, behaarte Ufos ins Bild … Der eigene Sack vor untergehender Sonne oder inmitten wild zer-

Smegma: Keiner will's, jeder hat's

In der Vorhaut nahe der Eichel befinden sich Drüsen, die ein talgiges Sekret absondern, um diesen Bereich feucht zu halten. Das Sekret mischt sich nach und nach mit Urin- und Spermaresten, abgestorbenen Hautzellen und sonstigem Dreck: Sichtbar wird diese gelblich-weiße, käsige und übel riechende Talgsubstanz zumeist ein, zwei Tage nach der letzten Schwanzwäsche (siehe Kapitel 2 ab Seite 35): das Smegma. Das ist übrigens kein reines Männerproblem: Auch bei Frauen tritt es auf, im Bereich der Klitoris und zwischen den inneren und äußeren Schamlippen. Das Smegma ist Nährboden für Bakterien und Pilze und kann zu Entzündungen führen. Besonders gefährdet sind Männer mit Vorhautverengung (siehe Seite 151), deren Möglichkeiten der Eichelreinigung eingeschränkt sind. Im schlimmsten Fall steigt das Peniskarzinomrisiko (siehe Seite 145).

klüfteter Alpentäler – auch ein schönes Postkartenmotiv für die lieben Schwiegereltern daheim – und die eleganteste Lösung, um aus Kitsch im Handumdrehen Aktfotos zu machen. Vielleicht wird das Skrotum ja auf diesem Weg doch noch zu einem echten Schönheitsideal …

Die inneren Geschlechtsorgane

Die folgenden Seiten gehen unter die Haut. Genauer: Wir verlassen die geschlechtlichen Außenposten und wenden uns den inneren Geschlechtsorganen zu.

Die Hoden

Bei den Hoden handelt es sich um ein Organ mit zwei Keimdrüsen, deren vorrangige Aufgabe die Produktion von Samenzellen (Spermien) und männlichen Geschlechtshormonen ist.

Das muss man sich mal vorstellen: Ein so menschheitsprägendes, weltveränderndes Wunderwerk wie Sperma entsteht in einer gerade einmal 20 Gramm leichten, knapp fünf Zentimeter kurzen pflaumenförmigen Kapsel. Das beschreibt in etwa die Erscheinung eines Hoden. Bei vielen Männern ist der rechte der beiden etwas größer als der linke, der zudem zumeist etwas weiter oben in Bauchnähe sitzt.

Die Hoden werden von einer derben Membran gehalten und sie sind von mehreren Hodenhüllen umgeben. Insgesamt ergibt sich so eine feste, elastische Struktur, die auch den passenden Hodeninnendruck hält, der für die Produktion von Sperma benötigt wird. Das klingt nach einem robusten Paket – dennoch sind die Hoden echte Sensibelchen: Wenn Sie schon mal einen Tritt oder einen Ball zwischen die Beine bekommen haben, wissen Sie Bescheid … Der besonders heftige Schmerz hat nur bedingt damit zu tun, dass diese Weichteile in so einem Moment doch relativ ungeschützt im Freien baumeln. Die Schmerzrezeptoren im Hodengewebe sind gut vernetzt und schicken die Empfindung unter anderem in den Bauchbereich, sodass untenrum schlagartig alles wehtut.

Die Produktion von Geschlechtshormonen wie Testosteron erfolgt in speziellen Zellen, den Leydig-Zellen, getrennt von der Produktion der Spermien. Letztere werden ab der Geschlechtsreife (etwa in der Mitte der Pubertät) in den Hodenkanälchen produziert. Hier verbringen die Samenzellen die ersten zwei bis drei Monate ihres Lebens, bis sie auf Wanderschaft gehen. Für die Samenproduktion wird das in den Hoden produzierte Testosteron benötigt – ein Mangel beeinflusst also Qualität und Anzahl der Spermien.

Die Nebenhoden

Die Nebenhoden sind mit den Hoden verwachsen: Jedem Hoden sitzt ein solcher Nebenhoden „im Nacken". Ertasten lassen sich diese kapuzenförmigen Auswucherungen auf der Rückseite der Hoden als schwanzartige Struktur. Für den Reifungsprozess der Spermien sind die Nebenhoden essenziell. Kaum zu glauben: In jedem der beiden Nebenhoden steckt ein fünf bis sechs Meter (!) langer, schlauchartiger Gang. Diesen Nebenhodengang betreten die im Hoden aufgezogenen Samenzellen und bleiben dort etwa zwölf Tage, in denen sie langsam durchgereicht und in ihrer Mission, der Befruchtung, ausgebildet werden. Der lange Nebenhodengang ist auf engstem Raum von wenigen Zentimetern verknäult und geht am Ende in den Samenleiter über.

Die Samenleiter

Jeder Mann hat einen linken und einen rechten Samenleiter, die mit je einem halben Meter Länge vergleichsweise kurz ausfallen. Sie dienen letztlich nur dem Transport – darum eignen sie sich als Ansatzpunkt für die Sterilisation von Männern, der sogenannten Vasektomie (siehe Seite 78). Die Samenleiter haben jeweils eine Hülle, die Samenstrang genannt wird, und eine muskulär stark ausgeprägte Wand, mit der sie durch Kontraktion unter hohem Druck und in großer Geschwindigkeit Samen aus dem Nebenhodengang ansaugen und in die Harnsamenröhre hineinpumpen können. Das bringt, neben der heftigen Kontraktion der Beckenbodenmuskulatur, auch das Ejakulat beim Orgasmus auf Tempo.

Der untere Teil der Samenleiter ist als fester Bindegewebsstrang direkt am Nebenhoden gut ertastbar. Von da ziehen die Samenleiter in die Bauchhöhle, wandern um die Harnleiter herum und erweitern sich kurz vor der Harnblase zur sogenannten Samenleiterampulle, in der Spermien gelagert werden. Schließlich gelangen die Samenleiter zur Prostata, aus der heraus sie in der Harnsamenröhre und den sogenannten Spritzkanälen enden. Mit dem nur rund zwei Zentimeter kurzen Gang vereint sich ein Samenleiter mit dem gleichseitigen Samenbläschen. Beide Spritzkanäle verlaufen durch die Prostata, wo das Samengemisch kurz vor dem Höhepunkt fertiggestellt wird und darauf wartet, dass Sie mal langsam zu selbigem kommen. Dann wird das Ejakulat herauskatapultiert, in die Harnröhre hinein und aus der Penisspitze hinaus in die Welt.

Die Samenbläschen

An den erwähnten Spritzkanälen sitzen etwa fünf Zentimeter kleine Drüsen. Es handelt sich eigentlich um eine Drüse, die Samenblase (Vesicula seminalis), sie ist aber wie vieles in Ihrem Körper paarig angelegt. Ihre Aufgaben: das Ejakulat „flüssiger" zu machen und den Spermien Wegzehrung mitzugeben. Dazu werden diese von den Samenbläschen unter anderem mit Zucker (Fruktose) versorgt, an dem sie sich auf dem langen Weg in Scheide und Gebärmutter gütlich tun – und mit dem sie sich besser bewegen können. Ein Trick der Natur: Das Samenbläschensekret enthält sogenannte Prostaglandine. Das sind Gewebshormone, die die Muskulatur von Scheide und Gebärmutter anregen und so den Weitertransport zur Eizelle beschleunigen. Rund zwei Drittel jeder Ejakulatladung, die Sie von sich geben, besteht aus diesem Samenbläschensekret.

Die Prostata

Die (bei Männern über 40 gefürchtete) Vorsteherdrüse, altgriechisch Prostata, will auch etwas zum Sperma beisteuern, bevor dieses flügge wird. Sie ist die letzte Bastion der Spermaproduktion und klammert sich um die Harnröhre, direkt hinter dem Austritt aus der Harnblase. Vorn grenzt die Prostata an die Schambeinfuge, hinten an den Mastdarm an. Von dort kann sie bei einer Untersuchung gut vom Finger des Urologen Ihres Vertrauens ertastet werden. Zu Urologenbesuch und Prostataerkrankungen siehe die Seiten 129 und 165 bis 170.

Der Auftrag der Vorsteherdrüse lautet: die Spermien fit zu machen für ihren Einsatz im weiblichen Geschlechtstrakt. Dazu steuert auch die Prostata ein Sekret bei, das bis zu einem Drittel des Ejakulats ausmacht. In diesem Sekret (dem das Sperma seinen typischen Geruch verdankt) stecken Stoffe, die das Sperma dünnflüssiger und die Spermien so noch beweglicher machen. Außerdem senkt das Sekret den pH-Wert des Spermas, macht es saurer und passt es damit ein wenig mehr den harschen (mit pH-Werten von 3,5 bis 5,5 sehr sauren) Bedingungen an, die in der Vagina herrschen.

Die Prostata hat etwa die Form und Größe einer Esskastanie. In einer festen Bindegewebshülle stecken drei primäre „Lappen", die die Harnröhre umfassen und ein paar Dutzend einzelne Drüsen enthalten, die das Sekret produzieren. Gesteuert wird die Arbeit der Prostata überwiegend über die Ausschüttung von Testosteron.

Cowpersche Drüsen

Zu guter Letzt sollen Ihnen diese erbsengroßen Dinger nicht unterschlagen werden. Die Aufgabe dieser ebenfalls an der Harnröhre sitzenden Drüsen, auch Bulbourethraldrüsen genannt, besteht vor allem darin, Ihr Rohr „freizupusten", damit die Spermien möglichst ungebremst und weit hinausgeschleudert werden können. Dazu sondern die Drüsen vor der eigentlichen Ejakulation sogenanntes Präejakulat ab, ein natürliches Gleitmittel, das (zumeist nicht ohne Grund) als „Glückstropfen" bezeichnet wird und das auch mögliche Harnreste in Ihrer Harnröhre neutralisiert, um die Spermien vor dem sauren Urin zu schützen. Glückstropfen können die Ursache für weißliche Flecken in der Unterhose sein: Während es bei dem einen wirklich bei ein, zwei Tropfen bleibt, sondern andere Männer bis zu einem Teelöffel des Präejakulats ab, bevor es richtig zur Sache geht. Weder die eine noch die andere Menge ist besorgniserregend. Sie sollten nur beim ungeschützten Sex bedenken, dass das Präejakulat Samenzellen enthalten und eine Schwangerschaft auslösen kann (siehe dazu Seite 78)!

Nachwuchsförderung: Alles über Sperma

Sperma ist der Cocktail des Lebens – oder etwas weniger pathetisch ausgedrückt: die Befruchtungsflüssigkeit des Mannes. Woraus besteht der milchig-trübe Schleim, mit dem Männer seit Menschengedenken ihren bescheidenen Beitrag zur Fortpflanzung leisten – und dem auch Sie verdanken, heute diese Zeilen lesen zu können?

Der Anteil an befruchtungsfähigen Samenzellen in jeder Ladung Sperma liegt bei höchstens fünf Prozent. Der ganze Rest sind die genannten Sekrete, auch Samenplasma genannt, die Ihre Samen auf dem Weg zur Eizelle schützen, ernähren und schneller machen. Bei einem durchschnittlichen Samenerguss (der sich natürlich stets überdurchschnittlich bis überirdisch anfühlen sollte) kommen etwa 1,5 bis 6 Milliliter Ejakulat heraus. Ein Milliliter davon enthält viele Millionen Samenzellen: Eine erfolgreiche Befruchtung benötigt mindestens 15 Millionen Spermien pro Milliliter – es sind aber auch schon über 300 Millionen Spermien pro Milliliter gemessen worden.

Die Reifung einer befruchtungsfähigen Samenzelle dauert rund drei Monate. In ihrer Ausbildung durchquert sie alle Abteilungen des Geschlechtsapparats, bis sie Manns genug ist, den Kampf um Platz eins bei der Eileiter-Erstürmung aufzunehmen. Zu Beginn entwickeln sich die Samenzellen in den Hoden – das ist die sogenannte Spermatogenese, die zwei bis drei Monate dauert. Noch sind die meisten von ihnen unfertig (nur wenige reifen im Hoden und sind nutzbar für eine künstliche Befruchtung). Weiter geht's in die Nebenhoden, wo sie in etwa zwölf Tagen durch den Nebenhodengang gedrückt und mit wichtigen Aufbaunährstoffen versorgt werden. Jetzt können sich die kleinen Racker bewegen. Einige Samenzellen werden hier auch geparkt, weil es ja so schön kühl ist (Sie erinnern sich, wir befinden uns in Ihrer Skrotum-Schatzkammer).

In regelmäßigen Abständen oder bei Einsatzbefehl geht es dann weiter in die Samenleiter, die die Spermien recht zügig in Richtung Ausgang befördern. Sendet Ihr Gehirn die Information, dass Ihr Torpedorohr aktiviert worden ist, werden die Spermien aus dem Samenleiter herausgedrückt und bekommen von den Samenbläschen eine gehörige Sekretdusche, die Nähr- und Heilstoffe enthält, um die Samen für die bevorstehende Anstrengung zu stärken. Sogleich erfolgt die nächste Dusche aus der Prostata: Weitere Nährstoffe kommen hinzu, unter anderem PSA (prostataspezifisches Antigen), was die Spermien beweglicher macht und als Indikator bei Prostatauntersuchungen herangezogen wird. Wenn Sie dann so weit sind, heißt es: Feuer frei – und ab durch Spritzkanal und Harnröhre ins Abenteuer!

Und dann? Was passiert nach dem Höhepunkt? Viele Dutzend bis einige Hundert Millionen Spermien dringen in die Scheide (vorausgesetzt natürlich, Sie betreiben gerade Vaginalverkehr). Ein Großteil davon stirbt binnen drei Stunden in der „sauren" Umgebung der Vagina. Der Rest schafft es in den Gebärmutterhals, wo die Samen es sich im sogenannten Zervixschleim gemütlich machen und bis zu einer Woche überleben können. Hier zeichnen sie sich ganz wie ihr Herr und Meister durch souveränes, besonnenes und intelligentes Handeln aus: Sie lauern auf einen Eisprung, also die passende Gelegenheit zur Befruchtung. Und sie lassen andere für sich arbeiten: Das Zervixmillieu der Gebärmutter aktiviert einen mehrere Stunden dauernden biochemischen Umbauprozess, bei dem die Samenzellen erst endgültig zeugungsfähig werden und in der Lage sind, in eine Eizelle einzudringen. Dieser wichtige Schritt der Befruchtung wird als Kapazitation bezeichnet.

Am Ende sind es nur einige Hundert Samenzellen, die schließlich in die Eileiter weiterrutschen und auf den passenden Moment warten. Dabei „erspüren" sie einen Eisprung und sind sogar (wahrscheinlich über Duftrezeptoren) in der Lage, die Eizelle gezielt anzusteuern. Ist ein Spermium angekommen, wird es von der Eizelle eingezogen – geschafft! Die befruchtete Zelle (Zygote genannt) beginnt nun mit der Zellteilung, und wenn alles gut geht, kommt am Ende so was Schönes wie Sie dabei raus. Weitere Infos zum Sperma inklusive Qualitätssicherung finden Sie in Kapitel 3 im Abschnitt „Familienplanung" ab Seite 81.

Das Harnsystem

Themenwechsel: Pinkeln statt pimpern. Ihr Penis kommt beim Wasserlassen deutlich häufiger zum Einsatz als beim Sex (falls es bei Ihnen anders ist: Chapeau!). Mehrmals täglich drücken und schütteln Sie ihn dafür, und in der Zwischenzeit ist Ihr Harnsystem pausenlos im Einsatz. Denn ohne Flüssigkeitsaufnahme (und -verwertung) wären Sie nur wenige Tage überlebensfähig. Was für ein System arbeitet da im Hintergrund Ihres Pipimanns?

Das Harnsystem besteht aus dem Harn bildenden und dem Harn ableitenden Teil. Für Bildung und Konzentration von Harn sind ausschließlich die Nieren verantwortlich. Zur Harnableitung gehören dann die Nierenbecken und die Harnleiter, inklusive des letzten Bereichs, der Harnröhre, die auch durch den Penis verläuft und die sich der Urin dort mit dem Ejakulat teilt. Schließlich ist auch die zwischengeschaltete Harnblase ein wichtiger Part des Ausscheidungsprozesses.

Harnbildung: Die Nieren

Die Nieren sind ebenfalls ein als Paar angelegtes Organ und befinden sich auf beiden Seiten der Wirbelsäule unterhalb des Zwerchfells. Jede Niere ist wie eine Bohne geformt, gut zehn Zentimeter lang, rund sechs Zentimeter breit und wiegt zwischen 120 und 200 Gramm. Die Nieren sind rund um die Uhr damit beschäftigt, aus Blut den sogenannten Primärharn zu filtern (das ist im Prinzip Wasser mit immer noch enthaltenen Wertstoffen) und diesen in den Nierenkanälchen zum Endharn zu verdichten. Das ist das, was gemeinhin als Urin bezeichnet wird. Dabei filtern die Nieren aus stetig durchrauschen-

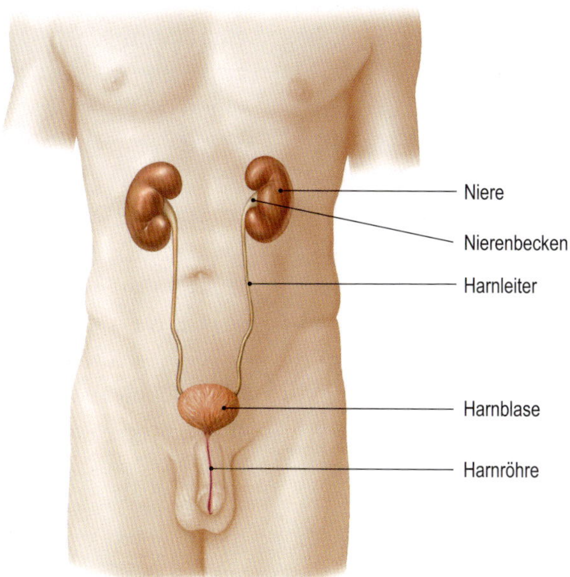

Das Harnsystem beim Mann

den Mengen von Blut nicht mehr verwertbare und giftige Stoffe heraus und bereiten sie zur Ausscheidung vor. Der Urin sammelt sich schließlich in den Nierenbecken, wo seine Reise gen Gebüsch oder Toilette beginnt.

Unglaublich, mit welchen Mengen die Nieren jonglieren: Täglich rauschen an die 1 800 Liter Blut durch sie hindurch – also an die 300 Mal das gesamte Blut des Körpers! Etwa zehn Prozent davon, also 180 Liter, werden als Primärharn identifiziert und daraus machen die Nieren dann gerade einmal rund zwei Liter Endharn (Urin). Sie können von Glück reden, dass Ihre Nieren so effizient arbeiten – stellen Sie sich vor, Sie müssten jeden Tag diese 180 Liter Primärharn ausscheiden …

Neben ihrer Reinigungs- und Entgiftungsfunktion sorgen die Nieren für einen grundsätzlich ausbalancierten Wasserhaushalt im Körper. Sie regulieren den Elektrolythaushalt und den pH-Wert, verstoffwechseln selbst und produzieren auch (über die Nebennieren) Hormone, zum Beispiel Renin, mit dem sie regulierenden Einfluss auf den Blutdruck nehmen.

Harnabtransport: Nierenbecken, Harnleiter, Harnblase, Harnröhre

Das oberste Ende der Harnleiter ist als Sammelbecken wie ein klassischer Toilettenspülkasten trichterförmig aufgebaut: die Nierenbecken. Sie sind bereits Teil der Harnleiter, die die Nieren mit der Blase verbinden. Letztere befindet sich in der Nähe des Schambeins in der Bauchhöhle. Die Harnblase ist zwar auch nur eine Art Sammelbecken, verfügt aber über einen klugen Entleerungsmechanismus und kommuniziert zum Füllstand regelmäßig mit dem Gehirn, steuert somit ihre eigene Entleerung mit. Ist das nicht eigentlich Ihr Job? Jein. Das Gefühl „zu müssen“ ist ein Druck, den Ihnen die Sensoren der Blase über Ihr Gehirn vermitteln. Wenn Sie „loslassen“, entspannen Sie einzig den äußeren Schließmuskel der Blase, der Teil der Beckenbodenmuskulatur ist. Über einen Reflex, den Sie nicht steuern können, entspannt auch der innere Schließmuskel der Blase, sodass sich der Blasenauslass öffnet. Gleichzeitig zieht sich der Blasenmuskel zusammen, damit der Urin wirklich nur in die Harnröhre abfließt und nicht wieder die Harnleiter hinaufgedrückt wird.

Während Sie den äußeren Blasenschließmuskel also willentlich betätigen können, haben Sie auf die Verschlussfähigkeit des inneren Schließmuskels der Blase, auch Harnröhrenschließmuskel genannt, keinen direkten Einfluss. Indirekt aber schon, denn der äußere Schließmuskel aktiviert in gewisser Weise den inneren. Je besser Sie hier „trainiert“ sind (zum Thema Beckenbodentraining siehe das Trainingskapitel ab Seite 85), desto besser klappt’s mit der Kontinenz.

Hinter der Blase kommt schließlich die Harnröhre. Sie dürfte auch bei Ihnen etwa 20 Zentimeter lang sein und verläuft von der Blase bis zur Penisspitze, wo der Urin (und auch das Sperma – deshalb wird dieser Teil auch Harnsamenröhre genannt) an der Eichel austritt. Am Ansatz zur Blase wird die Harnröhre von der Prostata umschlungen. Wenn sich diese – wie in vielen Fällen bei Männern ab 40 Jahren – vergrößert und damit auf den Harnleiter drückt, kann es zu Pinkelproblemen kommen, auch wenn das Harnsystem an sich intakt ist. Mehr zur Prostataproblematik finden Sie ab Seite 168.

Das Gehirn

Kommen wir jetzt zu etwas ganz anderem: Hirn statt Harn! Der cremefarbene, irgendwie fluffig aufgebaute und im Schnitt eineinhalb Kilo schwere Teigklumpen ist tatsächlich Ihr größtes Sexualorgan (aber mit so einem Ding zwischen den Beinen hätten Sie in jedem Fall ein Problem …). Das Gehirn steuert alles, was mit Liebe und Sex zu tun hat: Erregung, Emotionen, Lust …

Dazu ein kleiner Test: Denken Sie bitte *jetzt* an den heißesten Sex zurück, an den Sie sich gerade erinnern können. Lassen Sie sich dafür ein, zwei Minuten Zeit. Spüren Sie, wie Sie der Liebsten nah kommen … die Berührungen, die Küsse überall, der Duft ihres Haares … denken Sie daran, wie Sie ihr den BH ausziehen … wie Ihre Hand in ihr Höschen gleitet … und wie Sie plötzlich ihre Hand an Ihrem Glied spüren, das steifer wird und steifer und steifer … stopp! Nein, das wird jetzt nicht zum Porno hier. Aber wenn Sie sich wirklich auf dieses Gedankenspiel einlassen, werden Sie spüren: Untenrum rührt sich was, ohne jeglichen Einfluss äußerer Reize. Obwohl Sie mit diesem Buch lediglich einige Hundert Gramm totes Holz in den Händen halten, haucht Ihr Gehirn Ihrem Penis Leben ein. Und erweist sich damit als astreines Sexualorgan.

Erotische Fantasien und Bilder entstehen im Kopf – und damit Erregung und Erektion. Das hat zum einen damit zu tun, dass das Gehirn mit diesen Bildern direkten Einfluss auf den Körper nimmt, vorzugsweise über das vegetative Nervensystem, und zwar durch Hormone, wie Sie gleich sehen werden. Zum anderen blendet das Gehirn bei sexueller Erregung gezielt hemmende, stimmungsdrückende Bereiche in sich selbst aus: Instanzen der Moral, der Selbstkontrolle oder der Selbstbeherrschung etwa, aber auch Ihre Alltagssorgen und Probleme.

Besser gesagt: Ihr Gehirn sollte das tun. Leider klappt's nicht immer:

Stress, negative Gedanken, Ängste, Druck oder Depressionen können jede Art von Erregung zunichtemachen. Sie hindern Ihr Gehirn nicht nur in dem Bestreben, Sie frei zu machen für ungezwungenen Sex, sondern sie beeinflussen auch das vegetative Nervensystem ganz direkt negativ. Versagensängste im Bett, Leistungsdruck, Schamgefühle – dies sind Garanten dafür, sich sein Sexleben zu versauen. Auch wenn es natürlich nicht leicht ist, aus einer negativen Haltung und Gedankenspirale herauszukommen: Sie haben am Ende immer die Wahl, welche Gedanken Sie denken und mit welcher Einstellung Sie an das Thema Sex herangehen. Mehr zu diesem Thema, inklusive Tipps zum Mentaltraining, finden Sie ab Seite 66.

Der Hypothalamus

Das angesprochene vegetative Nervensystem spielt eine entscheidende Rolle, denn es ist sozusagen die regulierende Behörde, die von der Parteizentrale Gehirn den Reiz zur Erregung bekommt und dann darüber entscheidet, ob da draußen in der Peripherie Ihres Körpers Genosse Penis den Kopf hängen lässt oder zum Stehaufmännchen wird. Dazu ist das Gehirn mit dem Nervensystem direkt verbunden, und zwar über den sogenannten Hypothalamus. In diesem kleinen Bereich des zwischen Klein- und Großhirn angesiedelten Zwischenhirns sitzt auch die Hirnanhangdrüse: Diese wacht über die entscheidenden Botenstoffe zwischen Gehirn und Körper, die Hormone (siehe ab Seite 29). Und: Ihr Gehirn ist ein wahrer Hormonjunkie! Genauso wie alle anderen Sexualorgane auch. Kein Wunder, Sie kennen sicher diesen berauschenden Drang, unbedingt weitermachen zu müssen, wenn Sie beim Kuscheln einen bestimmten Punkt überschreiten? Und natürlich kennen Sie das wunderbar ekstatische Gefühl beim Orgasmus … Bedanken Sie sich bei Ihrem Nervensystem.

Das vegetative Nervensystem

So entfesselnd erotisch das klingen mag: Das vegetative Nervensystem hat die Natur nicht für die Lust entwickelt. Es sind vor allem überlebenswichtige Dinge wie Herzschlag, Atmung, Verdauung und Stoffwechsel, über die es autonom („vegetativ" meint aus medizinischer Sicht: nicht dem Bewusstsein oder Willen unterliegend) wacht. Zusätzlich regelt es wichtige Faktoren wie den Zustand Ihres Blutgefäßsystems (etwa den Blutdruck) – und es steuert eben auch Sexualorgane, Erektion und Orgasmus! Für dieses alles nutzt es Hormone, die von zwei recht konträren Bereichen eingesetzt werden:

Da gibt es einerseits den Parasympathikus – das ist der ausgleichende Part des vegetativen Nervensystems, der grundsätzlich erholend, schonend und bremsend auf den Körper einwirken und dabei (neue) Energie aufladen will. Auf der anderen Seite steht dessen Gegenspieler, der Sympathikus. Dieser ist auf Krawall gebürstet: Er bereitet den Körper auf Stresssituationen vor, aktiviert ihn, macht ihn leistungsfähig und Sie hellwach – alles vor dem Hintergrund des archaischen und genetisch immer noch im Menschen verankerten Überlebensprinzips von „Kämpfen oder Fliehen". In diesem Zustand wird augenscheinlich keine Energie gespart, sondern vielmehr ordentlich verheizt. Die nachfolgende Grafik beschreibt ausgewählte Wirkweisen von Sympathikus und Parasympathikus in Ihrem Körper.

Das Zusammenspiel von Sympathikus und Parasympathikus erfüllt letztlich einen ausgleichenden Zweck: den Körper samt seiner Energiereserven in Balance zu halten. Die beiden sorgen zum Beispiel dafür, dass Sie vor dem Schlafengehen müde oder nach dem Aufstehen wach werden, dass sich Ihre Muskeln entspannen oder die Grundspannung im Muskelgewebe steigt, dass sich Ihre Blase beim Pinkeln öffnet oder schließt, dass Ihr Penis erigiert oder erschlafft.

Parasympathikus und Sympathikus verfolgen also unterschiedliche Ziele und wirken so als Gegenspieler – wie die Muskeln eines Körperbereichs, etwa des Arms: Da wäre es ja auch blöd, wenn Sie den Arm nur beugen, aber nicht strecken könnten. Dazu sind zwei muskuläre Gegenspieler nötig: der Bizeps, der den Arm beugt, und der Trizeps, der ihn streckt. Parasympathikus und Sympathikus sind sozusagen der Bizeps und Trizeps für nervliche und übergeordnete Prozesse – oder um es auf die Spitze zu treiben: Sie sind die „Muskeln", die Ihren Penis bewegen.

Der männliche Orgasmus – von allem etwas!

Womit wir endlich wieder beim Thema Sex wären: Hier wirkt das vegetative Nervensystem quasi nach dem Zuckerbrot-und-Peitsche-Prinzip – aber anders, als Sie denken. Es ist erstaunlicherweise nicht der aktivierende Part, der Sie heißmacht und eine Erektion in Gang setzt. Das liegt an der besonderen Gewebestruktur in Ihrem Penis (siehe Seite 14). Denn tatsächlich muss das nicht willkürlich beeinflussbare Muskelgewebe im Penis zunächst *entspannt* werden, damit sich die Blutgefäße im Penis erweitern können – die Grundlage für eine standfeste Erektion!

Der eigentlich anregende Sympathikus würde dagegen erektionshemmend wirken. Das ist verständlich vor dem Hintergrund, dass dieser auf überlebenswichtige Dinge wie Kampf oder Flucht gepolt ist – bei beidem ist sexu-

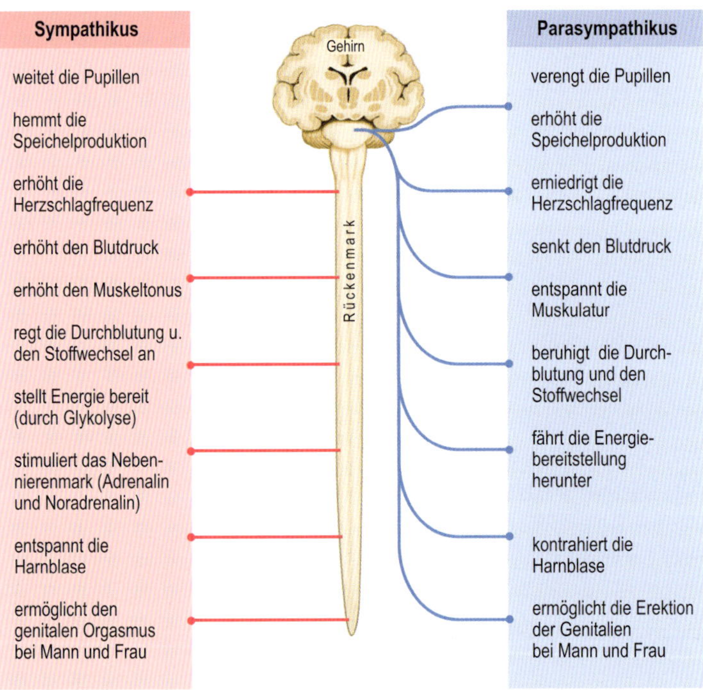

Engelchen und Teufelchen: Das vegetative Nervensystem mit Sympathikus und Parasympathikus

elle Erregung ja eher störend … Und so ist es der gemütlich bremsende Parasympathikus, der an der Peniskurbel dreht und als Erster in das Liebesspiel einsteigt. Wenn sich dann Ihr Genital gen Himmel hebt, greift zusätzlich der Sympathikus ins Ruder. Der lässt Blutdruck und Atemfrequenz steigen, immer mehr und immer mehr und immer mehr …, bis er schließlich auch für den Höhepunkt sorgt.

Da Ihr Penis nicht nur „Befehle" vom Gehirn erhält, sondern über die Nervenbahnen stets seinen aktuellen Gemütszustand zurückmeldet, löst der Moment des höchsten Glücks im Gehirn alles Notwendige zur Peniserschlaffung aus: Der Sympathikus setzt sich durch, lässt die glatten Muskelzellen im Penis wieder kontrahieren und befreit so Ihr Glied aus seiner geknebelten Verfassung. Das Blut strömt ab, der Penis wird schlaff und Sie gleich mit. Denn jetzt tritt das ein, was bei Männern als postkoitale Müdigkeit in Verruf ist: Sie werden schläfrig. Der Grund: Die Pegel der Hormone Adrenalin und Noradrenalin brechen ein und gleichzeitig wird das Kuschelhormon Oxytocin (siehe Seite 32) ausgeschüttet. Das fühlt sich an wie eine hormonelle „Zigarette danach". Hier unterscheiden sich Mann und Frau übrigens: Denn während Männer für Minuten, teilweise für Stunden nach einem Orgasmus nicht mehr sexuell erregbar sind, sind das Frauen sehr wohl. Denken Sie daran – und vielleicht auch an Ihre Partnerin, bevor Sie einnicken.

Sie sehen: Tatsächlich braucht der männliche Orgasmus (inklusive Erektion, ab Seite 50 nochmals detaillierter dargestellt) ein delikat ausbalanciertes Zusammenspiel von Sympathikus und Parasympathikus. Auf Anweisung Ihres Gehirns werden beide – unterschiedlich getaktet und gewichtet – ins Getümmel geschickt. Ein Orgasmus ist also Beast-Mode und Schmusekurs in einem. Und die Auslöser dafür sind: Hormone.

Das gesamte Nervensystem als Komplettpaket
Neben dem vegetativen Nervensystem gibt es das somatische Nervensystem, das beide zum Gesamtnervensystem ergänzt. Das somatische Nervensystem ist der Teil des Nervensystems, den Sie willkürlich steuern können, über den bewusste Wahrnehmung und bewusstes Handeln erfolgt. Es wird von all Ihren Sinnesorganen befeuert, bekommt also unmittelbar mit, wenn Sie einen Pornofilm schauen oder die Brüste Ihrer Liebsten streicheln. Und es steuert unter anderem auch Ihren Bewegungsapparat mit allen Muskeln des Körpers, die Sie willkürlich einsetzen können.

Das endokrine System: Die Hormone

Das Hormonsystem des Körpers, medizinisch als endokrines System bezeichnet, trägt ebenso zu Ihrem Leben bei wie etwa Atmungs- und Herz-Kreislauf-System. Hormone sind zentrale Botenstoffe, die auch Ihr vegetatives Nervensystem nutzt. Sie übertragen Informationen und setzen so bestimmte, teils überlebenswichtige Prozesse in Gang. Klingt erst mal wenig sexy. Aber diese Biester haben auch im Zusammenhang mit sexueller Erregung explosive (oder gegenteilige) Wirkung. Und das betrifft auch die Leistungsfähigkeit Ihres Penis! Wie auch Ihre grundsätzliche Leistungsfähigkeit: Deshalb wirken verbotene Hormonoptimierungen (etwa durch Zugabe anaboler Steroide) im Leistungssport – das Doping.

Die Drüsen

Ihr Körper produziert Hormone in Drüsen, von denen Sie schon einige kennengelernt haben: die Hoden etwa, die wichtige Sexualhormone wie Testosteron bereitstellen. Neben jenen Drüsen gibt es noch weitere Kandidaten, die in Ihr Liebesleben eingreifen, auch wenn Ihnen das nicht bewusst

Auch ein schlaffer Penis ist eine aktive Handlung
Das beschriebene Zusammenspiel von Sympathikus und Parasympathikus zeigt, dass Ihr Penis in den Momenten, in denen Sie mal nicht erotisch animiert sind, sozusagen „aktiv" schlapp gehalten wird. Dafür sorgt der sympathische Teil des Nervensystems, indem er die Spannung in der glatten Muskulatur des Penis hoch und damit die Blutzufuhr niedrig hält.

ist: Da ist zum Beispiel die Zirbeldrüse (auch Epiphyse genannt), die im Gehirn sitzt und das wohlig-müde machende „Schlafhormon" Melatonin herstellt – wenn es im Bett drauf ankommt, wollen Sie das nicht wirklich übermäßig in Ihrer Blutbahn haben.

Die Schilddrüse wiederum fingert im Energiestoffwechsel herum. Sie nimmt grob gesagt Einfluss darauf, in welcher Konditionslage Sie sich gerade befinden. Gleichzeitig kann sie durchaus auch in die Hormonproduktion anderer Drüsen eingreifen.

Das gilt auch für die Hirnanhangsdrüse (auch Hypophyse genannt), die Ihnen zum Thema Gehirn schon begegnet ist. Sie ist aus mehreren Gründen einer Ihrer wichtigsten Mitstreiter auf der Suche nach sexueller Erfüllung. Zum einen produziert sie selbst Hormone, und zwar für das Liebesleben ganz entscheidende: allen voran die als „Glückshormone" bezeichneten Endorphine und das „Liebeshormon" Oxytocin (siehe Seite 32). Zum anderen steht die Hirnanhangsdrüse in direktem Kontakt mit Ihrem Gehirn! Diese strategisch wichtige Position macht sie zur Schnittstelle und Zentraleinheit, die den größten Teil des Hormonsystems im Griff hat. Sie überwacht hormonelle Vorgänge wie Wachstum, Stoffwechsel und auch sexuelle Erregung und „berät" das Gehirn bei der hormonellen Befehlsvergabe (und Sie wissen ja: Das Gehirn ist ein Hormonjunkie).

Die Hormone

Insgesamt gibt es an die 50 verschiedene Hormone, die unterschiedlichste Dinge im Körper regulieren. Insulin etwa steuert unter anderem den Blutzuckerspiegel, Serotonin beeinflusst die Blutgerinnung (und auch Ihre Gemütslage), Gastrin wiederum regt die Produktion von Magensäure an. Wenn es um die sexuelle Erregbarkeit (und damit auch die Funktionalität Ihres Penis) geht, kommen die Kandidaten auf der nächsten Seite ins Spiel.

Der Scharfmacher Testosteron

Das Königshormon des Mannes ist Testosteron. Es gehört zu den Androgenen, den „männlichen" Hormonen. Testosteron ist verantwortlich für männliche Geschlechtsmerkmale wie Körperbau, Bartwuchs oder eine tiefe Stimme. Es ist wichtig für sportliche Höchstleistungen und um Muskelmasse, etwa durch Krafttraining, aufzubau-

Ausgewählte Hormone, die das Sexleben beeinflussen

Hormon	Spitzname	Ursprung	Infos & Wirkung
Testosteron 👍👍👍	Männlichkeits-hormon	Hoden	• *Das* männliche Sexualhormon steigert Ihre Libido (und kann aggressiv machen) • optimiert das Gewebe im Penis und erhöht die Knochendichte • unterstützt den Muskelaufbau und den Fettabbau • verbessert die Sauerstofflage im Körper • hebt die Stimmung und verbessert das Denkvermögen
Endorphine 👍👍👍	Glückshormone	Hypothala-mus	• gehören zu den Opiaten und entfalten eine berauschende Wirkung • hellen die Stimmung auf und werden als „Belohnung" wahrgenommen • fördern allgemein Entspannung und auch das Sich-fallen-Lassen beim Sex • unterstreichen Liebesgefühle zu einem vertrauten Partner • bauen Stress ab
Dehydroepi-androsteron (DHEA) 👍👍	Power-Hormon	Nebenniere	• hemmt die Cortisolproduktion, wirkt so stressreduzierend und antriebsfördernd • fördert Hirnfunktionen, Stoffwechselprozesse und das Immunsystem • kann gegebenenfalls sexuelle Lust steigern • soll die Quelle männlicher Sexuallockstoffe (Pheromone, siehe Seite 31) sein
Oxytocin 👍👍	Liebeshormon	Hypothala-mus	• wirkt erektionsstimulierend, da es Nervenbahnen im Rückenmark aktiviert • gilt als Liebeshormon, das „anhänglich" macht und Treue fördert • macht nach dem Orgasmus müde und verstärkt den Wunsch zu kuscheln • erhöht die Beweglichkeit Ihrer Spermien • stimuliert das Immunsystem
Dopamin (Vorstufe der Angsthormone) 👍	Aufmerksam-keitshormon	u. a. das Mittelhirn	• verstärkt jede Art von Empfindung: Glück, Freude und Zuversicht, aber auch Ängste und sonstige negative Gefühle • fördert motorische Steuerungsprozesse
Adrenalin und Noradrenalin 👍	Angsthormone	Nebenniere	• erhöhen u. a. die Herzfrequenz, den Blutdruck und den Muskeltonus • fördern den Fettabbau • regulieren die Durchblutung und die Magen-Darm-Tätigkeit • fördern die Schweißproduktion, was u. a. zu Gänsehaut führen kann • Noradrenalin macht wach, hebt die Laune und fördert so die Lust
Serotonin 👍	Wachhormon	Darm-schleimhaut u. a.	• wird bei Tageslicht ausgeschüttet • wirkt antidepressiv, entspannend, die Stimmung erhellend • fördert den Schlaf (ohne richtiges Wachsein kein richtiger Schlaf) • lindert Schmerzen • entspannt den Körper nach dem Orgasmus und mindert die sexuelle Erregung
Melatonin 👎	Schlafhormon	Zirbeldrüse	• wird am Abend / bei Dunkelheit ausgeschüttet • unterstützt die Schlafbereitschaft • hemmt die Produktion von Sexualhormonen und senkt somit die Lust • senkt u. a. nachts die Körpertemperatur, fördert die Regeneration des Körpers • wirkt energiesparend und unterstützt das Immunsystem
Cortisol 👎👎👎	Stresshormon	Nebenniere	• wird bei Stress ausgeschüttet und wirkt als absoluter Lustkiller • Nebenwirkungen: Antriebslosigkeit, Schlaflosigkeit, Gewichtszunahme u. a. • bremst das Immunsystem aus • steigert Blutdruck und Blutzuckerspiegel

Pinkelpausen als Potenz-Push
Auch Vasopressin gehört zu den Hormonen, die in der Hirnanhangsdrüse produziert werden. Diesem Hormon haben Sie es unter anderem zu verdanken, dass Sie nachts durchschlafen können. Denn dann steigt die Vasopressinkonzentration, was wiederum die Produktion von Urin in der Schlafenszeit bremst. Und ein erholsamer Schlaf macht Sie umso leistungsfähiger für Sex am Folgetag.

en. Und es ist entscheidend für Libido und Potenz.

Testosteron kommt in unterschiedlichen Zuständen vor. Das meiste ist an andere Moleküle gebunden, etwa im Blut an Proteine wie Albumin und Globulin. Letzteres ist ein starker Hormonbinder, auch als SHBG (= Sexualhormon bindendes Globulin) bezeichnet. In diesem Verbund hat Testosteron (fast) keine potenzfördernde Wirkung.

Nur wenige Prozent des Testosterons in Ihrem Körper sind ungebunden. Und „ungebunden" heißt in diesem Zusammenhang tatsächlich „sexuell aktiv": Diese „Single"-Moleküle sind sozusagen zu jeder Schandtat bereit. Man spricht vom sogenannten freien biologischen Testosteron. An der Tatsache, dass sich Testosteron in Ihrem Körper verbinden will, können Sie per se nichts ändern. Aber Sie können den Anteil des freien, biologisch wirksamen Testosterons möglichst hoch halten – indem Sie entweder Ihren Körper grundsätzlich mit viel Testosteron versorgen oder indem Sie den SHBG-Spiegel senken helfen. Das erreichen Sie zum Beispiel durch regelmäßige Bewegung (vor allem Kraft- und Intervalltraining) und passende Ernährung – etwa mit Haferflocken, die eine SHBG-hemmende Substanz mitbringen (mehr dazu in Kapitel 5 ab Seite 113). Wie schön, dass auch häufiger Sex hilft – ja, selbst einfach nur „erotisierende" Momente: Ihr Testosteronspiegel steigt um Dutzende Prozent, wenn Sie nur an Sex denken (mentales Training kann nachweislich den Testosteronspiegel massiv steigern!), einen erotischen Film anschauen (traurige Filme senken den Testosteronspiegel, ebenso wie deprimierende Gedanken) oder sich für ein paar Minuten mit einer attraktiven Frau (einem attraktiven Mann) unterhalten!

Schließlich können Sie auch verhindern, dass andere Einflüsse oder Hormone wie Cortisol den Testosteronspiegel drücken. Der beste Weg, um Ihr Liebesleben zu pimpen: Gestalten Sie Ihr Leben aktiv – mehr dazu in Kapitel 4 ab Seite 85.

Exkurs Pheromone: Können Sie Ihren Partner gut „riechen"?

Zum Abschluss dieses Kapitels wird es animalisch. Nicht ganz so, wie Sie denken – es geht ums Tierreich: Nur aus diesem liefert die Wissenschaft bislang Erkenntnisse, was die sagenumwobenen Pheromone angeht. Was steckt hinter den Lockstoffen, die im Ruf stehen, jedes entgegenkommende Weibchen (oder Männchen) in unmittelbare Kopulationsekstase zu versetzen?

Pheromone sind chemische Botenstoffe zur Informationsübertragung, die erstmals ernsthaft in den 1950er-Jahren untersucht und danach bei Tieren mit Sicherheit nachgewiesen wurden. Sie werden zumeist von den Schweißdrüsen ausgesondert und geruchlos über die Luft übertragen. Für den „Empfang" der Pheromone hat die Wissenschaft ein neues Organ ausgemacht, das sogenannte Vomeronasale Organ (VNO), das an oder in der Nase sitzt. Nachgewiesen bislang nur bei Tieren, wohlgemerkt.

Inzwischen kennt man diverse Arten von Pheromonen, die nicht nur triebhafte Zwecke erfüllen. Sogenannte Aggregationspheromone etwa führen dazu, dass sich viele Insekten an einem Ort versammeln: So „verabreden" sich Borkenkäfer mithilfe von Pheromon an einem bestimmten Baum, um diesen zu befallen. Es gibt aber auch nachgewiesenermaßen Sexualpheromone, die Geschlechtspartner anlocken sollen, sowie aphrodisierende Pheromone, die einen Sexpartner stimulieren sollen: So werden in der Schweinezucht „Eber-Pheromone" versprüht, die die Sau umgehend gefügig machen.

Was gilt für uns Menschen? Die Studienlage ist unbefriedigend: Klar ist, dass der Mensch grundsätzlich viel weniger (bekannte) Pheromone hat als Tiere. Und auch das Vomeronasale Organ hat man noch nicht dingfest machen können. Im Verdacht steht ein scheinbar unnützer Schleimhautschlauch in der Nasenscheidewand, an dessen Ende Sinneszellen und Nervenfasern sitzen, deren Sinn und Zweck nicht geklärt ist. Und in der Riechschleimhaut des Menschen gibt es Rezeptoren, die nicht nur Geruchsbereiche im Gehirn aktivieren, sondern auch den Hypothalamus (Sie erinnern sich – Seite 26) sowie Bereiche, die den Sexualtrieb beeinflussen. Nur ist bislang kein Stoff (Pheromon) nachgewiesen, der hier für Auswirkungen sorgt.

In einer Studie wollen Wissenschaftler an der Chinesischen Akademie der Wissenschaften in Peking die Wirkung von Pheromonen auf Menschen nachgewiesen haben. Dazu hat man je zwölf heterosexuelle und zwölf homosexuelle Männer beziehungsweise Frauen untersucht. Die 48 Probanden wurden an verschiedenen Tagen geruchlosen Stoffen ausgesetzt: einmal einem männlichen Stoff namens Androstadienon, einem Abbauprodukt von Testosteron, das in den Achselhöhlen und der Samenflüssigkeit des Mannes steckt, einmal einem weiblichen Stoff namens Estratetraenol, das sich im Urin von Frauen findet, und einmal einem neutralen Stoff. Die männlichen und weiblichen Stoffe wurden gewählt, weil sie nach anderen Studien beim jeweils anderen beziehungsweise gleichen Geschlecht die Laune heben sollen (eine sexuelle Wirkung war nicht bekannt). Die grundsätzliche Aufgabe für die Probanden bestand dann darin, sich kleine Videos anzuschauen, in denen eine simple, aus 15 Punkten animierte Figur durch die Gegend marschiert – wobei in unterschiedlichem Maße männliche und weibliche Gangmuster animiert wurden.

Ergebnis: Unter dem Einfluss des weiblichen Stoffs neigten heterosexuelle Männer dazu, den Gang der Figur häufiger als weiblich zu deuten – wie auch die homosexuellen Frauen. Bei den heterosexuellen Frauen und homosexuellen Männern hatte der weibliche Stoff diese Wirkung nicht. Passend dazu sind die Beobachtungen über den Einfluss des männlichen Stoffs: Heterosexuelle Frauen und homosexuelle Männer deuteten den Gang verstärkt als männlich, heterosexuelle Männer und homosexuelle Frauen nicht. Das Forscherteam gab zu, dass die Effekte insgesamt eher schwach ausgefallen sind, wertete die Veränderungsausschläge von rund acht Prozent aber dennoch als klares Indiz dafür, dass Männer und Frauen in ihrer sexuellen Wahrnehmung auf unterschiedliche Signalstoffe reagieren, die offensichtlich nicht auf anderem Wege wahrgenommen werden können.

In einer weiteren Untersuchung wurden Frauen mit ebenfalls geruchlosen Nebenprodukten von Testosteron konfrontiert, Androstenol und Androstenon. Beides schien unterschiedliche Auswirkungen zu haben – allerdings abhängig vom Zyklus der Frau: Während das Androstenol immer zu Glücksgefühlen bei den Frauen führte, rief das kaum andersartige Androstenon anscheinend überwiegend Abneigung hervor – nur dann nicht, wenn die Frau in einer befruchtungsfähigen Zyklusphase war.

Neben diesen Untersuchungen gibt es noch viele weitere ohne verlässliche Aussagen. Aber mal ehrlich: Es wäre doch auch irgendwie zu billig, wenn sexuelle Anziehung wie in der Deo-Werbung funktionieren würde, oder? Tatsächlich hat sich bereits eine eigenständige Pheromon-„Duft“-Industrie gebildet, die mit markigen Sprüchen à la „Keine Frau wird dir mehr widerstehen können!“ für nie da gewesene Paarungserfolge wirbt. Bevor Sie sich mit den Versprechen selbst benebeln (und eines Tages beim Urlaub auf dem Bauernhof vielleicht von einer Horde geiler Sauen verfolgt werden), kann es sicher nicht schaden, wenn Sie einfach weiter an Ihrer offensichtlichen sexuellen Attraktivität arbeiten: indem Sie etwa Ihrer Körperhygiene treu bleiben (gut zu riechen kommt bei Frauen gut an!) und Ihr Leben aktiv gestalten (siehe dazu Kapitel 4 ab Seite 85).

The Look of Love

Pflege und Styling

Nach anatomischer Theorie geht es weiter mit einem praxisnahen Thema: dem äußeren Erscheinungsbild Ihres Penis, von der Hautreinheit über Intimfrisur und Piercing bis hin zu „Schönheits"-OPs wie der Penisvergrößerung (zur medizinisch notwendigen Beschneidung siehe Seite 153).

Den Schniedel schniegeln: Intimhygiene, Styling und Schmuck

Er muss ja nicht gleich nach der wahrscheinlich längsten Praline der Welt riechen und schmecken – aber zum Anbeißen sauber darf Ihr Penis schon sein. Dabei ist eine gute Intimhygiene nicht nur Grundlage für eine saubere, geruchsneutrale und partnerbetörende Erscheinungsform, sondern auch eine effektive Infektionsprophylaxe.

Die Grundregeln der Penisreinigung

- Gehen Sie sich täglich an die Wäsche und reinigen Sie den Penis (sowie Hodensack und After!) zum Beispiel beim Duschen. Normalerweise reicht es, wenn Sie ihn mit lauwarmem Wasser abspülen – dazu ziehen Sie vorher die Vorhaut ganz zurück (Probleme dabei? Siehe Seite 151), damit er wirklich in den letzten Ecken zwischen Eichel und Vorhaut(-Bändchen) sauber wird.
- Ein Reinigungsmittel dürfen Sie natürlich trotzdem verwenden – am besten nicht mehr als einmal am Tag. Ideal: hautfreundliche (pH-neutrale) Waschlotionen (etwa Babyshampoo), die den natürlichen Säureschutzmantel der Haut nicht angreifen. Vermeiden Sie aggressive, parfümierte Duschgels – diese trocknen die empfindliche Haut aus und können Erkrankungen wie eine Eichelentzündung (siehe Seite 149) hervorrufen.

Was tun bei Penis- und Hodensack-Pickeln?
Kleine weiße Pickelchen auf dem Penis oder dem Hodensack sind harmlose Talgzysten (verstopfte Talgdrüsen), die auch an sauberen Gliedern vorkommen und in der Regel von allein verschwinden. Sie sind sich nicht sicher, ob es wirklich nur Pickel sind? Dann gehen Sie bitte gleich zum Arzt – spätestens wenn die Dinger anfangen zu jucken oder gar zu schmerzen. Drücken Sie die Pickel auf keinen Fall selber aus, denn so können schnell Bakterien in die Wunde gelangen, die dann möglicherweise heftigere Entzündungen nach sich ziehen. Wenn die Pickel Sie optisch stören, dann konsultieren Sie den Urologen oder Hautarzt, der sie Ihnen schonend entfernt.

Pickelartige, nicht zwingend weißliche Erscheinungen am Rand der Eichel könnten Hornzipfel sein (siehe dazu Seite 40).

- Sie entdecken Smegma (siehe Seite 17)? Dann ist das sanfte Reinigungsmittel Pflicht, denn Wasser allein reicht in diesem Fall nicht mehr aus.
- Warmduscher oder Waschlappen? Letzteren verwenden diejenigen, die nicht so empfindlich auf Stoffberührungen an Eichel & Co. reagieren. Ansonsten lassen Sie das Wasser drüberlaufen und reinigen den Penis mit Fingerbewegungen und sanftem Hin- und Herschieben der Vorhaut.
- Nach dem Waschen lüften Sie den Penis gut – schieben Sie die Vorhaut gänzlich zurück und trocknen Sie ihn dann gut ab. Am besten ist sanftes Tupfen mit dem Handtuch – heftiges Scheuern reizt unnötig und kann ebenso wie ein mangelndes Abtrocknen zu Pilzinfektionen führen (siehe Seite 141).
- An sehr heißen Sommertagen (an denen Sie auch zwischen den Beinen schwitzen) oder nach schweißtreibenden Sport- (oder Sex-)Einheiten gönnen Sie Ihrem Schrittbereich einen zusätzlichen Sonderwaschgang.

Es geht aufwärts: die perfekte Lagerung Ihres Gemächts

Nach der Wellnesseinheit wollen Penis (und Hoden) wohlgebettet sein. Denn die Art und Weise, wie Sie Ihren Penis tagaus, tagein lagern, hat durchaus Auswirkungen auf seine Erscheinungsform. Wer seinen Penis eher links trägt, wird mit größerer Wahrscheinlichkeit einen Linksdrall bei Erektionen beobachten. Bei Rechtsträgern wird Ihr erigierter Freund dagegen eher nach rechts zeigen. Die perfekte, artgerechte Haltung für Ihren Penis: Tragen Sie ihn aufwärts nach oben zeigend in der Hose – und schieben Sie bei Bedarf immer mal wieder nach, wenn er sich der Schwerkraft folgend selbstständig auf die Reise macht. Auf keinen Fall sollten Sie Ihren Schwengel nach unten wegdrücken. Denn dann dehnen Sie die Bänder, an denen der Penis am Schambein fixiert ist (insbesondere, wenn Ihr Penis im nach unten eingeklemmten Zustand erigiert) – auf diese Weise kann auf Dauer auch Ihr Erektionswinkel kleiner werden.

Intimrasur

Wildwuchs war gestern: Immer mehr Männer kümmern sich um einen geordneten Look an der Schamhaar-Front. Das hat durchaus hygienische Vorteile – dient aber zumeist dem eigenen Style. In der Regel stutzen Männer ihre Schamhaare akkurat, oder aber sie tragen diese gleich ganz ab – und so untenrum Glatze. Welchen Look Sie auch immer bevorzugen: Männer haben eher Erfahrung mit Rasierern als mit Enthaarungscremes, Epiliergeräten oder Wachsbehandlungen. Im Prinzip funktionieren die natürlich auch im Männerschritt – nur in der Furchenlandschaft des Hodensacks wird es dann spannend … Dementsprechend ist für Männer der Elektrotrimmer das Mittel der Wahl, wenn das Buschwerk oder Teile davon stehen bleiben sollen – und der Nassrasierer, wenn eine komplette Rodung ansteht.

Die wichtigsten Tipps zur Nassrasur

Bevor Sie die Klingen schwingen, sollten Sie die Haare mit einem Trimmer auf maximal einen Zentimeter stutzen. Für die Nassrasur selbst sind scharfe Klingen Pflicht. Wenn Sie merken, dass die Haare eher herausgezogen werden (ein Grundübel aller Hautirritationen!) als abrasiert, ist ein Klingenwechsel notwendig. Für den sauberen Schnitt nutzen Sie unbedingt Rasiergel oder -schaum, die die Haare weich machen.

Die wichtigste Regel, um einen Rasurbrand zu vermeiden: Rasieren Sie in Haarwuchsrichtung (bei den meisten von oben nach unten)! Eine Rasur gegen die Wuchsrichtung fühlt sich vielleicht zunächst glatter an, geht aber oft in die Hose: Sie schneiden sich eher und werden in jedem Fall mit Rötungen und Pickeln zu tun bekommen, denn auch so reißen Sie die Haare eher raus, als dass Sie sie kappen.

In Ausnahmefällen oder an hartnäckigen Stellen ist Rasur gegen den Strich mal okay – rasieren Sie dann aber nicht wiederholt an derselben Stelle gegen den Wuchs und straffen Sie die Haut, bevor Sie die Klinge ansetzen.

Rasieren Sie außerdem nicht über bereits gereizte Haut oder Pickel hinweg. Lassen Sie diese erst abheilen, bevor Sie sich ans Werk machen.

Die besten Aftershave-Tipps

Um die Haut geschmeidig zu halten und Rötungen und Pickel (den Rasurbrand) zu vermeiden, spülen Sie die rasierte Haut umgehend mit kaltem (!) Wasser ab. Das schließt die Poren und verhindert so, dass sich Keime in den kleinen Verletzungen der Haut einnisten. Nach dem Abtrocknen tragen Sie eine milde Aftershave-Lotion ohne Zusatz von Alkohol oder anderen reizenden Inhaltsstoffen auf (gibt's auch speziell für den Intimbereich).

Gegen Pickelbildung kann Babypuder helfen, das Sie locker auf die Haut „aufklatschen". Eine brauchbare Alternative dazu soll Kartoffelmehl sein. Rasieren Sie sich zudem abends, nicht morgens. Der Grund: Kurz danach gehen Sie ins Bett – und je weniger Reibung auf der frisch rasierten Haut stattfindet, desto weniger wird sie gereizt. Rasurbrand bleibt so (weitestgehend) aus. Tragen Sie aus demselben Grund nach dem Rasieren eher weite, nicht eng anliegende Hosen, etwa Boxershorts aus atmungsaktiver, schweißabsorbierender Baumwolle.

Wenn es blöd läuft, findet ein nachwachsendes Haar seinen Austrittskanal nicht mehr und wächst in die Haut ein. Ebenso können Haare durch Druck von außen wieder in die Haut hineinwachsen. Beides sollte ein Hautarzt behandeln, denn es besteht das Risiko von größeren Infektionen und Folgeproblemen.

Intimschmuck

Vom Stutzen zum Stechen: Intimpiercings oder Tattoos sind vielleicht nicht unbedingt eine Modeerscheinung, aber gar nicht wenige Männer denken über einen solchen Eingriff nach.

Penispiercings & Co.

Ehrlich gesagt: Es ist besser, wenn es beim Nachdenken bleibt – insbesondere bei Piercings. Denn selbst wenn Sie die Vorstellung von eisernem bis goldenem Zaumzeug am Gemächt prickelnd finden – die möglichen Komplikationen sind das nicht: Bei „harmlosen", aber hässlichen Narben geht es los, doch auch chronische Entzündungen und schwerwiegende Nervenverletzungen können durchaus eintreten.

Natürlich gibt es erfahrene Intimpiercer, die für einen hygienischen Eingriff sorgen, sodass nicht gleich beim Stechen Infektionen entstehen. Und sie verwenden auch nur hautverträgliches Material (etwa Gold, Platin oder Titan), das keine allergischen Reaktionen hervorruft. Allerdings können auch Profis nur bedingt beeinflussen, wie Ihr Körper anschließend auf die Verletzung (und das ist der Eingriff des Stechens) reagiert. Abgesehen davon, dass in Zukunft Ihr Schmuckstück am Schmuckstück selbst ein Risiko für Verletzungen (auch beim Partner) ist und einen möglichen Infektionsherd darstellt. Deshalb gilt: Wer einen solchen Intimschmuck sein Eigen nennt, muss den Bereich täglich desinfizieren.

Viele Intimpiercings beim Mann gehen durch die Eichel (und teilweise auch durch die Harnröhre, was das Risiko schwerer Komplikationen erhöht). Beim Prinz-Albert-Piercing etwa schmückt ein Ring die Penisspitze vom Harnröhrenausgang bis zur Eichelkranzfurche. Das Ampallang-Piercing geht horizontal, das Apadravya-Piercing vertikal durch die Eichel. Beide in Kombination bilden das sogenannte Magic Cross. Das vergleichsweise zierliche Dydoe-Piercing wird durch den Rand der Eichel gestochen. Daneben gibt es Piercings durch die Vorhaut (auch Oetang-Piercing genannt), durch die Haut des Hodensacks (Hafada-Piercing), durch die Raphe, also die Verwachsungsnaht zwischen Hodensack und After (Guiche-Piercing) und auch etwas weiter ab „vom Schuss" durch die Haut des Penisansatzes (Pubic-Piercing).

Intimtattoos

Bei Tattoos sind Folgekomplikationen nicht ganz so dramatisch – allerdings können durch das Stechen der Haut Nervenbahnen nachhaltig ge- bis zerstört werden, sodass im schlimmsten Fall keine Erektionen mehr drin sind. Ein Tätowierer wird sicher was anderes sagen und es mag in vielen Fällen gut gehen, aber das Risiko besteht.

Zudem ist das Stechen des Schwanzes durchaus schmerzhaft (allein die Vorstellung daran … zieht's da bei Ihnen auch untenrum?). Und: Das Tätowieren eines Penis ist alles andere als leicht. Im Idealfall ist dieser erigiert, damit die Haut gespannt ist und der Künstler sozusagen die volle Leinwand ausgebreitet vor sich hat. Doch selbst wenn Sie sich im Tattoostudio einen Steifen zutrauen: Beim ersten Nadelstich, der bis zu eineinhalb Millimeter unter die Haut geht – na, Sie können sich's vorstellen. Erfahrene Tätowierer können auch mit einem schlaffen, nachgebendem Gegenstand arbeiten, aber das Risiko irreparabler Ausrutscher ist so natürlich besonders groß.

Wer nur mal den Look ausprobieren möchte, kann sich bei manchen Tattoostudios Abziehtattoos auf den Penis drücken lassen. Diese werden meist per Hand nachkoloriert und halten dann einige Tage.

Für Piercings wie für Tattoos gilt: Finger weg von der Eigenbehandlung, sonst ruiniert das Gestochene Ihren Stecher vielleicht ganz schnell für den Rest Ihres Lebens.

Penile Schönheitsoperationen

Im wahrsten Sinne des Wortes noch einschneidender als Piercings und Tattoos sind Schönheitsoperationen für das beste Stück. Seien Sie gewarnt: Solange es medizinisch nicht notwendig ist, lassen Sie es bleiben! Solche Operationen haben immer ihren – nicht nur finanziellen – Preis.

Die Topkriterien, auf die es Frauen ankommt
In diversen Erhebungen wurden Frauen befragt, was ihnen am Penis wichtig ist. Das Ergebnis:

Platz 1: ein möglichst langes, beeindruckendes Glied

Entspannen Sie sich – das war ein Witz! Die meisten Frauen geben bei Befragungen an, dass ihre sexuelle Befriedigung nicht von der Penisgröße ihres Sexualpartners abhängt. Tatsächlich kommt es Frauen vielmehr auf den Gesamteindruck an. Weit vorn liegen stets Kriterien wie die „kosmetische" Erscheinung und das Hautbild sowie die „haarige" Umgebung – also Style und Pflege der Schambehaarung. Die allgemeine Form des Penis, von seinem Verlauf bis hin zu Form und Ausprägung der Eichel, ist Frauen ebenfalls wichtig. Geht es ums Format, scheinen Frauen mehr Wert auf Durchmesser als auf Länge zu legen. Denn: Das Kriterium Penislänge liegt durchweg auf einem hinteren Beurteilungsrang. Das ist doch mal eine echte Erleichterung – vor allem für all diejenigen unter Ihnen, denen beim obigen Einstieg das Herz in die (ja eigentlich schon gut gefüllte) Hose gerutscht ist.

Eine echte Kleinigkeit: Penispapillome (Hornzipfel)

Diese kleinen, zumeist hautfarbenen bis rötlichen Zipfelchen verlaufen oft entlang des Eichelrands bis hin zum Vorhautbändchen. Es handelt sich letztlich um Hautwucherungen, die nicht schmerzen, keinen Einfluss auf sexuelle Empfindung oder Leistungsfähigkeit nehmen, nichts mit (fehlender) Hygiene zu tun haben und weder eine Krankheit noch ansteckend sind.

Die Papillome entstehen in der Pubertät. Schätzungen zufolge hat sie jeder fünfte Mann in Deutschland. Wenn Sie sich nicht sicher sind, was da an Ihrem Zipfel zipfelt, konsultieren Sie einen Arzt. Entfernen lassen müssen Sie Hornzipfel nicht – und Sie sollten es auch nicht tun: Das Risiko, dass bei der Entfernung per Laser- oder Kältetherapie (die Sie selbst zahlen müssen) Narben entstehen, die dann Ihre Sexualität beeinflussen und sogar zu einer Vorhautverengung führen können, ist durchaus gegeben.

Eine empfundene Kleinigkeit: Penisvergrößerungen

Eins müssen wir vorab gleich klarstellen: Auch Ihr Penis ist riesig! Verglichen mit denen Ihrer entwicklungsgeschichtlichen Vorfahren zumindest, den Primaten. Und: Er ist im Durchschnitt viermal so lang, wie es zur Fortpflanzung notwendig wäre. Eine These zu dieser Überlänge: Der menschliche Penis musste mitwachsen, als der Homo sapiens den aufrechten Gang erlernte. Denn dabei verwandelte sich der gesamte Körperbau – unter anderem zog sich auch die Vagina weiter in den weiblichen Körper zurück.

Im zwischenmenschlichen Vergleich gibt es für die naturgegebene Bonusausstattung eine recht große Bandbreite an Längen und Breiten – wobei die Mehrzahl der Männer einen durchschnittlichen Penis aufweist und

Extremmaße extrem selten sind. Wenn wir ehrlich sind, gibt es letztlich nur zwei Sorten Schniedel: die, die ihren Träger zufrieden machen, und solche, die machen können, was sie wollen, aber doch immer für Unmut sorgen.

Immer höher, weiter, länger: Selbst Männer mit wirklich passabel gebauten Schwänzen, die vielleicht sogar einen überdurchschnittlich langen Schatten werfen, treibt um, dass es da draußen immer einen längeren geben wird. Und so reift der Wunsch nach einem Stück mehr Schwengel manches Mal aus absurden Beweggründen heraus, selbst wenn die Partnerin beteuert, vollends zufrieden zu sein. Vielleicht ist ja jetzt endlich mal Schluss mit diesem Gefühl, nicht ausreichend bestückt zu sein – kommen wir zu den nackten Zahlen: Natürlich haben sich unzählige Umfragen und Studien mit dem Thema Penislänge beschäftigt.

Das richtige Glied-Maß

Dürfen wir vorstellen? Die mittlere Länge des erigierten Gliedes bei deutschen Männern beträgt bei einigen Untersuchungen gut 13 Zentimeter, im europäischen Mittel rund 14 Zentimeter und im weltweiten Studienvergleich zwischen 13 und 15 Zentimetern. Bei deutschen 18- bis 19-Jährigen hat man erigierte Penislängen zwischen 10 und 19 Zentimetern ermittelt, wobei der Durchschnitt bei knapp 14,5 Zentimetern lag. Eine Studie mit ähnlicher Altersgruppe aus Italien kam auf einen Durchschnittswert von „nur" 12,5 Zentimetern – daher rührt das Bild vom südländischen Lover wohl schon mal nicht. Das Ergebnis einer zusammenfassenden Auswertung mehrerer internationaler Studien mit über 15 000 befragten Männern zwischen 17 und 91 Jahren kommt schließlich auf einen erigierten Durchschnittspenis von 13,12 Zentimetern (schlaff: 9,16 Zentimeter). Letztlich kommt alles ziemlich auf das Gleiche raus und ist die Messlatte, an der Sie Ihr Ding anlegen können!

Noch kurz zum Umfang: Der liegt weltweit durchschnittlich zwischen 12 und 13 Zentimetern, wobei neun von zehn Männern einen Penisumfang zwischen gut neun Zentimetern und knapp 15 Zentimetern haben.

Wie die Nase des Mannes, so auch sein Johannes?

An dieser Stelle können wir auch gleich mit ein paar Vorurteilen aufräumen. Denn: Weder die Körpergröße noch die Länge der Nase, der Finger oder sonstiger Körperteile lässt Rückschlüsse auf die Länge des Penis zu – es gibt schlichtweg keinen Zusammenhang!

Auch die hängende Erscheinung im Ruhezustand ist kein Maßgeber für das erektile Streckpotenzial: Denn wie sehr ein Penis bei der Erektion an Länge und Umfang zunimmt, ist von Mann zu Mann unterschiedlich (siehe dazu

Messlatte: So ermitteln Sie die Penislänge
Ideal zur Bestimmung von Länge und Breite ist ein flexibles Maßband. Legen Sie dieses oben am Übergang von der Penisbasis zum Schambein an und ziehen Sie es bis zur Eichelspitze – sowohl bei der Messung im schlaffen als auch im erigierten Zustand. Alternativ nutzen Sie die „Lattenmesslatte" auf der vorderen Einbandklappe. Um Ihren Penisumfang zu messen, nutzen Sie wieder das Maßband, das sie beim erigierten Penis um die dickste Stelle des Penisschafts schlingen, und lesen dort die Zentimeter ab.

die Ausführungen zu Blutpenis versus Fleischpenis auf Seite 10).

Ebenso wenig lässt die Penisgröße Rückschlüsse auf die Potenz zu. Alle Längenzweifler können beruhigt sein: Es gibt wirklich nur sehr, sehr wenige Frauen, die für einen sexuellen Höhepunkt einen Partner mit Megakolben benötigen. Und dann sind da auch noch die Frauen, die im Gegenteil durch zu große Glieder Schmerzen beim Sex verspüren – entspanntes Liebesspiel geht anders.

Erektionsstörungen mit Ansage

Das Zahlenwerk beweist: Der „Überpenis" existiert nicht – und er ist nicht mal gefragt. Dennoch gibt es leider reichlich Männer, die eine Penisverlängerung anstreben. Da ein Eingriff in die natürliche Penislänge oftmals mit enormen Risiken und erwartbaren Verschlechterungen in Sachen Erektions- und Ejakulationsfähigkeit verbunden ist, ist es nur gut, dass sich deutsche Ärzte weigern, aus jedem durchschnittlichen Schwanz quasi „zum Spaß" (oder Geldverdienen) einen präpotenten Pimmel zu machen. Das schreckt jedoch viele Männer nicht ab, für ein bisschen mehr sichtbaren Schaft ihr Glück im Ausland zu suchen. Dort sind Penisverlängerungen wahrlich ein Wachstumsmarkt: In Europa sind diese Operationen inzwischen der siebthäufigste Eingriff in der plastischen Chirurgie.

In Deutschland gibt es klare Regeln, welche Penisse auch aus medizinischer Sicht als zu kurz geraten gelten. Diese sogenannten Mikropenisse haben eine erigierte Länge von maximal 7,5 Zentimetern – sie werden von deutschen Ärzten ohne Wenn und Aber verlängert. Doch auch Männer mit 7,6 Zentimetern oder etwas mehr leiden unter dem Gefühl, zu kurz gekommen zu sein. Der Leidensdruck kann zu echten Depressionen führen (zur Beratung bei psychischen Problemen in Sachen Sexualität siehe Seite 73). Dann besteht aus psychologischer Sicht eine anerkannte Notwendigkeit für die Penisverlängerung – auch oberhalb der 7,5-Zentimeter-Schmerzgrenze.

Ablauf der Verlängerungs-OP

Wenn Sie mit Ihrem Glied unters Messer kommen, erwartet Sie Folgendes: In der Regel werden die Haltebänder am Schambein gekappt. Dadurch „fällt"

der Penis ein Stück weit aus dem Körper: in der Regel um die 0,5 bis 1,5 Zentimeter, in seltenen Fällen auch mal um vier bis fünf Zentimeter. Im schlaffen Zustand wohlgemerkt – bei der Erektion bleibt vom Zugewinn zumeist nicht so viel übrig. Außerdem gilt: Durch das Kappen der Haltebändchen ist die Wahrscheinlichkeit sehr groß, dass der Erektionswinkel deutlich abnimmt – es fehlt der Zug von oben. Die fehlende Halterung wird bei manchen Ärzten durch plastische Elemente künstlich ersetzt, was aber oft nur leidlich funktioniert, aufwendig ist und zu Komplikationen führen kann. All diese Strapazen, Kosten und Risiken für einen stinknormal großen „Na ja, ein, zwei Zentimeter mehr wär schon schön"-Penis sind es absolut nicht wert!
Zugewinn: 0,5 bis 1,5 Zentimeter, in Ausnahmefällen auch mal um vier bis fünf Zentimeter Länge
Kosten: meist von 2 000 bis 6 500 Euro

Ablauf der Verbreiterungs-OP

Dann gibt es Männer, die sich einen breiteren Penis wünschen. Auch für solche Bedürfnisse gibt es mehr oder weniger risikobehaftete Operationsverfahren, die völlig anders ablaufen: In einer mehrstündigen (!) Operation nimmt der Chirurg auf mikroskopischer Ebene den Penis regelrecht auseinander und fügt neues Gewebe (entweder Eigenfett, was die bessere Wahl ist, oder künstliche Produkte wie Silikon) hinzu. Auftretende Folgeschäden sind häufig ein erhöht venöser Rückfluss des Blutes und allgemein Störungen der Nerven. Zudem kann eingesetztes Fremdgewebe wie Silikon Allergien auslösen oder verrutschen und eingesetztes Eigenfett kann vom Körper absorbiert werden. In beiden Fällen wirkt der Penis dann nicht mehr ebenmäßig, sondern irgendwie „verknubbelt".
Zugewinn: 0,5 bis 1,5 Zentimeter, in Ausnahmefällen auch mal um vier bis fünf Zentimeter Umfang
Kosten: meist von 4 000 bis 12 000 Euro

Beide Eingriffe, die Verbreiterung und die Verlängerung, sind äußerst heikel und bergen ein enormes Risiko (insbesondere bei unerfahrenen Ärzten), dass wichtige Gefäße beschädigt werden und Sie nach der Operation nie mehr die Erektions- oder auch Samenergussqualität haben wie zuvor. Darüber müssen Sie sich im Klaren sein.

Weitere Wege zur Penisverlängerung

Neben der Operation gibt es weitere nicht operative Methoden, um Länge und Umfang des Penis zu vergrößern.

Penisexpander

Hierbei wird zumeist eine Schlinge hinter der Eichel um den Penis gelegt und daran dann (mit Gurten oder einem streckenden Stangensystem) dauerhaft gezogen – Sie tragen diese Geräte zumeist den ganzen Tag über

verborgen in Ihrer Unterwäsche. Über Monate täglich angewendet, scheint dieses Verfahren bei einigen Männern tatsächlich zu einer Verlängerung des Penis zu führen. Allerdings müssen Sie mit Durchblutungsstörungen und Schäden am Penisgewebe rechnen, vor allem dort, wo die Schlinge ansetzt. Es gibt auch Geräte, die den Effekt des Ziehens mit dem der Pumpe (siehe den nächsten Punkt) kombinieren.
Zugewinn: 0,5 bis 2 Zentimeter Länge
Kosten: etwa 200 bis 400 Euro

Penispumpen
Diese eher plumperen Geräte werden über den Penis gestülpt, erzeugen einen Unterdruck und lassen den Penis so steif werden. Angewendet werden sie vor allem bei Erektionsstörungen (siehe Seite 49), aber es gibt auch Produktversprechungen, dass beim regelmäßigen Pumpeinsatz über einen längeren Zeitraum von einigen Monaten bis Jahren der Penis länger werden soll. Wissenschaftlich belegt ist das allerdings nicht. Immerhin: Sie müssen nicht mit Durchblutungsstörungen rechnen wie bei den Expandern.
Zugewinn: 0,5 bis 1,5 Zentimeter Länge
Kosten: um 80 (billigere Geräte sind nicht zu gebrauchen!) bis 500 Euro

Penispillen
Nichts für ungut, aber lassen Sie die Finger von Penisvergrößerungsansätzen in Pillenform. Es ist schon ein wenig absurd zu glauben, dass eine Pille am Tag (mehr muss man zumeist nicht einnehmen) das Penisgewebe mechanisch in die Länge oder Breite schieben kann. Mittel mit einer solchen Wirkung, selbst wenn es sie gäbe, wollen Sie nicht wirklich schlucken. Das eigentliche Versprechen ist am Ende dann auch ein anderes: Die Inhaltsstoffe solcher Penispillen sollen die Durchblutung fördern. Ein guter Ansatz für einen gesunden und prallen Penis, aber Zentimeter gewinnen Sie dadurch nicht. Die Inhaltsstoffe sind nicht einmal alle ungesund – es sind viele bekannte Durchblutungsförderer dabei. Aber diese können Sie sich für sehr viel weniger Geld selbst zuführen. Wie, das zeigt Ihnen Kapitel 5 ab Seite 113 ausführlich.
Zugewinn: keiner
Kosten: ab 50 Euro pro Monat

Abspecken
Ja, Sie lesen richtig. Gerade dickere Männer tragen eine Menge Penispotenzial vor sich herum, und zwar in Form von Bauchfett. In diesem kann der eigentliche Penisansatz für zwei, drei Zentimeter verschwunden sein. Wenn Sie Ihren Bauchspeck also abtragen, verlängern Sie Ihren Penis nach und nach. Ganz ohne Nebenwirkungen – im Gegenteil: mit massiven positiven Effekten für Ihre Gesundheit!
Zugewinn: zwei bis drei Zentimeter Länge
Kosten: keine

Im Einsatz

Der beste Sex Ihres Lebens (auf Wunsch mit Familienplanung)

Jetzt geht's ans Eingemachte. Also um die Wurst. Oder wie der Schriftsteller Henry Miller sagte: „Sex ist einer der neun Gründe für die Wiedergeburt. Die anderen acht sind unwichtig."

Sex also: Ihr Penis in Aktion. Über alles, was unvergleichlich schön, prickelnd und geil ist, was reibungslos funktioniert und reine Ekstase bedeutet, muss nicht viel geschrieben werden. Genießen Sie das schön weiter. Doch fast jeder Mann muss sich wenigstens einmal in seinem Leben mit einer spür- und sichtbaren Funktionsstörung seines Prachtstücks auseinandersetzen – oder mit Fragen zur Verhütung und Nachwuchsplanung. Um all das soll es in diesem Kapitel gehen – nach einem Warm-up mit leichteren Tönen zum Thema Sex.

Wie oft? Wie lange? Wie abwechslungsreich?

Neben der Frage, ob Ihr Penis lang und breit genug ist im (internationalen) Vergleich (siehe Seite 41), werden Sie scharf sein auf Infos zu: Wie oft hat Mann Sex? Wie lange muss ein Beischlaf dauern, damit er sich nicht nach „Zu-früh-Kommen" anfühlt? Und welche Stellungen muss Mann im Bett beherrschen?

Wie oft? Insbesondere hierzu gibt es stark schwankende und teils ordentlich aufgeblasene Zahlen (grämen Sie sich also nicht, sollte Ihr Jahr nicht von täglichen Beischlafstafetten geprägt sein): Mal wird davon berichtet, die Deutschen hätten durchschnittlich (!) knapp 140-mal pro Jahr Sex – das ist mehr als jeden dritten Tag im Jahr. In einer anderen Befragung aus den USA wird mehr aufs Alter eingegangen. Erwartungsgemäß haben demnach jüngere Menschen häufiger Sex als ältere:

Das achte Weltwunder

Abgesehen davon, dass er einfach geil ist und Gott und der Welt die lieben Kinder schenkt: Sex ist ein Wunderwerk der Glückseligkeit. Für all das (und noch viel mehr) sind Petting, Beischlaf & Co. gut:

- Sex ist ein Jungbrunnen.
- Sex steigert das Wohlbefinden.
- Sex ist gesund fürs Herz.
- Sex stärkt das Immunsystem.
- Sex macht schlank.
- Sex steigert das Selbstbewusstsein.
- Sex schützt vor Krebs und anderen Krankheiten.
- Sex macht schön, denn er ist gut für Haut, Nägel und Zähne.

18- bis 29-Jährige etwa 112-mal pro Jahr, 30- bis 39-Jährige 86-mal pro Jahr, ab 40 Jahren noch 69-mal, wonach zumindest in der Studie die Zahlen in den Fünfzigern noch mal ein wenig raufgehen, bevor sie jenseits des 60. Geburtstags abnehmen. Erstaunlicherweise haben Verheiratete den meisten Umfragen zufolge häufiger Sex als nicht Verheiratete – das ist vielleicht der beschönigenden Sichtweise auf Eherealitäten geschuldet, aber vor allem der Tatsache, dass viele Singles per definitionem viele Tage im Jahr keinen Sex mit jemand anderem haben.

Wie lange? Bei der Dauer eines durchschnittlichen Liebesakts in deutschen Betten (Autos, Gartenhecken …) zeigt sich: Nach einer Viertelstunde ist's schon wieder vorbei – inklusive Vorspiel und bis zum allerletzten Seufzer! Klingt nach nicht wirklich viel? Damit liegen die Deutschen trotzdem im internationalen Vergleich sehr weit vorn. Und: Andere Untersuchungen kommen auf nur zwei bis sieben Minuten – hier ist allerdings nur die Zeit der Penetration gemeint.

In Sachen Sexstellungen gilt: Gib mir fünf! Trotz tausendjähriger Kamasutra-Tradition und Millionen von Pornoproduktionen sind laut Umfragen auch heute noch echte Klassiker die häufigsten Sexstellungen: Missionarsstellung, Löffelchen, Doggy-Style, Reiterstellung und im Stehen.

Was ist mit Sexspielzeug? Nach einer US-Umfrage schaut mehr als jedes zweite Paar beim Sex erotische Filme, fast jedes zweite Paar setzt auf Dessous, jedes vierte Paar nutzt Sexspielzeug wie Vibratoren, Dildos, Ringe, Handschellen oder andere Bondage-Techniken, aber auch so „ordinäre" Dinge wie Erotik-Food, spezielles Licht oder stöhnlastige Musik. Jedes fünfte Paar kommt übrigens ohne alles aus.

Wie steht es mit der sexuellen Erfahrung der Männer? Nach repräsentativen Umfragen haben deutsche Männer in ihrem Leben durchschnittlich mit zehn Frauen geschlafen. Frauen kommen auf fünf Männer. Die Daten basieren auf eigenen Aussagen – auch hier kann der ein oder andere Mann die Zahl ein wenig getunt haben, um potenter zu wirken. Etwas mehr als jeder zweite Mann wurde schon mal oral

Gleitmittel und Massageöle

Kein Sex-„Spielzeug", aber ein beliebtes Hilfsmittel sind Cremes oder Öle, die das Gleiten unterstützen. Achten Sie (bei geschütztem Verkehr) beim Kauf eines Gleitmittels darauf, dass es für Kondome geeignet ist. Insbesondere ölhaltige Mittel (etwa Babyöl) greifen das Gummi an, machen es im schlimmsten Fall nutzlos. Zudem verbleiben Öle oft in der Vagina, wo sie dann zum Beispiel eine Pilzinfektion befeuern können. Für erotische Massagezwecke oder zur Selbstbefriedigung sind ölhaltige Mittel und auch hautschonende Öle okay – wie etwa Babyöl, Kokosnussöl oder Olivenöl.

befriedigt, Ähnliches gilt für Frauen. Nur jeder zwölfte Mann hat bereits sexuelle Erfahrungen mit einer Prostituierten gemacht – dann oft mehrfach.

Mythos Männer-Wechseljahre: Wie steht's um den Sex im Alter?

Bei den Frauen tritt eine nachweislich spürbare und drastische Veränderung der Hormonlage auf einen Schlag auf – mit entsprechend heftigen Begleiterscheinungen in den Wechseljahren. Bei Männern verändert sich die Hormonlage zwar auch im Zuge des Alterns, aber nicht auf einen Schlag, sondern schleichend: Von Jahr zu Jahr sinkt der Testosteronspiegel ein wenig und Durchblutung und Elastizität des Penisgewebes nehmen ab. Das führt auch bei Männern zu spürbaren Veränderungen im Sexleben – aber eben über viele Jahre, nicht auf einmal.

Etwa jeder vierte Mann ab 50 kann keinen Geschlechtsverkehr mehr durchführen, da die Erektion nicht reicht. Das muss nun wirklich nicht sein: Wer „im Alter", also ab 40 aufwärts (den Höhepunkt erektiler Leistungsfähigkeit erreicht Mann im Alter von etwa 19 Jahren!), regelmäßig Sport treibt, sich gesund ernährt und immer wieder Sex hat, wird vom Niedergang des Testosteronspiegels und Penisgewebes nichts merken – denn er hält

Himmelsstürmer oder Hängepartie?

Die Härte des Penis ist das eine – doch in welche Richtung zeigt Ihre Erektion? Potent und leistungsfähig wirken Lanzen, die gen Himmel zeigen. Alles, was dagegen hängt, wirkt irgendwie wie bestellt und nicht abgeholt. Der potenzielle Ausschlag Ihrer Erektion ist Spiegelbild Ihres Alters: Junge Männer um die 20 erreichen Winkel von 30 Grad und mehr über der Horizontalen. 30-Jährige schaffen noch 20 Prozent über der Horizontalen, mit 40 pendelt sich der Penis auf der Horizontalen ein. Das geht so weiter – mit 70 Jahren hängt der erigierte Durchschnittspenis bereits um 25 Grad geneigt nach unten. Einfluss auf Zeugungsfähigkeit und Geschlechtsverkehr haben unterschiedliche Winkel nicht. Mit steileren Erektionen steigt aber die Wahrscheinlichkeit, dass Sie den G-Punkt der Partnerin stimulieren.

beides auf „jungem“ Level. Wechseljahre? Welche Wechseljahre?

Selbst(befriedigt) ist der Mann!

Regelmäßiger Sex inklusive Höhepunkt ist essenziell für Leistungsfähigkeit und Gesundheit Ihres Penis. Das bedeutet: Masturbieren ist gut für Ihre Gesundheit! Vergessen Sie mahnende Sprüche, vom Wichsen bekäme man wahlweise Pickel, Tuberkulose, werde blöd und/oder blind. Zum Glück schreckt so ein Quatsch kaum jemanden: Einer Umfrage zufolge onanieren neun von zehn Männern in Deutschland (bei den Frauen ist es fast ebenso).

Die Wahrheit ist: Selbstbefriedigung ist Training für Ihre Geschlechtsorgane (und auch für das Zurückhalten der Ejakulation!) und erhöht die Qualität Ihrer Spermien. Sie sollte aber keinen Wettbewerb darstellen und schon gar nicht Ihr Leben bestimmen: Regelmäßig onanieren ist okay, mehrmals täglich zu viel (Stichwort „Sexsucht“).

Ach, du dickes Ei: Wenn Sie nicht zum Zuge kommen

Kennen Sie das Gefühl der „dicken Eier“, auch Kavaliers- oder Bräutigamsschmerzen, Hodenkrampf oder blaue Hoden genannt? Diese stellen sich ein, wenn Sie über einen langen Zeitraum eine Erektion aufrechterhalten (etwa um zu warten, bis auch die Partnerin kommt – daher der Name Kavaliersschmerzen), und vor allem, wenn Sie schließlich nicht zum Höhepunkt kommen (weil vielleicht unangekündigter Besuch auf der Matte steht).

Dann können dumpfe Spannungsschmerzen im Hodenbereich auftreten, die in die Leistengegend ziehen. Dieser Schmerz ist nicht etwa die Folge eines „Samenstaus“, sondern rührt von kleinen Krämpfen in der glatten Muskulatur der Samenwege her. Der anhaltende Blutstopp durch die lange Erektionsphase verstärkt das krampfartige Gefühl. Das Phänomen der „dicken Eier“ tritt verstärkt auf, wenn Sie zu-

Autoerotische Dummheiten vermeiden

Selbstbefriedigung ja – Selbstverstümmelung nein. Gefährliche Penisverletzungen bis hin zum Tod (Schätzungen zufolge kommen in Deutschland jährlich 100 Männer bei autoerotischen Unfällen ums Leben, etwa durch Selbststrangulation oder massive Darmverletzungen) können die Folge sein, wenn Sie feste, spitze, abschnürende oder strombetriebene Dinge benutzen.

Der Einsatz von Staubsaugern ist sau(g)gefährlich, aber scheinbar immer noch beliebt bei Männern. Auch das Einführen spitzer Gegenstände (wie umgebogene Kleiderbügel) in die Harnröhre ist keine gute Idee. Und selbst wenn der Traum einer Dauererektion reizvoll erscheint: Legen Sie sich nie, nie, niemals abschnürende Dinge wie Kabelbinder um den erigierten Penis, die Sie hinterher nicht wieder öffnen können. Das schmerzhafte Ergebnis kann bis zur Penisamputation gehen (zum Priapismus siehe Seite 157).

vor längere Zeit sexuell nicht aktiv waren. Schädlich sind die Schmerzen, die zumeist wenige Stunden später verschwinden, nicht. Sind sie arg unangenehm, kühlen Sie den Hodenbereich vorsichtig. Halten die Schmerzen auch den nächsten Tag über an, gehen Sie zum Arzt, der sich die Blutabflussmechanismen in Ihren Genitalien genauer anschaut.

Funktionsstörungen: Wenn „er" nicht so will

Das Gefühl, unerschütterlich potent zu sein, jederzeit zu können, vor Manneskraft zu strotzen, seinen Mann zu stehen – oder wahlweise „voll im Saft": Das ist Kern des männlichen Selbstbewusstseins und gehört untrennbar zu einem erfüllten Sexleben. Allerdings: Rund jeder zweite Mann erlebt mindestens einmal im Leben eine (vorübergehende) Periode mit Potenzproblemen. Chronische Erektionsstörungen nehmen mit dem Alter überproportional zu: Mit 60 Jahren leidet bereits jeder vierte Mann an dauerhafter Impotenz, mit 70 Jahren jeder dritte!

Ausprägungen von Potenzstörungen

Es gibt unzählige Gründe, warum Ihr Glied nicht wie gewünscht spurt und Sie entweder keinen hochbekommen oder zu früh kommen – dies sind die beiden häufigsten Ausprägungen peniler Funktionsstörungen. Aber nicht die einzigen. Ein Überblick über Potenzstörungen, die auch in Kombination auftreten können:

- Erektionsstörungen: Sie sind nicht in der Lage, befriedigenden Geschlechtsverkehr auszuüben, da der Penis nicht steif genug wird.
- Libidomangel: Ihnen fehlt es grundsätzlich an sexuellem Verlangen.
- Ejakulations- und Orgasmusstörungen: Sie kommen entweder zu früh, verzögert oder erleben einen Orgasmus völlig ohne Samenerguss.
- Fertilitätsstörungen: Ihr Samen ist nicht fruchtbar genug.

Schreckgespenst Impotenz: Erektionsstörungen und Libidoverlust

In vielen Fällen peniler Funktionsstörungen will sich der Penis einfach nicht gerade machen. Dies passiert tagesformabhängig jedem mal. Wird es allerdings zur Regel, dass Sie keinen mehr hochbekommen (siehe den Kasten auf Seite 50), gelten Sie als impotent.

Die Gründe dafür sind vielfältig und können organischer, also körperlicher, oder (rein) psychischer Natur sein. Vor ein paar Jahrzehnten noch ging die Forschung davon aus, dass über 90 Prozent der Erektionsstörungen psychische, nur zehn Prozent organische Ursachen haben. Heutzuta-

Definition der Impotenz

Der Begriff der Impotenz wird unterschiedlich und nicht immer eindeutig verwendet. Im Allgemeinen wird Impotenz mit einer erektilen Dysfunktion (also der Unfähigkeit, eine für einen Geschlechtsverkehr ausreichende Steifigkeit des Glieds zu erreichen) gleichgesetzt. Diese Form der Impotenz bezeichneten Mediziner früher als Impotentia coeundi, heute ist der Begriff der erektilen Dysfunktion geläufig: Diese liegt dann vor, wenn es bei jedem zweiten oder dritten Beischlafversuch des letzten Vierteljahres zu keiner Erektion kam oder nur zu einer, die nicht ausreichend lange gehalten werden konnte.

Demgegenüber steht noch eine andere Bedeutung für Impotenz, die früher von Medizinern als Impotentia generandi bezeichnet wurde. Heute steht dafür der Begriff der Infertilität, also der Unfähigkeit zur Fortpflanzung, umgangssprachlich Unfruchtbarkeit.

ge weiß man, dass es sich umgekehrt verhält: Der weit überwiegende Teil der Erektionsstörungen ist körperlich bedingt (nicht zu verwechseln mit Ejakulationsstörungen wie das „Zu-früh-Kommen", die häufig auch psychisch begründet sind – siehe Seite 74)! Dann kommt das Alter hinzu: Viele körperliche Gründe für eine Erektionsstörung treten mit dem Altern häufiger auf.

Zu bestehenden organischen Problemen entwickeln viele Männer zusätzlich eine psychische Problematik mit Versagensängsten, Scham oder Unsicherheit. Das ist nachvollziehbar, denn ein sexuell aktiver Mann mit Erektionsstörungen wird immer wieder mit seinem „Versagen" konfrontiert. Die zusätzlichen psychischen Probleme verschlimmern die Situation. Und es kann sein, dass nur sie für den Betroffenen erleb- und spürbar sind – auch wenn wie gesagt die eigentliche Ursache eine körperliche ist.

Um zu verstehen, wie es zu Erektionsstörungen kommen kann, lohnt sich ein Blick auf die Details, die eine (erfolgreiche) Erektion ausmachen (erste Ausführungen dazu finden Sie in Kapitel 1 ab Seite 11).

Wie kommt es zur Erektion?

Die Erektion ist keine One-man-Show: Nahezu alles im Körper ist in Aktion, um Ihren Penis in Bewegung zu setzen. Dies alles gehört zu einer erfolgreichen Erektion:

- ein gesundes, aufnahmefähiges und flexibles Gewebe im Penis, vor allem in den Schwellkörpern
- gesunde, flexible und leistungsfähige Penisarterien, die auf Kommando viel Blut in das Glied pumpen können
- ein gut funktionierender „Abschnürmechanismus" etwa der blutabtragenden Venen und eine gesunde penile Infrastraktur, damit das Blut bei einer Erektion im Penis bleibt
- ein ausbalanciertes vegetatives Nervensystem (Sympathikus und Parasympathikus) mit einem dazugehörigen ausgewogenen Hormonhaushalt
- funktionierende neuronale Verknüpfungen für die erektionseinleitenden

Neurotransmitter, die die Schleusen für die Blutzufuhr öffnen
- eine ausreichende Sauerstoffversorgung im gesamten Blutsystem wie im Penis
- eine trainierte Muskulatur im Beckenbodenbereich
- eine „gesunde" Psyche ohne Ängste, Druck, Minderwertigkeitsgefühle oder ablenkende negative Gedanken

So weit, so uff! Im Ansatz wird an dieser Stelle deutlich, dass es eine Vielzahl an körperlichen Gründen dafür geben kann, warum Ihr Willi nicht will, wie Sie wollen. Letztlich ist aber auch die Psyche untrennbar mit „Versagen" verbunden, denn:

Sex ist Kopfsache

Im Anatomiekapitel (ab Seite 25) konnten Sie lesen, dass Ihr Gehirn die Erektionen auf mehrfache Weise steuert. Neben dem rein psychischen Aspekt (siehe ab Seite 63) ist Ihr Glied aber auch sonst quasi eine Marionette des Gehirns, des Rückenmarks und des Zentralnervensystems. Ganz egal, wodurch Ihre sexuelle Erregung ausgelöst wird – eine körperliche Berührung, ein Gedanke an die Liebste, ein erotisches Bild, ein Geruch: All das entspringt als Auslöser Ihrem Kopf. Dieser sendet daraufhin diverse Signale an den Körper aus, unter anderem an das Zentralnervensystem in Richtung Rückenmark und Peripherie, und er schaltet über den Hypothalamus das vegetative Nervensystem ein. So werden für eine Erektion essenzielle Hormone wie Testosteron, Endorphine und Dopamin ausgeschüttet.

Hormone sind nicht alles …

Neben Hormonen werden noch weitere Botenstoffe ausgesendet, die über die Nervenbahnen den Penis erreichen und dort Nervenfasern anregen. Diese reagieren auf den Reiz, indem sie Neurotransmitter ausschütten, hormonähnliche Botenstoffe, die im Fachjargon „pro-erektil" wirken, also eine Erektion auslösen, etwa Acetylcholin, einen der wichtigsten Botenstoffe im Körper überhaupt. Und auch Stickstoffmonoxid, abgekürzt NO, das von besonderer Bedeutung für Ihren Penis ist! Diese Botenstoffe sind in entscheidendem Maße daran beteiligt, dass ausreichend Blut für eine befriedigende Erektion in Ihr Glied gelangen kann. Denn sie lassen die glatte Muskulatur in den Wänden der Penisarterien erschlaffen. Dadurch weiten sich die Arterien und durch sie hindurch strömt das Blut in die wabenförmigen Flutkammern der Penisschwellkörper hinein, bis diese prall gefüllt sind. Im Zuge der Ausweitung der Blutkammern werden die blutabtransportierenden Venen zusammengedrückt, sodass sich das Blut in den Schwellkörpern staut. Die Folge ist eine anhaltende, harte Erektion.

... auch Sauerstoff muss vorhanden sein!

Entscheidend für diesen Vorgang ist eine ausreichende Sauerstoffkonzentration im Blut. Denn: Die glatte Muskulatur im Penis reagiert umso schlechter auf das NO, je niedriger die Sauerstoffzufuhr ist. Zudem sorgt der Sauerstoff auch dauerhaft für den Erhalt einer optimalen Zusammensetzung des Schwellkörpergewebes aus glatter Muskulatur, elastischem Gewebe und der beschriebenen Wabenstruktur.

Im schlaffen Zustand steckt in den Gefäßen Ihres Glieds relativ wenig Sauerstoff, etwa so wenig wie in den blutabführenden Venen. In diesem Zustand wird von den Zellen in den Schwellkörpern kein NO hergestellt, es fließt also kein Blut und der Penis bleibt schlaff. Im Zuge der Erektion sollte der sogenannte Sauerstoffpartialdruck im Penis aber um das Drei- bis Vierfache steigen. Erreicht er dieses Niveau nicht, kann auch nicht ausreichend NO ausgeschüttet werden, das die glatte Muskulatur erschlaffen lassen und damit die Blutschleusen in den Penis weit öffnen würde. Die Hohlräume im Schwellkörper werden dann nicht ordnungsgemäß gefüllt, die Erektion ist unzureichend oder bleibt ganz aus.

Ihre Penisarterien: Schnellstraßen oder Forstwege?

Der Erektionserfolg braucht also eine gute Sauerstoffversorgung in den Schwellkörpern. Und die wiederum ist auch eine Frage des Zustands der blutzuführenden Arterien. Diese können entweder (durch ungesunde Lebensweise etwa) in schlechter Verfassung sein. Dann leiden Sie gleich doppelt: Es kommt zu wenig Blut in den Penis und das wenige Blut bringt zu wenig Sauerstoff mit sich. Oder aber Ihre Arterien sind in Topform, weil Sie sich gesund ernähren, ausreichend bewegen und diese Gefäße eventuell sogar gezielt trainieren. Gut so, das zahlt sich gleich fünffach aus: Ihre Gefäße werden auf wechselnde Durchstrombelastungen vorbereitet, die Blutflussgeschwindigkeit erhöht sich, die Nährstoffversorgung für das Penisgewebe verbessert sich, das Gewebe in den Schwellkörpern wird in seiner Dehnfähigkeit optimiert – und es kommt auch zur Bildung neuer (und damit leistungsfähigerer) Gefäße.

Der Ausbau Ihrer Schnellstraße zum Glück

Es gibt zwei Wege zum Ziel: trainieren und erigieren – beides wirkt! Zum Thema Training steigen Sie am besten gleich ins nächste Kapitel ein. Und zum Thema Erigieren: Regelmäßige Erektionen verbessern die Potenzfähigkeit – also sollten Sie einfach häufig Sex haben, und wenn es mit sich selbst ist (siehe Seite 48)! Beides, Training und Sex, wird umso wichtiger, je älter Sie werden, denn mit den Jahren nimmt die Elastizität der Blutgefäße ab. Hinzu kommen Ablagerungen und Verkalkungen an den Gefäßwänden. Auch das kann ein Grund dafür sein, warum „er“ im Alter nicht mehr so will wie Sie.

Wenn das Blut erst mal im Penis ist, sollte es natürlich möglichst dort bleiben. Leider können aber auch die Abflussstoppmechanismen durch eine schlechte Versorgungslage gestört sein. Zum Glück hilft auch hier wieder die Maßgabe „Trainieren und erigieren“: Vor allem das gezielte Training der Beckenboden- und Potenzmuskulatur kann den Blutabfluss aus dem Penis drosseln – und dafür sorgen, dass der Innendruck im Penis wächst und dieser so richtig steif werden kann.

Weiches Eindringen für Härtefälle

Sie müssen nicht in jedem Fall auf Geschlechtsverkehr verzichten, wenn Ihr Penis partout keinen festen Aggregatszustand einnehmen will. Im chinesischen „Tao der Liebe“ ist eine Methode des „weichen Eindringens“ beschrieben. Der Beischlaf mit schlaffem Penis geht theoretisch so (für die Praxis heißt es: üben und ausprobieren): Mit den Fingern bewegen Sie den Penis in die Vagina hinein – sie sollte feucht sein, ansonsten verwenden Sie ein Gleitmittel. Ist der Penis drin, bilden Sie mit Fingern einer Hand einen Ring um die Peniswurzel und drücken zu. Der halb schlaffe Penis wird dadurch etwas steifer, Blut kann nicht mehr so gut abfließen. Lassen Sie die Finger um die Peniswurzel gelegt oder nehmen Sie sie weg, wenn der Penis in der Vagina steif genug ist. Am besten geht das Ganze, wenn Sie obenauf sind.

Erektionsstörungen: Am Anfang war die Diagnose – nicht die Potenzpille

Ein leider oftmals vernachlässigter Schritt zur Bekämpfung von Potenzstörungen ist eine umfassende Diagnose. Erst herausfinden, was los ist, und dann passend reagieren – klingt eigentlich logisch, oder? Doch leider verschreiben selbst Ärzte gern mal schnell ein paar Potenzpillen zur Symptombekämpfung, anstatt zu überprüfen, was die wirklichen Ursachen sind. Ein guter Rat: Nehmen Sie sich die Zeit und fordern Sie aktiv die Hilfe von Fachkräften ein, um herauszufinden, was bei Ihnen Erektionsstörungen verursacht. Erst dann kann eine gezielte Therapie beginnen – und zum Erfolg führen. Außerdem – das erfahren Sie gleich – können auch schwerwiegende Erkrankungen hinter erektilen Dysfunktionen stecken. Dementsprechend kann eine umfassende Diagnose durchaus Ihr Leben retten.

Erkennen können Sie die Qualität Ihres Arztes unter anderem daran, ob er die richtigen Fragen stellt und passende Untersuchungsmethoden anwendet. In jedem Fall sollte er viele (wenn nicht alle) der auf der folgenden Seite beschriebenen Untersuchungen mit Ihnen durchführen. All diese verschiedenen Wege des Check-ups helfen dabei, die speziell bei Ihnen vorliegende(n) Ursache(n) des Potenzproblems zu identifizieren.

Diagnosemethoden bei Potenzstörungen	
Anamnesegespräch	Hier sollte der Arzt abfragen, welche Erkrankungen bei Ihnen grundsätzlich vorliegen, dann gezielt darauf eingehen, seit wann welche Potenzstörungen in welcher Form bei Ihnen auftreten
Blutabnahme	Je nachdem, was das Anamnesegespräch ergeben hat, werden Blutparameter bestimmt. Unter anderem sollten ganz spezifische Eiweiße, das SHBG (Sexualhormon bindendes Globulin, siehe Seite 31) und das Albumin, im Blut untersucht werden. In Kombination mit dem Gesamttestosteronwert kann so errechnet werden, wie „aktiv" Ihre Testosteronmoleküle im Körper sind
Umfassende Untersuchung der äußeren Genitalien	Auf diese Weise kann der Arzt Erkrankungen erspüren oder als Ursache ausschließen
Für die folgenden Untersuchungen sollte Ihr Arzt über die entsprechenden Apparaturen verfügen:	
Ultraschalluntersuchung	Mittels Sonografie kann der Arzt mit unschädlichen und schmerzfreien Schallwellen in Ihren Körper „hineinschauen" und betrachtet vor allem den Bauchraum inklusive der Nieren, dazu die ableitenden Harnwege inklusive der Blase und natürlich die Prostata. Zudem wirft er per Ultraschall einen Blick auf die Zusammensetzung und Qualität der Penisschwellkörper sowie der Hoden samt Nebenhoden
Farbcodierte Doppler-Duplex-Sonografie	Diese spezielle Form der Ultraschalluntersuchung liefert deutlich detailliertere Informationen als eine herkömmliche Sonografie. Im Zentrum steht die Untersuchung der vier Penis-Hauptblutgefäße, um herauszufinden, ob sie unter Verengungen oder Verschlüssen leiden. Hierbei kann sogar ermittelt werden, wie schnell das Blut in den Penis hineinfließt, wie gut es dort gehalten werden kann und wie schnell es die Schwellkörper wieder verlässt
Biothesiometrie	Ein sogenannter Biothesiometer ermittelt, wie es um Ihre Nervensensibilität bestellt ist. Logischerweise am Penis, dazu auch an mindestens einer weiteren Referenzstelle (oftmals am Zeigefinger). Dieser körpereigene Vergleich – und der Vergleich mit anerkannten Normwerten – gibt Aufschluss darüber, ob mangelnde Nervenfunktionen an Ihrer Potenzstörung beteiligt sind
Elektromyografie (EMG)	Diese Untersuchungsform ermittelt Spannungen und Aktivitäten im Muskelgewebe. Hier steht insbesondere die Beckenbodenmuskulatur im Fokus, wobei die Untersuchung zweierlei Aussagen machen kann. Erstens: Wie hoch ist der Grundtonus in der Muskulatur? Ist er zu groß, sind die Muskeln also zu „verkrampft", kann dies die Blutversorgung des Penis negativ beeinflussen. Und zweitens: Wie hoch ist die (Maximal-) Kraft, die Ihr Beckenboden aufbringen kann? Wissenschaftler sprechen hier von Aktionspotenzialen von Muskeln, die in diesem Fall nicht nur die Erektionsfähigkeit beeinflussen, sondern auch Aussagen über den Ejakulationsreflex zulassen
Untersuchung der Schwellkörper-Zusammensetzung	Das Gewebe im Penis besteht aus Kollagenen, allgemeinem Bindegewebe und glatten Muskelzellen. Im Idealfall verfügt der Penis über einen Anteil an glatten Muskelzellen von wenigstens 55 Prozent. Überwiegen hingegen weicheres Bindegewebe oder Kollagene, verliert der Penis an Rigidität (Erektionshärte) und die Fähigkeit, eine für den Geschlechtsverkehr notwendige Härte für länger als wenige Minuten oder überhaupt aufzubauen. Mit speziellen Geräten, bei denen der Penis einfach von außen verkabelt wird, lässt sich die Gewebezusammensetzung der Schwellkörper unproblematisch und schmerzfrei analysieren
Rigiscan®	Mithilfe dieses Verfahrens wird die Erektionsfähigkeit des Penis bestimmt, indem die wichtigen nächtlichen, natürlichen Erektionsphasen des Penis ermittelt werden. Dazu werden über Nacht zwei Messschlaufen am Penis angesetzt – eine hinter der Eichel, eine an der Penisbasis. Die Sensoren ermitteln, wie oft, wie hart und über welche Dauer nächtliche Erektionen auftreten. Diese Werte werden über mehrere Nächte hinweg ermittelt und geben Aufschluss über Ursachen einer Potenzstörung

Organisch bedingte Erektionsstörungen

So komplex die Prozesse im Körper bei der Bildung einer Erektion sind, so vielfältig sind die möglichen Störquellen. In der Abfolge ihrer Bedeutung sind dies die häufigsten organischen Ursachen für erektile Dysfunktionen:

1) Störungen in der Infrastruktur des Penisgewebes (etwa der Verlust glatter Muskulatur im Penis)
2) Störungen beziehungsweise Schwäche der Potenzmuskulatur (Beckenbodenschwäche)
3) Störungen der Blutversorgung des Penis (Schwund der Flexibilität vor allem der vier blutzuführenden Hauptgefäße des Penis)
4) Hormonelle Störungen (zumeist ein Testosteronmangel oder besser: Mangel an freiem biologisch aktiven Testosteron – siehe Seite 31)
5) Störungen und Veränderungen nervaler Art
6) Sonstige Störungen wie mechanische Einwirkungen (Unfälle, ein falscher Fahrradsattel ...), bestimmte Erkrankungen (wie Diabetes und andere Stoffwechselstörungen), Aus- und Nebenwirkungen von Medikamenten und einiges mehr

Die ersten drei Punkte sind für die meisten Fälle erektiler Dysfunktionen verantwortlich! Sie treten dabei ebenso wie die anderen Faktoren in rund neun von zehn Fällen in Kombination miteinander auf.

1) Störungen in der Infrastruktur des Penisgewebes

Wie aufwendig das Gewebe im Penis gestaltet ist, konnten Sie im Anatomiekapitel ab Seite 9 und in der eben genannten Schilderung des Erektionsablaufs lesen. Um steif zu werden, muss schnell so viel Blut wie möglich in den Penis gelangen – dort dann aber auch für die Dauer des Liebesspiels gehalten werden. Ohne einen Abflussstopp, bei dem die abführenden Blutgefäße zugedrückt werden, kann noch so viel Blut in den Penis strömen – er wird nicht steif genug werden. Störungen wie die des venösen Abflusses können zum einen an den abführenden Blutgefäßen liegen: Diese haben dann etwa grundsätzliche Schwierigkeiten damit, ihren Querschnitt zu verringern – oder aber es kommt zur Venenneubildung, durch die dummerweise einfach noch mehr Blut aus dem Schwellkörper wieder herausschießt. Zum anderen kann auch eine Funktionsstörung innerhalb der Schwellkörper vorliegen. Zumeist hat dann die Elastizität des Gewebes nachgelassen, was auch den abschnürenden Druck auf die blutabführenden Gefäße verringert. Dieser Elastizitätsverlust betrifft viele Männer (in zunehmendem Alter) mit Erektionsproblemen und ist wahrscheinlich Folge einer grundsätzlichen, längerfristigen Sauerstoffunterversorgung durch

Operative Abbindung des Blutabflusses

Selbst wenn ausreichend Blut in den Penis gelangt, kann die Erektion ausbleiben. Penisgewebe und Beckenbodenmuskulatur können nicht genug Druck auf die abführenden Blutgefäße aufbauen, deren Widerstand eigentlich etwa 100-fach erhöht sein sollte im Vergleich zum schlaffen Peniszustand. Penisgewebe und Potenzmuskulatur können Sie mit den Infos aus dem Kapitel „In Bewegung" trainieren. Neben diesem grundlegenden Schritt des Trainings gibt es Hilfsmaßnahmen, den Blutabfluss zu drosseln: zum Beispiel durch Penisringe (auch Cock-Ringe genannt), die Sie über den Penis schieben und die an der Penisbasis im erigierten Zustand von außen für so viel Druck sorgen, dass der Blutabfluss vorübergehend minimiert wird. Diese Ringe gibt es in verschiedenen Größen und Formen zu kaufen – sie beheben aber natürlich nicht das grundsätzliche Problem.

Von einer Operation, bei der Penisvenen verödet oder eingeengt werden oder bei denen mithilfe kleiner Tools wie Spiralen Venenleckagen verschlossen werden, um den Blutabfluss dauerhaft abzuschnüren, sollten Sie in jedem Fall absehen – zu groß ist das Risiko, dass Sie die Situation verschlimmbessern und Komplikationen auftreten.

mangelhaften Blutzufluss (siehe dazu die Ausführungen rechts zu Störungen der Blutversorgung). Dadurch „verhärtet" das Penisgewebe (eine Form der Sklerose) und die flexiblen wabenartigen Hohlräume können nicht mehr so viel Blut aufnehmen. Das Glied wird an sich fester, was auch im schlaffen Zustand zu ertasten ist, verliert aber seine Fähigkeit, sich auszudehnen und aufzurichten. Ein Urologe kann exakt feststellen, in welchem Zustand das Gewebe in Ihrem Penis ist und warum dieser das Blut nicht halten kann.

Die Ursachen für solche Gewebeveränderungen oder Funktionseinschränkungen sind selten angeboren (primäre Impotenz). In den meisten Fällen – und das gilt auch für die anderen Funktionsstörungen – ist eine solche Problematik erworben (sekundäre Impotenz).

2) Schwäche der Potenzmuskulatur

Die passende Lösung für dieses Problem liegt auf der Hand: Trainieren Sie Ihre Beckenboden- und Potenzmuskulatur. Und trainieren Sie die Blutversorgung Ihres Penis gleich mit – im nächsten Punkt sehen Sie, dass sich das lohnt. Für all diese Arten von Training siehe das Kapitel „In Bewegung".

3) Störungen der Blutversorgung des Penis

Häufig sind Erektionsstörungen auf eine mangelnde Blutversorgung des Penis zurückzuführen. Und diese kann viele Gründe haben. Sehr selten treten bei wenigen Männern angeborene Fehlbildungen (oder ein völliges Fehlen) von Penisarterien auf. In der Regel haben Sie die Blutunterversorgung „erworben": Die zuführenden Blutgefäße verkalken nach und nach, verengen oder verschließen sich gar vollends. Dies ist ein klassischer Fall von

Arteriosklerose, einer Erkrankung, die oftmals das gesamte Gefäßsystem des Körpers betrifft und ihren Anfang in der Bein- und Beckenregion (inklusive Penisgefäßen) nimmt. Leider reichen schon geringste Einengungen oder Veränderungen der zuführenden Penisarterien (die auch durch andere bestimmte Erkrankungen wie etwa Gicht verursacht sein können), um Erektionen nachhaltig zu stören – denn diese Arterien sind mit ein bis drei Millimetern Durchmesser klein geraten. Somit tritt Arteriosklerose genau hier zuerst in Erscheinung und deshalb dienen Erektionsstörungen als wichtiges Frühwarnsystem für schwerwiegendere Erkrankungen.

Es gibt eine Reihe von Risikofaktoren, die lebensbedrohliche Arteriosklerose (und damit Erektionsstörungen) begünstigen. Allen voran ist das *Rauchen* zu nennen. Nikotin verschließt Gefäße und kann auch Verschlussme-

Wenn die Rute nicht mehr ausschlägt: Schlagen Sie Alarm!
Eine Studie aus den USA hat bei einer Untersuchung von Männern mit Erektionsstörungen herausgefunden, dass jeder sechste Gefäßveränderungen am Herzen aufwies – und somit potenziell herzinfarktgefährdet war. Andere Studien zeigen, dass es in solchen Fällen zwei bis acht, in der Regel rund sechs Jahre nach dem ersten Auftreten von Erektionsstörungen dauert, bis diese Männer einen Herzinfarkt oder Schlaganfall erleiden. Die Uhr tickt also: Lassen Sie bei Erektionsstörungen unbedingt die Durchblutungslage in Ihrem Körper analysieren – am besten über eine Farbcodierte Doppler-Duplex-Sonografie (siehe Seite 54). Ähnliches gilt in Sachen Testosteronspiegel: Ist dieser deutlich zu niedrig, ist das Risiko, in Zukunft solch gefährliche Erkrankungen zu bekommen, signifikant erhöht. Schließlich können Erektionsstörungen auch auf andere (unerkannte) Erkrankungen wie Diabetes hindeuten.

Die Erektion als Gradmesser der Männergesundheit ist auch evolutionstechnisch von Bedeutung – und einer der angenommenen Gründe, warum Menschenmänner im Vergleich zu vielen Tiermännchen (wie Primaten, Raubtieren, Nagetieren, Katzen, Hunden oder Walen) keinen Penisknochen mehr aufweisen! Dieser Knochen mit Dauererektionswirkung macht Tiere jederzeit und sofort kopulierfähig – ein klarer Vorteil bei Spezies, bei denen nicht täglich ein Geschlechtspartner greifbar ist und somit jede Chance genutzt werden muss. Im Laufe der Menschwerdung ist dieser Knochen verschwunden. Die Begründung wird in der Sozialisierung der Menschen gesehen: Vor vielen Jahrtausenden lebten diese zunehmend in Gruppen, Männer und Frauen immer häufiger monogam. Der Mann musste sich somit nicht mehr sorgen, Gelegenheiten für seine naturgegebene Fortpflanzungsaufgabe zu finden. Aus der Perspektive der Frau war es wiederum wichtig, einen vitalen Mann mit potentem Genmaterial für viele Kinder zu haben. Diese Vitalität konnte sie an der festen Erektion des vom Knochen befreiten Penis erkennen. Eventuell ist dieses Partnerwahl-Kriterium auch ein Grund dafür, warum der menschliche Penis im Verhältnis zur Körpergröße deutlich größer gewachsen ist als für eine erfolgreiche Befruchtung notwendig.

chanismen in Venen schädigen, sodass das Blut nicht im Penis verbleiben kann. In Korrelation zum Raucherbein (bei dem das Rauchen Gefäße verschließt, die eine Amputation des Beins nötig machen können) erpaffen Sie sich von Zigarette zu Zigarette einen Raucherpenis – Impotenz ist die Folge.

Auch *Übergewicht* (Adipositas) zählt zu den häufigsten Ursachen von Arteriosklerose. Mit den Pfunden einhergehend treten weitere körperliche Missstände auf, die Arteriosklerose und erektile Dysfunktion fördern und grundsätzlich gesundheitsgefährdend sind: ein erhöhter Blutdruck, gesteigerte Blutfette und ein unnatürlich hoher Blutzuckerspiegel bis hin zu Diabetes.

Dauerhaft zu hoher *Blutdruck* hat einen unmittelbar negativen Effekt auf die Wände von Blutgefäßen. Deren Innendurchmesser nimmt immer mehr ab, die Blutzufuhr wird dauerhaft gedrosselt – und beim Penis das Köpfchen dauerhaft gesenkt. Ist Blutdruck der Grund Ihrer erektilen Dysfunktion, können Sie auf blutdrucksenkende Medikamente zurückgreifen – aber Vorsicht: Manche Medikamente (wie Diuretika oder Betablocker) beeinflussen die Potenz oft negativ. Checken Sie mit Ihrem Arzt, mit welchem Mittel Sie diese Nebenwirkungen vermeiden.

Blutfette beeinflussen Ihre Erektion ebenfalls. Vor allem wenn schädliches LDL-Cholesterin und Triglyzeride in erhöhter Konzentration vorliegen, sind Gefäßverkalkungen und Erektionsstörungen zu erwarten. Grund für erhöhte Blutfette ist oft Fehl- oder Überernährung – die Sie schleunigst ändern sollten, wenn Ihnen Ihr Liebesleben (und Ihr liebes Leben) lieb ist.

Einer der schlimmsten Risikofaktoren für Arteriosklerose und Impotenz ist der *Diabetes mellitus*. Viele Männer, die unter der Zuckerkrankheit leiden, haben Erektionsstörungen, jeder Zweite von ihnen wird zumindest vorübergehend impotent. Aus verschiedenen Gründen: Der erhöhte Blutzuckerspiegel greift auf Dauer die Wände von Blutgefäßen an, was zu einer Blutunterversorgung führt. Und er schädigt Nerven: Impulse vom Gehirn zum Penis und umgekehrt, die für eine standfeste Erektion notwendig sind, kommen nur noch verstümmelt oder gar nicht mehr an. Sogar das Gewebe im Penis selbst wird von dauerhaftem Blutzucker angegriffen. Es kann die für eine Erektion notwendigen Neurotransmitter wie Stickstoffmonoxid (NO, siehe Seite 51) nicht mehr produzieren. Und es verhärtet und kann nur noch unzureichend Blut halten. Da viele Blutzuckerpatienten zusätzlich unter Libidoverlust leiden, gibt es zusammengenommen viele Gründe dafür, regelmäßig den Blutzucker kontrollieren zu lassen, auch wenn Diabetes noch nicht bei Ihnen diagnostiziert worden ist.

4) Hormonelle Störungen

Bei uns Menschen gibt es zwar keine regelmäßig wiederkehrende hormonelle Hochsaison wie die Brunftzeit bei Tieren, dafür steuern die Botenstoffe tagtäglich unsere Empfindungen und Bedürfnisse inklusive dem Geschlechtstrieb. Die für Ihre Libido wichtigsten davon haben Sie im Anatomiekapitel kennengelernt, allen voran das Testosteron. Auch Frauen haben Geschlechtshormone, vor allem die Östrogene, zudem die Gestagene wie das Progesteron (Schwangerschaftshormon) und auch Prolaktin, das die Milchbildung in der weiblichen Brust anregt. All diese Hormone finden sich bei Mann und Frau dank eines komplexen Steuerungssystems in unterschiedlichen Ausprägungen. Leider sind diese geschlechtsspezifischen Hormonlagen anfällig und maßgeblich von Ihrer Lebensweise (Stichworte: viel Bewegung, gesunde Ernährung, aktives Sexleben) abhängig: Stress etwa sorgt für eine Ausschüttung von Hormonen, die den Testosteronspiegel senken (siehe Seite 65) – und damit für massive Libido- und Potenzverluste!

Organische Funktionsstörungen der Hormonproduktion betreffen oftmals die Schilddrüse, die Einfluss auf die Hormonlage im Körper und auch aufs Erektionsvermögen hat. Im Zweifelsfall lassen Sie beim Arzt Ihre Schilddrüse auf Über- oder Unterfunktion checken.

Behandlung des Libido-Killers Nr. 1: Testosteronmangel

Es gibt viele Gründe für einen Mangel an dem männlichsten aller Hormone. Die Hormonbildung im Hoden kann gestört sein, ebenso die Steuerung der Produktion im Hypothalamus oder in der Hypophyse (siehe Seite 30). Oder Sie sind gestresst, mangelernährt, viel zu wenig in Bewegung oder leiden unter Nebenwirklungen von Medikamenten …

Testosteronspiegel selber messen

In der Regel macht sich ein Mangel an (insbesondere freiem biologischem) Testosteron deutlich bemerkbar: Sie fühlen sich schlapp und müde, verspüren keine Lust und können sich auch sonst zu nichts Anstrengendem aufraffen. Mit einem kleinen Speicheltest, der online für rund 30 Euro zu bestellen ist, können Sie selbst herausfinden, ob bei Ihnen ein Testosteronmangel vorliegt (etwas Ähnliches gibt's übrigens auch für Vitamin D). Der Vorteil: Der Test misst das freie biologische Testosteron – und das ist ja entscheidend für die Wirkung des Hormons auf die sexuelle Leistungsfähigkeit. Die Speichelprobe senden Sie ein, einige Zeit später erhalten Sie Ihre Ergebnisse per Post oder Mail. Der Nachteil: In der Regel sind Speicheltests um einiges ungenauer als Blutuntersuchungen – deshalb ist der Gang zum Arzt eigentlich die bessere Alternative.

Wer nichts investieren will und sich unsicher über seine Testosteronlage ist, kann unter folgendem Link ein paar Fragen beantworten. Das Ergebnis zeigt sofort auf, ob Sie einen Arzt auf Ihren Hormonspiegel schauen lassen sollten: www.maennergesundheit.info/maennergesundheit/hormone/test.html

Hormonpräparate – ja oder nein?
Die Macht von Hormonen wie Testosteron (aber auch von Dopamin oder ähnlich wirkenden Botenstoffen wie Apomorphin) verführt dazu, immer mehr davon haben zu wollen. Das geht Leistungssportlern (bei der Absicht zu dopen) ebenso wie Ihnen, der Sie von sich im Bett Höchstleistungen erwarten. Nun bringt viel nicht immer viel und manchmal ist viel auch gefährlich. Insbesondere der Eingriff in den Hormonhaushalt ist mit Vorsicht zu genießen, denn Sie bringen möglicherweise Dinge durcheinander, was Sie nicht wollten und was Sie dann nicht mehr beherrschen können. Die Einnahme von Hormonpräparaten, in denen auch Vorstufen von Testosteron, DHEA, Progesteron oder Pregnenolon verabreicht werden, müssen mit einem Arzt abgesprochen sein! Und von Hormonputschmitteln wie anabolen Steroiden sollten Sie ohnehin stets die Finger lassen, wenn Ihnen Ihre Sexualität und Ihre generelle Gesundheit lieb sind.

Unabhängig von diesen Auslösern, die Sie am besten sofort jeden für sich analysieren und bekämpfen beziehungsweise ändern müssen, gibt es ein paar Möglichkeiten, den Testosteronspiegel zu pushen und die Libido zurückzugewinnen.

Hormonersatztherapie beim Arzt: Der Arzt (und nur der, nicht auf eigene Faust loslegen!) kann Ihnen eine Testosteronersatztherapie anbieten, in der Ihnen das Hormon zugeführt wird, bis Ihr Pegel wieder im Normalbereich liegt. Vorab muss er alle anders zu behandelnden Mangelursachen (etwa einen unentdeckten Krebs an der Prostata oder der Brust) sowie andere Kontraindikationen ausschließen.

Die Darreichung von Testosteron ist auf diverse Weisen möglich – zumeist durch Spritzen. Am bekanntesten ist die Therapieform der „Dreimonatsspritze“. Der Name ist irreführend, denn tatsächlich sollten die Injektionsintervalle individuell je nach Laborwerten und Symptomausprägungen ausfallen. In der Praxis bekommt Mann alle vier bis 16 Wochen eine Spritze. Die meisten Männer benötigen Injektionsintervalle zwischen sieben und neun Wochen, um optimal eingestellt zu sein. Nicht zu empfehlen sind Therapien mit zwei- bis dreiwöchigen Injektionsintervallen. Diese führen zu enormen Verschiebungen in Ihrem Hormonhaushalt, inklusive starken Stimmungsschwankungen.

Praktisch ist der Einsatz eines Gels, das Sie täglich flächig auf den Körper auftragen. Dann gibt es Kapseln, die Sie mehrmals täglich schlucken können – wobei die Wirksamkeit eingeschränkt ist, denn aus dem Magen heraus wird Testosteron sofort massiv von der Leber verstoffwechselt. Weniger verbreitet in Deutschland ist die Therapie mittels Pflaster, bei der teils massive Nebenwirkungen zu erwarten sind. Auch die Verwendung von Implantaten ist relativ ungewöhnlich: Hierbei werden Testosterondepots operativ in die Muskulatur eingesetzt, die dann

Geheimtipp Hodenmassage?
Eine Selbstmassage der Hoden soll die Durchblutung fördern und die Testosteronproduktion anregen – das macht sie immer wieder mal zum Geheimtipp in Internetforen. Allerdings gibt es dazu rein gar keine wissenschaftlichen Erkenntnisse. Wenn es Ihnen persönlich guttut, wollen wir Sie aber vom regelmäßigen Eierschaukeln natürlich nicht abhalten.

sechs Monate wirken sollen – sie haben allerdings einen schlechten Einfluss auf die natürlichen Tageskurven der Testosteronausschüttung.

Spezielle Lebensmittel und Ergänzungsmittel: Vitamine, Mineralstoffe, Spurenelemente – es gibt eine ganze Reihe an natürlichen Stoffen, die den Testosteronhaushalt Ihres Körpers positiv beeinflussen und in Lebensmitteln sowie „natürlichen" Nahrungsergänzungsmitteln stecken. Sie finden diese in Kapitel 5, unter anderem ab Seite 117.

5) Störungen und Veränderungen nervaler Art

Wie erwähnt kann Diabetes die Nervenimpulse vom Gehirn in die Peripherie (somit auch zum Penis) und zurück fehlleiten. Es gibt aber auch waschechte neurologische Erkrankungen, die periphere Nervenbahnen und die Bahnen entlang des Rückenmarks negativ beeinflussen und unter anderem Potenzstörungen hervorrufen. In der Regel haben diese einen konkreten Auslöser, etwa eine Operation oder einen Unfall – oder sind manchmal die Folge einer neu aufgetretenen Erkrankung wie einem Schlaganfall, Parkinson oder multipler Sklerose. Sollten Sie den Verdacht haben, dass bei Ihnen eine neurologische Störung vorliegt, oder können Sie eines der oben genannten traumatischen Ereignisse oder Erkrankungen mit dem Einsetzen von Erektionsstörungen in Verbindung bringen, gehen Sie zum Facharzt.

6) Mechanische Einwirkungen

Auch ein direkter mechanischer (oftmals über lange Zeit herrschender) Einfluss von außen kann für Potenzprobleme sorgen. Im Generalverdacht steht hier das Radfahren, und dabei insbesondere die Form und Einstellung des Sattels, der nicht nur Hoden und Genital, sondern auch die Nerven- und Blutgefäße in der aus Penisversorgungssicht wichtigen Dammregion zwischen Hoden und After dauerhaft unter dem Oberkörpergewicht abdrücken kann. Über viele Ausfahrten hinweg können durch die Sauerstoffunterversorgung das Penisgewebe und auch Nerven geschädigt werden – bis Erektionsstörungen auftreten. Eine Studie des Instituts für Männergesundheit in Hamburg hat bei der Untersuchung von knapp 1800 männlichen Radsportlern (die seit Jahren durchschnittlich mehr als sechs Stunden pro Woche im Sattel sitzen) herausgefunden, dass an diesem Risiko etwas dran ist: In dieser Gruppe traten zwei- bis dreimal häufiger Erektionsstörungen auf als in einer Vergleichsgruppe nicht radelnder Männer.

Das heißt aber nicht, das Radfahren per se ungesund für Ihr bestes Stück sein muss. Die beste Alternative ist das Fahren auf einem Liegefahrrad. Sie können aber auch Ihr normales Rad penistauglich pimpen – indem Sie mit einfachen Mitteln für die passende Sitzeinstellung sorgen:

- Der Sattel sollte so hoch sein, dass Ihre Beine in der unteren Pedaleinstellung nicht völlig durchgestreckt, sondern leicht gebeugt sind.
- Stellen Sie den Fahrradsattel entweder horizontal oder besser noch etwas nach vorn geneigt ein, aber niemals so, dass die Sitzfläche nach hinten absinkt.
- Besser für Ihr Gemächt sind (voll) gefederte Fahrräder oder solche mit breiteren Reifen – dadurch kommen weniger „Stöße" in Ihrem Unterleib an.
- Stellen Sie den Lenker bei Bedarf ein wenig höher – in dieser Position nimmt der Druck auf den Beckenbereich etwas ab.
- Falls Sie die Wahl haben: Ein breiter Sattel ist penisschonender als ein schmaler (Rennradsättel reduzieren die Sauerstoffzufuhr im Penis um bis zu 70 Prozent, selbst wenn sie eingekerbt sind).
- Fahren Sie immer wieder mal im Wiegetritt „stehend", um die Dammregion zu entlasten.

Im Übrigen gilt die Sitzproblematik auch für Motorrad-Vielfahrer. Für sie und für die angesprochenen Radfahrer gilt: Sollten bei Ihnen Erektionsstörungen auftreten, ziehen Sie Ihren Sport zumindest als Auslöser in Betracht und holen Sie sich Rat bei einem Facharzt, der die Versorgungslage im Penis beurteilen kann.

Obstruktive Schlafapnoe

Bei dieser Schlafstörung kommt es im Schlaf bis über 100-mal pro Nacht zu gefährlichen Atemaussetzern, die zu einer anhaltenden Sauerstoffunterversorgung im Körper führen. Die Betroffenen sind nach derart unruhigen Nächten stets übermüdet und gestresst, da sich der Körper nicht erholen kann. Zudem sind alle Organe unterversorgt, darunter auch der Penis, der ja eine gute Sauerstoffversorgung benötigt, um agil zu bleiben. Und schließlich ist die Produktion von Testosteron, die der Körper vorzugsweise im vermeintlich erholsamen Schlaf durchführt, bei einer Schlafapnoe massiv gestört. Das alles führt dazu, dass Männer mit Schlafapnoe sehr häufig unter Potenzstörungen leiden. Betroffene können aber handeln: Eine erfolgreiche Therapie zumeist unter Einsatz einer Atemmaske und begleitendem Training zur Durchblutungsförderung des Penis führt wieder zu gesteigerter Potenz und harten Erektionen.

Fatigue-Syndrom

In manchen Fällen sind extreme Antriebslosigkeit, Erschöpfung oder Ermüdungserscheinungen auch krankhafter Natur – und ziehen natürlich die Potenz in den Keller. Eine solche Erscheinung wird als Fatigue-Syndrom oder auch Erschöpfungssyndrom bezeichnet – eine Erkrankung, bei der man davon ausgeht, dass das autonome Nervensystem, welches unbewusste Körperfunktionen wie die Atmung oder den Blutdruck steuert, angegriffen ist. Darüber hinaus können auch chronische Erkrankungen wie Krebs, multiple Sklerose oder Aids, aber auch Schlafstörungen (inklusive der Schlafapnoe), Mangelernährung oder ein Burn-out ein Fatigue-Syndrom auslösen und nachweislich das Risiko verdoppeln, Potenzstörungen zu bekommen. Anfällig sind insbesondere berufstätige Männer ab 40. Sollten Sie beschriebene Symptome über eine längere Zeit bei sich beobachten, gehen Sie zum Arzt.

Psychisch bedingte Erektionsstörungen

In einer eher geringeren Zahl an Fällen kann aber auch ein rein psychisches Problem Auslöser für Erektionsstörungen sein. Dabei geht es in der Regel um ganz alltägliche Dinge: Stress auf der Arbeit, täglicher Zeitdruck oder private Probleme jeglicher Art, auf die Ihr Penis als schwächstes, das heißt sensibelstes Glied in der Kette reagiert. Hinzu kommen Ängste oder Minderwertigkeitsgefühle, insbesondere beim Thema Sexualität. Und schließlich ziehen auch psychische Grunderkrankungen wie eine Depression Erektionsstörungen nach sich.

Für eine psychische Ursache von Potenzstörungen spricht einiges, wenn Sie immer noch und immer wieder mal harte Erektionen erleben, etwa morgens (auch dank der Morgenlatte) oder beim Schauen von Pornovideos oder erotischen Bildern (und bei gleichzeitigem Masturbieren) – denn dann scheint organisch alles intakt zu sein. Für all die anderen – psychisch bedingten – Fälle gibt's hier einen kurzen Überblick über häufige seelische Auslöser von Erektionsstörungen:

(Sexueller) Leistungsdruck: Zumeist erwarten Männer selbst zu viel von sich: Der Druck, permanent sexuell einsatzbereit sein zu müssen, gehört dazu. Bevor Sex bei Ihnen zu einer

Dienstleistung verkommt, sprechen Sie ehrlich mit Ihrer Partnerin beziehungsweise Ihrem Partner – oder mit einem Psychologen.

Versagensängste: Das Thema Sexualität ist hochgradig auf Perfektion und Erfüllung getrimmt – schenkt man Liebesgeschichten, Kinofilmen, Pornos oder einfach den Bildern im eigenen Kopf Glauben. Sex ist aber nun mal nicht (immer) perfekt. Besser, Sie lachen gemeinsam über Missgeschicke, das verbindet stark. Und mal ehrlich: Wie langweilig ist denn bitte ein zu hundert Prozent perfektes (Liebes-)Leben?

Nervenflattern: Vor allem unerfahrenen Männern passiert's: In dem Moment, in dem sie ihren Mann stehen sollen, können sie keinen klaren Gedanken mehr fassen – geschweige denn einen hochbekommen. Dabei erwarten Frauen keine gefühllose Sexmaschine. Und Ihre Partnerin ist wahrscheinlich ebenso nervös. Auch hier gilt: Sprechen Sie es an – sie wird Sie sicher so „nehmen", wie Sie sind.

Minderwertigkeitsgefühle: Oftmals gibt es konkrete Dinge, derentwegen Männer sich minderwertig fühlen – allen voran die Penislänge, die dann auch für frustrierende Sexerlebnisse verantwortlich gemacht wird. Denken Sie dran, Frauen ist die Länge nicht wirklich wichtig. Ein Blick auf die Durchschnittszahlen auf Seite 41 wird Ihr Gemüt zusätzlich entspannen.

Schamgefühle: Manche Männer haben Hemmungen zu äußern, was sie sexuell wünschen – andere sogar Probleme, sich nackt zu zeigen. Derartige Schamgefühle sind oftmals anerzogen und zumeist so hartnäckig verankert, dass sie ein Fall für psychologische Hilfe sind.

Stress

Unter Einfluss von Stress knicken Penisse früher oder später ein. Dabei ist es egal, ob der Stress asexueller Natur ist (etwa übermäßiger Arbeitsaufwand im Job, Ärger mit den Kindern oder Ähnliches) oder direkt Ihre Beziehung betrifft. Warum ist das so? Für den Körper ist das Gefühl von Stress immer mit einer lebensbedrohlichen Situation vergleichbar (siehe dazu den Kasten zum Cortisol auf der nächsten Seite). Als Folge schüttet er Stresshormone aus, die eine direkte negative Wirkung auf die Testosteronproduktion haben (mehr dazu finden Sie im Anatomiekapitel ab Seite 9).

Stress ist also eigentlich ein hormonelles, damit organisches Problem und wird durch die psychosoziale Lebenssituation ausgelöst, die Sie um sich geschaffen haben (oder die Sie derzeit über sich ergehen lassen müssen). Die verschobene Hormonlage verändert auf Dauer Ihren Schlaf-wach-Rhythmus (mit massiven negativen Auswirkungen auf Ihr Liebesleben), aber auch direkt Ihre sexuelle Leistungsfähigkeit und Erregbarkeit. Darüber hinaus verschiebt sich zudem die Gewebestruktur im Penis: Glatte Muskelzellen gehen verloren, schwammiges Gewebe mit erhöht kollagenem Anteil macht sich breit, das Erektionen immer „weicher" werden lässt. Eine weitere Folge von Stress kann ein erhöhter Muskeltonus (die dauerhafte Grundspannung in den Muskeln) im Beckenboden sein. Die kleinen Muskeln stehen dabei unter „Dauerfeuer" und schnüren so die Blutversorgung in den Penis ab, auch dann, wenn es drauf ankommt. Aufschluss darüber gibt eine EMG-Untersuchung (siehe Seite 54).

Der Liebestöter Cortisol

Verantwortlich für das Stressdilemma ist wieder ein Hormon: Cortisol, eigentlich das wichtigste *Anti*-Stresshormon. Der Körper schüttet es aus, um negative Auswirkungen von zu viel Stress zu kanalisieren. Stress kann dabei vieles bedeuten – der Körper differenziert nicht, sondern steht sozusagen immer Aug in Auge mit dem Säbelzahntiger. Es geht im Kern ums Überleben und die Optionen heißen: kämpfen oder fliehen. Dieser urzeitliche Mechanismus steckt auch in Ihnen, selbst wenn der größte „Kampf" heute vielleicht darin besteht, morgens aus den Federn zu kommen (der höchste Cortisolwert wird kurz nach dem Aufwachen erreicht), und der größte Fluchtimpuls eintritt, wenn der Chef Sie polternd anschnauzt, weil Sie zu spät sind.

Ihr Körper kann aber auch gestresst sein von einer dauerhaften allgemeinen Überbeanspruchung (etwa Stress im Job bis hin zum Burn-out), von seelischen Belastungen (Beziehungsprobleme, Angst vor Versagen im Bett), von körperlichen Belastungen wie zu viel exzessivem Sport, von Vergiftungserscheinungen (zum Beispiel nach einer Party, auf der Sie zu tief in den Becher geschaut haben) und auch von akuten Belastungen wie einer Krankheit oder Entzündungen im Körper.

In all diesen Fällen stellt Cortisol dem Körper zusätzliche Energie zur Verfügung. Das ist toll, denn so kann sich der Körper jederzeit an bestehende Bedingungen anpassen. Ohne diesen Mechanismus wären Sie schlicht nicht lebensfähig. Allerdings hat die Cortisolausschüttung den Nachteil, dass katabole (= abbauende) Stoffwechselvorgänge aktiviert werden – Sie bauen also ab. Und da „moderner" Stress in der Regel ständiger Stress ist, sind Sie mit einem hohen Cortisollevel permanent „unter Strom" und bauen rund um die Uhr (an Energie, Leistungsfähigkeit etc.) ab.

Bei dauerhaftem Stress drückt Cortisol permanent auf den Testosteronspiegel – sexueller Frust ist also programmiert. Das erhöht wiederum den „Stress", der das Cortisol zusätzlich befeuert. Weitere Nebenwirkungen von Cortisol: Schlafprobleme, Rücken- und Kopfschmerzen, Heißhunger, häufige Infektionen, Gefühle von Angst oder Trauer. Und ein permanent erhöhter Cortisolspiegel birgt weiteren Sprengstoff: Er ist in der Lage, Ihren gesamten Hormonhaushalt durcheinanderzubringen und Sie nicht nur dick und schlaflos, sondern wirklich richtig krank zu machen – ein schlaffer Penis ist dann Ihre geringste Sorge.

Kommen Sie runter, damit sich Ihr Penis aufschwingen kann

Um Ihren Penis von stressbedingten Funktionsstörungen zu befreien, optimieren Sie Ihren Lebensstil:

1) mit Bewegung und gezieltem Training (siehe das nächste Kapitel): Verschiedene Studien belegen, dass ein aktiver Lebensstil Ängste und depressive Stimmungen verdrängt und das Selbstvertrauen heben kann. Bewegung ist nachweislich gut für die Seele (und das bedeutet natürlich: gut für Ihre Erektion).
2) mit einer gesunden Ernährung (siehe das Kapitel „Beim Oralverzehr")

Bewegung und Ernährung sind auch deshalb so wichtig, weil sie in optimaler Form den Körper „entstressen", also ein Gutteil des nächsten Punkts vorwegnehmen:

3) mit Stressbewältigung: Okay, das Thema füllt ganze Bibliotheken. Bei jedem liegt ein anderer Mix von Gründen vor, warum er gestresst ist. Deshalb steht vor allem anderen eine ehrliche und gründliche Analyse Ihrer Lebenssituation: Was genau setzt Sie unter Stress? Wenn Sie diese Dinge, Situationen, Empfindungen etc. identifiziert haben, können Sie gezielt dagegen vorgehen. Mögliche Strategien zur Stresseindämmung und Eliminierung können sein:
   - Reichen Sie eine Kur ein oder nehmen Sie eine berufliche Auszeit: Oftmals hilft ein Cut der stressigen Lebensumstände, um wieder klarer zu sehen.
   - Ändern Sie Ihr Leben so, dass Sie sich nicht mehr fremd-, sondern wieder selbstbestimmt fühlen.
   - Erteilen Sie Ihrem Perfektionismus eine Absage und schrauben Sie überhöhte Ansprüche an sich, den Partner, das Leben herunter.
   - Richten Sie gezielte, regelmäßige „Termine mit sich selbst" ein, in denen Sie abschalten.
   - Pflegen Sie Ihre Schlafhygiene, um wieder mehr beruhigenden Schlaf zu finden.
   - Setzen Sie körperlich entspannende, regenerative Techniken ein, wie Saunagänge, ein Wellnessprogramm, Wechselduschen etc. Und denken Sie daran: Ein allgemein aktiver Lebensstil mit viel Bewegung (insbesondere an der frischen Luft) ist mit das beste Mittel zum Stressabbau.
   - Probieren Sie Anti-Stress-Methoden und Sportarten wie Yoga, Tai-Chi, Qigong aus, Entspannungstechniken wie autogenes Training oder progressive Muskelentspannung oder üben Sie sich in stressabbauenden Meditationstechniken.
   - Machen Sie eine Therapie – egal ob es darum geht, Ängste zu überwinden, Druck durch Stress zu identifizieren oder Ähnliches: Sie werden die Welt mit anderen, entspannteren Augen sehen.

Suchen Sie für den Anfang Rat beim Psychologen, einem Mental beziehungsweise Personal Coach oder einer Burn-out-Beratung (hilfreich sind hier auch die Adressen auf Seite 74).

Depression

Bei einer Depression liegt eine ernsthafte psychische Erkrankung vor. In der Natur der Depression liegt es, dass der Blick auf die Welt negativ geprägt ist und damit auch sexuelle Erlebnisse nicht unbeschwert genossen werden können. All die Dinge, die vorher angesprochen wurden, wie Druck, Angst, Scham oder Minderwertigkeitsgefühle können in einer Depression verstärkt wahrgenommen werden. Dementsprechend ist die Beobachtung verständlich, dass Männer mit Depressionen sehr häufig unter einer erektilen Dysfunktion leiden. Wobei die Wissenschaft sich nicht immer einig ist, was zuerst da war: die Depression, die dann Erektionsstörungen nach sich zieht, oder umgekehrt? Denn auch letzteren Fall kann es durchaus geben.

In jedem Fall benötigen Sie Hilfe im Rahmen einer professionellen Therapie. Und wenn dabei Medika-

Mentales Training

Wie groß der Einfluss des Gehirns auf Ihre sexuelle Leistungsfähigkeit ist, wurde ansatzweise im ersten Kapitel ab Seite 25 deutlich. Tatsächlich ist das Gehirn dabei aber nicht (nur) für den Einsatz von Hormonen zuständig, sondern es erzeugt Bewusstsein. Ihr Bewusstsein. Und das vermittelt Ihnen nicht nur jegliches sexuelle Empfinden, sondern steuert auch maßgeblich die Erektions- und Ejakulationseigenschaften Ihres besten Stücks. Es sind die Bilder in Ihrem Kopf, die auch über Erektion oder Schwanzeinziehen entscheiden. Sobald negative Gedanken aufziehen (dass Sie nicht attraktiv genug seien, dass Sie bloß nicht zu früh kommen wollen, dass Ihr Schwanz nicht lang genug sein könnte, dass Sie sowieso schon einen schlechten Tag hatten, und dann ist auch das Wetter noch mies ...), ist die Wahrscheinlichkeit groß, dass Ihre Erektion auf Talfahrt geht. Und sie (die Wahrscheinlichkeit, *nicht* die Erektion) wächst, je länger Sie mit Zweifeln oder Ängsten leben, auch wenn Ihnen diese vielleicht gar nicht bewusst sind.

Gegen negative Gedanken kann mentales Training helfen. Das kann einfach entspannend wirken (und seelische Entspannung tut jeder Erektion gut) oder Ihr Selbstwertgefühl steigern. Die Möglichkeiten sind schier unerschöpflich und füllen ganze Reihen von Büchern. Da dieses Thema mehr ein Sex- denn ein „waschechtes" Penisthema ist, wird es in diesem Buch nicht weiter vertieft. Wer dies tun möchte, greift zu dem Buch „Der beste Sex Deines Lebens" von Prof. Frank Sommer (Südwest Verlag). Ergänzend finden Sie auf der Website des Autors (www.maennergesundheit.info/mens-health.html) ein Audioprogramm, das Sie sich aufs Smartphone herunterladen und etwa beim Einschlafen anhören können. Dieses Programm wurde zusammen mit Musikwissenschaftlern und Mental Coaches entwickelt und spricht gezielt unterschiedliche Hirnareale an. Diese Methode zur Verbesserung Ihrer Sexualität ist wissenschaftlich erprobt.

mente zum Einsatz kommen, sollten Sie Vorsicht walten lassen. Denn manche Antidepressiva wie die häufig verschriebenen selektiven Serotonin-Wiederaufnahmehemmer (SSRI) haben Nebenwirkungen, die die Erektionsfähigkeit und Ihre Libido negativ beeinflussen. Glücklicherweise gibt es eine gewisse Bandbreite an Medikamenten, sodass Sie mit Ihrem Arzt gemeinsam herausfinden können, welches Mittel am schonendsten mit Ihrem Liebesleben umgeht.

Weitere erektionseinschränkende Einflussfaktoren

Nebenwirkungen von Medikamenten

Es gibt eine ganze Reihe an Medikamenten mit unterschiedlichster Zielsetzung, die in die komplexen Steuerungssysteme für Lust und sexuelle Leistungsfähigkeit im Körper eingreifen. Wer regelmäßig Medikamente nimmt, sollte überprüfen, ob diese für Potenzprobleme verantwortlich sein könnten. Im Fokus stehen dabei Mittel, die Bluthochdruck, Blutzucker oder Arteriosklerose bekämpfen, aber auch Antidepressiva und Stimmungsaufheller, Schmerz- oder Migränemittel (selbst oftmals eher sorglos eingesetzte Präparate wie Ibuprofen in hohen Dosen), harntreibende Mittel, Magen-Darm-Medikamente und sogar auch Mittel gegen Schleimhautentzündungen wie Bronchitis.

Chemikalien in Ihrer Umgebung

Manche Männer reagieren verstärkt auf Inhaltsstoffe von Dingen, mit denen sie täglich umgeben sind – das haben Studien bestätigt. Dazu gehören chemische Stoffe, etwa Weichmacher wie die sogenannten Phthalate, die Produkte aus Kunststoff weicher und konsumentenfreundlicher gestalten sollen (und sogar in Shampoos und Seifen vorkommen können). Haben Sie sich mal vor Augen geführt, von wie viel Kunststoff Sie umgeben sind? Vom Duschvorhang über die Elektrozahnbürste, Ihre Handyhülle, das Armaturenbrett im Auto, die Haltegriffe in öffentlichen Verkehrsmitteln, Verpackungen von Lebensmitteln, Trinkflaschen, Spielzeug – natürlich muss das nicht alles Weichmacher enthalten. Aber die Wahrscheinlichkeit ist schon groß, dass Sie von ihnen umgeben sind. Und deren Wirkung: Sie drücken den Testosteronspiegel.

Ebenfalls in Kunststoffflaschen, aber auch in Lebensmittelverpackungen inklusive Dosen steckt eine Substanz namens Bisphenol-A (BPA), die an dieser Stelle also eher über das Essen und Getränke in Ihren Körper gelangt. Was sie dort am Ende anstellt, ist nicht vollends geklärt. Aber eine umfassende Studie hat aufgedeckt, dass die Männer häufiger Potenzstörungen (und die Frauen eher sexuelle Probleme) hatten, bei denen eine höhere BPA-Belastung festgestellt wurde.

Therapie und Heilung von Erektionsstörungen und Libidoverlust

Bei der Vielzahl all der genannten unterschiedlichsten Ursachen für erektile Dysfunktionen und Libidoeinschränkungen wird schnell klar: Bevor Sie sie behandeln lassen, muss wie schon mehrmals betont ein Fachmann herausfinden, aus welchem Grund Ihr Glied den Kopf hängen lässt!

Oftmals sind die zuvor ab Seite 55 beschriebenen organischen Ursachen eine Folge der Lebensweise, die der Betroffene gar nicht mit den Störungen in Verbindung setzt. Setzt dann noch – wie fast immer – ein psychischer Leidensdruck aufgrund der erektilen Dysfunktion ein, gehen viele fälschlicherweise davon aus, dass ihre Psyche Schuld an der Misere ist. Geschulte Männerärzte und Urologen helfen Ihnen dabei, die wahren Hintergründe aufzudecken und ein für Sie passendes Therapiekonzept zu entwickeln.

In jedem Fall können Sie sofort bei sich selbst beginnen: Ändern Sie Ihre Lebensweise – denn das ist oftmals schon mehr als die halbe Miete zur Lösung Ihrer Probleme! Dieses Buch hilft Ihnen dabei, denn es liefert alle Infos für eine aktive Lebensgestaltung inklusive gezieltem Potenztraining („In Bewegung“) sowie für eine ausgewogene, die Potenz unterstützende Ernährung („Beim Oralverzehr“). In Kombination mit einem bewusst aktiven Sexleben ergeben sich drei elementare Verhaltensweisen, die Ihnen in diesem Buch bereits mehrfach begegnet sind und die mit voller Absicht in dem folgenden Mantra zusammengefasst sind:

Ausreichende und regelmäßige Bewegung, eine gesunde und ausgewogene Ernährung sowie regelmäßiger Sex (mit Partner oder im Handbetrieb) sind der Schlüssel für eine passionierte Potenz.

Und der Mangel an nur einer dieser Zutaten ist mit großer Wahrscheinlichkeit Mitverursacher einer Impotenz. Interessant ist, dass das chinesische „Tao der Liebe“ exakt diesen flotten Dreier aus Liebe, Ernährung und Bewegung schon seit langer Zeit als die Säulen für das Leben im Allgemeinen und ein hohes Mannesalter im Besonderen propagiert.

So weit Ihre eigene Zuständigkeit. Medizin und Wissenschaft verfügen darüber hinaus über eine ganze Reihe an Therapieansätzen, zu denen Ihnen ein Arzt nach genauer Diagnose raten wird. Sie werden sehen: Die Chancen stehen gut, dass es im Bett bald wieder klappt – und das unabhängig vom Alter. Denn die in folgender Tabelle angeführten Behandlungsmethoden sind (fast alle) in jeder Lebensphase sinnvoll anwendbar:

Medikamentöse Therapieansätze	Potenzpillen, intrakavernöse Injektionstherapie, intraurethrale Medikamente
Mechanische Therapieansätze	Vakuumpumpe, Elektrostimulation, Stoßwellentherapie
Operative Therapieansätze	Schwellkörperimplantate, hydraulische Penisprothese
Psychologische Therapieansätze	Psychotherapie, Coaching
Ein eher fragwürdiger Therapieansatz	Stammzellentherapie

Das blaue Wunder: Potenzpillen wie Viagra®

Potenzprobleme? Da werfe ich doch eine Pille ein! Diese Praxis liegt auf der Hand – wo die Pillen doch so schön günstig geworden sind, seit das weltweit bekannteste Potenzmittel Viagra® seinen Patentschutz verloren hat und heute allein auf dem deutschsprachigen Markt mit über 30 Generika konkurrieren muss.

Weltweit werden jede Minute rund 500 Viagra®-Pillen verkauft. Was wie geschnitten Brot oder Lutschpastillen über die Ladentheke geht, ist so unbeschwert dann doch nicht einzunehmen. Vielleicht erinnern Sie sich an Meldungen über Todesfälle nach der Einnahme von Viagra®: Männer, die jahrelang körperlich und sexuell inaktiv waren und plötzlich mit ein paar Gramm gepresstem Pulver Vollgas geben wollten.

Abgesehen von der potenziellen Gefahr, die von ihnen ausgeht, packen solche Mittel das eigentliche Potenzproblem nicht bei der Wurzel. Und wissen Sie was? Bei fast jedem zweiten Mann wirken sie überhaupt nicht! Wieso? Viagra® enthält (ebenso wie andere verbreitete Präparate wie Cialis® und Levitra®) den Wirkstoff Sildenafil, der zur Gruppe der PDE-5-Hemmer gehört. Die Wirkweise ist recht komplex, greift aber letztlich in die Produktion von Stickstoffmonoxid (NO) ein, das für die Blutflutung des Penis bedeutsam ist (siehe Seite 51). Sie helfen also lediglich, eine einmal gestartete Blutbefüllung des Penis zu unterstützen. All denjenigen, die vielmehr Probleme haben, Lust zu entwickeln, helfen Viagra® & Co. nicht. Denn es handelt sich nicht um Aphrodisiaka: Diese Potenzpillen haben keinerlei Einfluss auf das Lustempfinden, sodass ohne eine sexuelle Erregung auch nach der Einnahme keine Erektion erfolgt.

In Deutschland, Österreich und der Schweiz sind PDE-5-Hemmer rezeptpflichtig. Zum Glück, denn:

- Es ist unbedingt erforderlich, dass der Arzt als Fachmann die Ursachen für Ihre Potenzstörungen abklopft und passende Therapieansätze vorschlägt.
- Viagra® & Co. können Nebenwirkungen haben. Dazu zählen unter anderem Kopfschmerzen, Atemprobleme, Herzrasen oder auch muskuläre Beschwerden.
- Ihre Einnahme kann unter bestimmten Umständen lebensgefährlich sein: Männer mit Herzinsuffizienz oder

Angina pectoris, „frische“ Herzinfarkt- oder Schlaganfall-Patienten, Männer mit krankhaft niedrigem Blutdruck oder Herzrhythmusstörungen und Patienten, die Nitrate einnehmen, müssen zwingend die Finger von Potenzpillen lassen.

- Nur bei einer Ausgabe auf Rezept können Sie sicher sein, echte Pillen mit den gewünschten Inhaltsstoffen ausgehändigt zu bekommen. Durch die Rezeptpflicht blüht naturgemäß der Verkauf „unter der Ladentheke“, etwa über (ausländische) Online-Anbieter. Was Sie dort bekommen, sind Untersuchungen zufolge in über 80 Prozent der Fälle Medikamentenfälschungen, die zum Großteil den versprochenen Wirkstoff gar nicht enthalten (dafür aber so fiese Dinge wie Schwermetalle).

Intrakavernöse Injektionstherapie
Der Einsatz einer Spritze in den Penis wird auch Schwellkörper-Autoinjektionstherapie (SKAT) genannt. Dabei arbeiten die verabreichten Inhaltsstoffe ähnlich wie die von PDE-Hemmern, nur direkter: nämlich nicht über Nervenbahnen, sondern direkt im glatten Muskelgewebe. Dementsprechend wird diese Therapie von Ärzten als Ersatz angeboten, wenn bei Patienten Viagra® & Co. nicht wirken oder diese die Mittel nicht vertragen.

Die Anwendung klingt zunächst etwas skurril: Kurz vor dem Sex injizieren Sie sich ein Medikament direkt in den Penisschwellkörper. Der Wirkstoff lässt vermehrt Blut in den Penis einströmen, nach zehn bis 20 Minuten kann’s losgehen: Der Penis ist steif und bleibt es für bis zu einer Stunde. Wichtig: Der Arzt (und nur der!) kann die richtige Dosierung für Sie einstellen.

Intraurethrale Medikamente
Wenn Sie die Vorstellung einer Spritze in den Penis abschreckt, können Sie alternativ zu intraurethralen Medikamenten greifen (auch „medikamentöses urethrales System zur Erektion“, kurz MUSE genannt). Obacht: Auch diese Anwendung wirkt zunächst abschreckend – ist aber einfacher umzusetzen, als es sich liest: Sie führen sich mit einem kleinen Röhrchenspender ein winziges Zäpfchen in die Harnröhre ein. Auch darin ist ein Wirkstoff enthalten, der beim Auflösen des Zäpfchens über die Harnröhre in die Schwellkörper gelangt und dort den Blutfluss anregt. Nach spätestens einer halben Stunde haben Sie Ihren Ständer. Der ist allerdings nicht bei jedem Mann so prall wie bei der Spritzentherapie.

Vakuumpumpe
Ein beliebtes Therapie- (und Trainings-)Instrument ist die Vakuumpumpe, die aus einem Zylinder besteht, der über den Penis gestülpt wird. Die Wirkweise ist denkbar einfach: Aus dem Zylinder wird Luft abgesaugt und

so entsteht ein Vakuum, das den Blutfluss in den Penis aktiviert – bis die Erektion hart genug ist. Dann wird der Zylinder abgenommen und ein Gummiring über den Penis gestreift, der an der Peniswurzel das Blut am Abfließen hindert. Nach dem Sex nehmen Sie den Ring ab und die Erektion verschwindet.

Vakuumpumpen werden zum Unterdrucktraining eingesetzt, auch Schwellkörpertraining genannt. Das gibt es wirklich – und es wirkt! In zahlreichen Studien konnte belegt werden, dass bei spezifischen Störungen Männer mit diesem Training ihre Potenz zurückerlangten.

Elektrostimulation

Diese soll zu deutlich besseren Erfolgen als die Einnahme von Viagra® führen, so die Ergebnisse einer Studie. Bislang gilt das nur für die Formen von Erektionsstörungen, bei denen die Ursache sowohl in einer zu geringen Menge an glatten Muskelzellen im Schwellkörpergewebe als auch an zu schwachen Beckenbodenmuskeln zu finden ist. Aber das betrifft eine ganze Menge Männer. In der Untersuchung bekamen mehr als 100 Probanden über sechs Monate dreimal pro Woche Elektrostimulationen auf die Schwellkörper und den Beckenbereich. Die ebenso große Vergleichsgruppe konnte Viagra® nach Belieben einsetzen.

Das Ergebnis einer mehrwöchigen „Sex-Testphase": Über 90 Prozent der Männer mit der Elektrotherapie gaben an, dass die Therapie für eine verbesserte Erektion gesorgt hatte. Aus der Viagra®-Gruppe waren es keine 30 Prozent. Wenn Sie sich für das Thema interessieren: Hier gibt es Infos zu Übungen und Produkten rund um die Elektrotherapie:
dbsdl.de/elektrostimulation/

Stoßwellentherapie

Auch mit dieser Methode sollen gute Erfahrungen gemacht worden sein, allerdings ist das bislang nicht wirklich belegt. Die Stoßwellentherapie, die etwa bei der Zerschlagung von Nierensteinen bereits erfolgreich eingesetzt wird, soll die Bildung neuer Blutgefäße anregen beziehungsweise die Qualität der Gefäßwände verbessern – im Sinne einer besseren Durchblutung (und damit Erektionsfähigkeit) des Penis. In der Behandlung wird der Penis zunächst in die Länge gezogen und dann an unterschiedlichen Stellen im Schaftbereich mit Stoßwellen konfrontiert. Damit die Behandlung zum Erfolg führt, müssen in der Regel für zwei bis drei Monate ein bis zwei Sitzungen pro Woche durchgeführt werden.

Schwellkörperimplantate

Diese auch Penisprothese genannte Therapieform steht zumeist am Ende aller Versuche, Potenzstörungen in den Griff zu bekommen. Und so abschreckend die Vorstellung eines solchen operativen Eingriffs ist: Tatsächlich funktionieren diese Implantate, die vollständig verborgen sind, erstaunlich gut. Sie sorgen für eine künstliche Versteifung des Penis, die Sie mit speziellen Handgriffen einleiten (und nach dem Sex auch wieder manuell deaktivieren, indem Sie den Penis einfach nach oben „klappen"). Der Verlauf der Erektion von schlapp zu steif und zurück ist dabei zwar nicht vollends authentisch, aber die Erektion an sich ist kaum von einer „natürlichen" zu unterscheiden. Einmal eingesetzt, bleiben die Implantate zuverlässig an ihrem Platz und funktionieren jahrzehntelang, ohne groß zu verschleißen.

Hydraulische Penisprothese

Die neueste Technik der Penisprothesen sind Implantate, die hydraulisch funktionieren und einen natürlichen Erektionsverlauf simulieren. Bei der hydraulischen Penisprothese wird nicht nur ein künstlicher Schwellkörper in das bestehende Gewebe geschoben, sondern zudem eine Art Pumpe im Hodensack installiert. Mit dieser Pumpe befördern Sie eine Flüssigkeit in das Implantat, bis der Penis steif ist. Als würde Blut in den Penis fließen, entfaltet sich dieser zu seiner wahren Größe. Anschließend lassen Sie die Flüssigkeit wieder ab. Von der Operation selbst bleiben keine wahrnehmbaren Spuren zurück – die Prothese wird über einen einmaligen, etwa zwei Zentimeter langen Schnitt unterhalb des Penis in die natürlichen Schwellkörper eingeführt. Aufgrund der Hydraulik verschleißen diese Prothesen etwas schneller als die anderen Implantate.

Für beide Prothesenformen gilt: Das eigentliche Aussehen des Penis bleibt erhalten und neun von zehn Männern sind zufrieden mit dem Ergebnis. Der Arzt legt in ausführlichen Gesprächen mit Ihnen unter anderem fest, für welche Form von Implantaten Sie sich entscheiden. Und checkt auch gleich, ob eine solche Operation bei Ihnen medizinisch notwendig ist oder „nur" eine Schönheits-OP darstellt. In ersterem Fall übernehmen Krankenkassen in der Regel die ganzen Kosten oder zumindest einen Großteil davon.

Psychotherapie und Coaching

Sollte bei Ihnen eine psychisch bedingte Erektionsstörung vorliegen oder sollten Sie einfach unter psychischen Begleiterscheinungen wie Versagensängsten leiden, nehmen Sie die Hilfe eines Fachmanns in Anspruch. Für jeden seelischen Auslöser gibt es eine Lösung! Dies gilt im Übrigen auch für die (gleich folgenden) Ejakulationsprobleme: Das „Zu-früh-Kommen" ist oft psychisch bedingt – und auf diesem Wege auch behandelbar!

Überall im deutschsprachigen Raum gibt es Therapeuten, Mental Coaches und Beratungsstellen, an die Sie sich wenden können. Oftmals stehen auch Gesprächsgruppen zum Thema Potenzstörungen zur Verfügung – denn dieses Problem treibt wie gesagt sehr viele Männer um. Um Ihnen den Einstieg zur Suche nach einer helfenden Hand zu erleichtern, sind hier ein paar zentrale Anlaufstellen in Sachen psychologischer Beratung angeführt:

Pro Familia: www.profamilia.de/angebote-vor-ort.html
Deutsche Gesellschaft für Sexualmedizin, Sexualtherapie und Sexualwissenschaft: www.dgsmtw.de/behandler-finden
Selbsthilfegruppe Erektile Dysfunktion: www.impotenz-selbsthilfe.de
Verein Pro Psychotherapie e.V.: www.therapie.de/psychotherapie
Beratungsnetzwerk Kinderwunsch: www.bkid.de
Netzwerk Sexualtherapie: www.netzwerk-sexualtherapie.de/organisation/php/liste_behandler.php

Stammzelltherapie
Bei diesem noch in den Kinderschuhen steckenden experimentellen Ansatz werden bestimmte Stammzellen aus dem Knochenmark in den Penis gespritzt. Dies soll Erektionsstörungen beheben, die durch zunehmendes Alter, Folgen von Operationen oder bei Erkrankungen wie Diabetes auftreten. In einer Ministudie an zwölf Männern wird von deutlichen Verbesserungen für Dauer und Härte der Erektion gesprochen – doch gibt es auch Hinweise darauf, dass teils starke Nebenwirkungen zu erwarten sind. Dementsprechend ist diese Therapieform derzeit noch keine wirkliche Alternative.

Ejakulations- und Orgasmusstörungen

Auch wenn alles immer vom „Zu-früh-Kommen" redet: Es gibt drei sehr unterschiedliche Formen von Ejakulations- oder Orgasmusstörungen. Neben dem vorzeitigen Samenerguss (Ejaculatio praecox) kennt man auch das genaue Gegenteil, den krankhaft verzögerten Samenerguss (Ejaculatio retarda), sowie einen Orgasmus ganz ohne Samenerguss (retrograde Ejakulation). Der vorzeitige Samenerguss hat meist psychische Gründe (manchmal ist er auch Folge einer beginnenden oder verfestigten Erektionsstörung). Die beiden anderen Formen der Ejakulationsstörung sind zumeist auf organische Störungen zurückzuführen.

Vorzeitiger Samenerguss (Ejaculatio praecox)
Keine andere Störung im Liebesleben eines Mannes tritt so häufig auf wie diese. Aber wann ist ein Samenerguss überhaupt vorzeitig? Es gibt Versu-

Trainingsmöglichkeiten, Tipps und Hilfsmittel, mit denen Sie Ihren Samenerguss hinauszögern	
Körperliche Aktivität – wieder einmal	Eine aktuelle Studie zeigt, dass nicht sonderlich aktive Männer häufiger vorzeitig kommen als aktive Männer. Unter anderem deshalb, weil Bewegung auch die Potenzmuskulatur aktiviert (siehe den nächsten Punkt). Zudem hat Bewegung positive Effekte auf Selbstwahrnehmung und Selbstvertrauen, was sich wiederum positiv auf die Sexualität auswirkt
Gezieltes Training der Potenzmuskulatur	Diese Potenzmuskeln helfen, den Ejakulationsreflex zu kontrollieren und zu verzögern
Masturbieren	Vor dem Geschlechtsverkehr hilft es insbesondere jüngeren Männern, beim Liebesspiel länger durchzuhalten. Für ältere Männer ist die Methode eher ungeeignet, denn mit zunehmendem Alter benötigen Sie viele Minuten oder sogar Stunden, um nach einer Ejakulation wieder eine neue Erektion aufbauen zu können
Einsatz eines Kondoms	Für Männer mit sensiblen Nerven am Penis (Aufschluss gibt eine Biothesiometrie, siehe Seite 54) kann ein Kondom helfen, diese Reizung zu mindern und so die Ejakulation zu verzögern
Einsatz von Anästhetika	Auch mit dem Auftragen spezieller betäubender Cremes auf die Eichel soll deren Sensibilität herabgesetzt und die Ejakulation verzögert werden
Stop-&-Go-Methode	Verzögerungstaktik der alten Schule, die mit ein wenig Übung gut funktioniert: Wenn Sie spüren, dass Sie gleich kommen, unterbrechen Sie die Stimulation für einige Sekunden, bevor Sie weitermachen
Pressing	Hierbei drücken Sie die Eichel kurz vor dem „Point of no return" sanft zusammen, um den Ejakulationsreflex zu unterbinden. Dazu legen Sie den Zeigefinger aufs Vorhautbändchen und den Daumen auf die Eichel und warten einige Sekunden (bis eine Minute), bis Sie wieder Fahrt aufnehmen
Bälle flach halten – oder besser gesagt unten	Bei manchen wird der Ejakulationsreflex ausgebremst, wenn sie die Hoden kurz vor dem Orgasmus nach unten ziehen. Diese Technik steuert einer Reflexbewegung der Hoden beim Höhepunkt entgegen: Diese bewegen sich bei oder zur Ejakulation nach oben in Richtung Bauchraum
Mentale Ablenkung	Einige Männer schwören darauf, beim Sex an etwas völlig anderes (eventuell sogar Unangenehmes) zu denken, um so den Samenerguss zu verzögern
Antidepressiva	Diese Mittel sind in jedem Fall nur unter ärztlicher Aufsicht und mit Vorsicht zu genießen, da sie zum einen abhängig machen, zum anderen massive Erektionsstörungen nach sich ziehen können. Aber: Manche Antidepressiva wie selektive Serotonin-Wiederaufnahmehemmer (SSRI) verzögern als Nebenwirkung die Zeit bis zur Ejakulation (können diese im ungünstigen Fall vollends blockieren)

che einer Definition, die allerdings schwammig bleiben und sich etwa auf einen prozentualen Beischlaf-Anteil beziehen, bei denen die Frau befriedigt wurde. Wenn der Mann schon vor oder beim Einführen in die Scheide kommt, ist das „Vorzeitige" noch ansatzweise greifbar. Doch danach? Ist eine Minute zu früh? Zwei Minuten? Fünf Minuten – oder 50? Zu früh für was?

Letztlich ist die Definition Nebensache. Ein Samenerguss ist vorzeitig, wenn er von dem Betroffenen als solcher empfunden wird. Und damit ist auch klar: Die Vorzeitigkeit als Makel steckt vor allem im Kopf. Es handelt sich häufig um ein mentales, ein psychisches Problem, das auf diesem Wege auch behandelt werden kann (mehr zur Behandlung von Erektionsstörun-

Zu früh kommen: Kein Grund zur Beschneidung
Manche Männer glauben, ihre sensible Latte unsensibler zu machen, indem Sie sich die Vorhaut entfernen lassen. Abgesehen davon, dass die Vorhautbeschneidung ein wahrlich einschneidender Eingriff ist, der nicht mal eben so durchgeführt werden sollte (siehe Seite 153): Nach einer Zirkumzision wird der Penis zwar sensibler sein – aber nicht zwingend auf angenehme Weise. Denn Eichel und Schaft reiben fortan ungeschützt an der Wäsche. Mit der Zeit wird die Penishaut zwar unempfindlicher – aber Studien belegen, dass das zu nichts führt, da auch viele, seit Langem beschnittene Männer unter vorzeitigem Samenerguss leiden.

gen mit psychischen Ursachen finden Sie ab Seite 63).

Es können aber sehr wohl auch organische Ursachen vorliegen: Dazu zählen chronische (oder wiederkehrende) Prostataentzündungen, hormonelle Veränderungen oder Schilddrüsenprobleme, Nervenstörungen etc. Auch eine Schwäche der Potenzmuskulatur kann zu vorzeitigem Samenerguss führen. Es ist sinnvoll, wenn ein Facharzt diese Dinge mithilfe von Nervenmessungen oder einer Messung der Potenzmuskulatur abcheckt und so passende therapeutische Maßnahmen vorschlagen kann.

Verzögerter Samenerguss (Ejaculatio retarda)

Klingt nach einem Männertraum, ist aber alles andere als lustig: Der (unbefriedigend) verzögerte Samenerguss kommt eher selten vor und wird meist von Nervenschädigungen im Ejakulationszentrum oder in angeschlossenen Nervenbahnen hervorgerufen. Manchmal sind auch psychische Probleme der Auslöser, ebenso können Medikamente (etwa Antidepressiva wie SSRI, siehe Seite 68) als Nebenwirkung den Samenerguss zur Geduldsprobe werden lassen. Betroffene nehmen den Höhepunkt als deutlich zu spät wahr, was Sex tendenziell unangenehm statt lustvoll macht.

Ausbleibender Samenerguss (retrograde Ejakulation)

Bei dem landläufig als „trockener Orgasmus" bezeichneten ausbleibenden Samenerguss handelt es sich nicht um einen verschärften verzögerten Samenerguss, sondern um eine andere Erkrankung. Die Samenflüssigkeit geht im wahrsten Sinne nach hinten los: Sie wird nicht vorn aus der Penisspitze geschleudert, sondern wandert rückwärts in die Blase und wird von dort später mit dem Urin ausgeschieden. Die Ursachen sind vielfältig: Manchmal sind es Nervenstörungen im Ejakulationszentrum, manchmal operative Eingriffe im Bauch- und Beckenbereich (etwa bei einer Prostataoperation), die das Nervengeflecht verletzen oder den Verschlussmechanismus am Blasenhals zerstören: Dieser schließt die Blase normalerweise bei der Ejakulation ab, sodass die Samen nur vorn aus der Harnröhre austreten können. Doch auch ein grundsätzlich – etwa durch zu hohen Alkoholkonsum – geschädigtes Nervensystem kann ausbleibende Samenergüsse zur Folge haben.

So weit zu den „offensichtlichen" penilen Funktionsstörungen, die Ablauf, Spaß und Befriedigung beim Geschlechtsverkehr spürbar beeinflussen können. Abschließend geht es nun um das Thema (Un)Fruchtbarkeit – und in diesem Zusammenhang um Fragen zur Verhütung beziehungsweise zu einer ganz gegenteiligen Zielsetzung, die Familienplanung.

Verhütung und Familienplanung

Beim (vaginalen) Geschlechtsverkehr zwischen Mann und Frau schwingt das Thema Schutz in einer besonderen Art und Weise mit: Es geht um das Risiko – oder den Wunsch –, beim Sex Nachwuchs zu erzeugen. Verhütung ist ein Dauerthema in deutschen Schlafzimmern. In vielen Fällen bleibt die Sache an der Frau hängen: Mehr als jedes zweite Paar verhütet mit der Pille. Bei gut jedem dritten Paar greift der Mann mit ein und trägt Kondom. Und bei einem von fünf Paaren ab 40 Jahren ist einer der Partner sterilisiert – wobei es zunehmend die Männer sind. Tatsächlich ist es nicht fair, das Thema der Frau zu überlassen. Und auch überhaupt nicht notwendig.

Verhütungsmethoden für den Mann

Neben Pille, Spirale, Diaphragma & Co., also Verhütungsmethoden der Frau, gibt es auch für Männer Strategien, ihren Teil zur Verhütung beizutragen. Grundsätzlich wird die Sicherheit einer Methode bei Mann und Frau mit dem Pearl-Index ausgedrückt. Er spiegelt wider, wie viele Frauen von 100 trotz der jeweiligen Methode schwanger wurden. Je niedriger also der Pearl-Wert, desto sicherer die Methode.

Coitus interruptus

Bei dieser nicht empfehlenswerten Methode (Coitus interruptus ist lateinisch und bedeutet „unterbrochener Geschlechtsverkehr") ziehen Sie den Penis abrupt aus der Vagina, sobald Sie merken, dass Sie kommen. Abgesehen davon, dass das sexuell unbefriedigend ist, ist dieser Weg extrem unsicher. Der Pearl-Index gibt deshalb nur einen Wert von 4 bis 18 an, je nachdem, wie rechtzeitig und fingerfertig Sie sind. Nur die Scheidenspülung bei der Frau schneidet noch schlechter ab.

Kondom

Die Verhütungssicherheit beim Kondom hängt sehr davon ab, ob Sie es

Lusttropfen können schwanger machen
Das Präejakulat oder der „Glückstropfen“ wird vor der eigentlichen Ejakulation abgesondert, um die Harnröhre von saurem Urin zu reinigen (siehe ab Seite 20). Diese klare Flüssigkeit kann bereits Spermien enthalten – zumeist dann, wenn die letzte Ejakulation nicht lang her ist und noch Restspermien in der Harnröhre stecken. Das heißt: Lusttropfen können schwanger machen! Das Präejakulat kann auch der Bote von sexuell übertragbaren Krankheiten wie etwa HIV oder Chlamydien sein! Ein Grund mehr, Safer Sex mit Kondom zu praktizieren.

richtig verwenden (siehe die folgende Seite). Der Pearl-Index schwankt dementsprechend zwischen Werten von 2 bis 12. Das ist im Vergleich zu anderen Methoden recht unsicher. Immerhin: Kondome schützen im Gegensatz zu allen anderen Verhütungsmethoden auch vor Geschlechtskrankheiten (siehe dazu das letzte Kapitel ab Seite 131).

Vasektomie: Sterilisation beim Mann
Die Durchtrennung der Samenleiter ist heutzutage eine weitverbreitete, sichere, kostengünstige und schonende Methode der Verhütung. In jedem Fall ist sie schonender auch für die Frau – und damit eine echte Alternative zur „Pille“: Während diese einen sehr guten Pearl-Wert von 0,1 bis 0,9 aufweist, schafft die Vasektomie einen Wert von 0,1 – sicherer geht Verhütung kaum. Und das Gute: In fast allen Fällen kann bei Kinderwunsch die Fruchtbarkeit wieder hergestellt werden (mehr dazu ab Seite 82)!

Bei der Vasektomie werden bei einem kleinen ambulanten Eingriff die Samenleiter gekappt: entweder „klassisch“ mit einem Skalpell und zwei kleinen Einschnitten am Hodensack oder minimalinvasiv, wobei noch kleinere Schnitte oder nur Löcher gesetzt werden, aus denen die Samenleiter herausgezogen und dann draußen gekappt werden, bevor alles an seinen rechten Platz gelangt. So klein diese Eingriffe sind, so exakt muss der Arzt arbeiten. Nach der Operation sind für zwei Wochen Sex und Sport tabu. Führen Sie die herkömmliche Verhütung einige Wochen bis Monate fort, denn in Ihrem Genitalsystem sind noch „alte“ Spermien enthalten. Je häufiger Sie ejakulieren, desto schneller sind sie „ausgespült“. Lassen Sie vom Arzt nach ein paar Wochen abchecken, dass wirklich keine Spermien mehr in Ihrem Ejakulat stecken. Ungeschützten Geschlechtsverkehr dürfen Sie erst dann haben, wenn zweimal keine Spermien im getesteten Ejakulat vorhanden sind.

Sexuell sind Sie bereits nach den zwei Wochen Schonzeit wieder voll einsatzbereit: Gerüchte, eine Vasektomie führe zu Erektionsstörungen, sind falsch. Auch Ihr Ejakulat ändert sich äußerlich nicht: Die Spermien machen ja immer nur einen verschwindend geringen Anteil darin aus. Allerdings haben Männer mit vollzogener Vasek-

So verwenden Sie ein Kondom richtig

Kondome schützen vor Schwangerschaft und sexuell übertragbaren Krankheiten. Das ist den meisten Menschen glücklicherweise klar. Unklarheit herrscht jedoch, wenn es um die richtige Verwendung des Kondoms geht. Eine Anleitung:

- Kondome gehören zum Schutz vor Erkrankungen zu jedem sexuellen Akt, ob vaginal, oral oder anal. Und zwar von Anfang bis Ende: Oftmals wird die Gummihülle zu spät eingesetzt oder zu früh entfernt. In Sachen Verhütung ist das Kondom bei jedem vaginalen Kontakt mit dem Penis zu tragen.
- Vertrauen ist gut, Kontrolle ist besser: Checken Sie die Verpackung vor der Nutzung auf etwaige Beschädigungen. Diese sollte im verschlossenen Zustand ein kleines „Luftpolster" beinhalten. Wenn nicht, ist eventuell ein Loch in der Hülle. Auch beim Abrollen über den Penis überprüfen Sie noch mal, ob Ihnen Beschädigungen auffallen. Wenn ja, verwenden Sie ein anderes Kondom.
- Halten Sie sich an das Haltbarkeitsdatum (in der Regel sind Kondome maximal fünf Jahre haltbar) – nach Ablauf sollte es nicht mehr verwendet werden!
- Öffnen Sie die Verpackung vorsichtig, da die Kondomfolie extrem dünn und anfällig ist. Reißen Sie die Verpackung aus diesem Grund nur an der perforierten Stelle auf und setzen Sie niemals spitze Gegenstände wie Scheren oder auch Fingernägel dafür ein.
- Ziehen Sie das Kondom erst dann über den Penis, wenn dieser wirklich steif ist. Bei einem nicht beschnittenen Penis ziehen Sie vorher die Vorhaut zurück.
- So entrollen Sie das Kondom richtig: Legen Sie das noch nicht entfaltete Kondom auf die Eichel des steifen Penis – dabei muss das „Röllchen" am Rand außen liegen! Pressen Sie mit zwei Fingern die Luft aus dem oberen Zipfel des Kondoms (das ist das sogenannte Reservoir), dann rollen Sie das Kondom kontrolliert vollständig bis nach unten ab.
- Sollte dies nur mühsam gehen, haben Sie vielleicht ein zu kleines Kondom verwendet. Standardmodelle sind in der Regel 49 bis 55 Millimeter breit. Sollte es zu lang sein (Standardlänge um 18 Zentimeter), rollen Sie den Rest einfach nicht ab. Wer XL-Größen braucht, achtet auf Hinweise auf der Verpackung wie „groß", „Kingsize", „large pleasures" oder Ähnliches.
- Sollten Sie das Kondom zu Beginn falsch herum aufgesetzt haben (das „Röllchen" lag innen), verwenden Sie es keinesfalls weiter – beim Umdrehen könnte sich auf der Außenseite bereits Präejakulat mit Spermien befinden.
- Der Einsatz von Gleitmittel auf dem Kondom empfiehlt sich aus Schutzgründen immer bei Analverkehr. Zur vaginalen Verhütung ist dieses nicht zwingend notwendig. Verwenden Sie aber nur neutrale Gleitmittel ohne Fette oder Öle, denn die können das Kondom angreifen.
- Nach dem Vergnügen gilt: Halten Sie das Kondom vor dem Rausziehen des Penis aus der Vagina am unteren Bereich fest!
- Eigentlich eine Selbstverständlichkeit, aber nochmals schwarz auf weiß: Jedes Kondom bitte nur einmal verwenden!

tomie wahrscheinlich ein erhöhtes Risiko, an Prostatakrebs zu erkranken. Behalten Sie das im Auge und denken Sie an die regelmäßige Vorsorge.

Alternativen zur Vasektomie

Es gibt zwei vielversprechende alternative Ansätze des Samenstopps, die allerdings noch in der Forschungsphase stecken und quasi Zukunftsmusik sind, aber trotzdem kurz erwähnt werden sollen: der Einsatz eines Gels sowie der Einsatz einer einoperierten „Schleuse".

Das Gel, ein sogenanntes Vasalgel, wird in den Samenleiter injiziert und soll dort bis zu zehn Jahre Spermien wirksam davon abhalten, in das Ejakulat zu gelangen. Wünscht sich der Mann in der Zwischenzeit doch Nachwuchs, kann durch ein eingespritztes Gegenmittel die Wirkung aufgehoben werden. Das Problem bei diesem Ansatz: Kleine Entzündungen in den Samenleitern sind möglich, die diese schädigen und vernarben können.

Die „Schleuse" soll tatsächlich mikrochirurgisch in die Samenleiter gesetzt werden und Spermien nach draußen aufhalten. Der Clou: Bei Kinderwunsch soll die Schleuse von außen ohne Operation geöffnet werden können. Die Herausforderung hierbei (neben der Technik): Es besteht ein Risiko, dass trotz geschlossener Schleuse Spermien durchsickern, sodass regelmäßige Spermauntersuchungen notwendig sind.

Die Pille für den Mann

Mit dieser Bezeichnung beschreibt man hormonelle Verhütungsmethoden für den Mann. Sie ist irreführend, denn es gibt diese Mittel nicht als Pille. Bislang liegen hormonelle Verhütungsansätze für Männer nur in Spritzenform vor oder als Gels und Cremes, die von außen aufgetragen werden. In jedem Fall gibt es keine offizielle Zulassung für derartige Produkte – und somit auch keinen Pearl-Index. Untersuchungen zufolge sind diese Methoden in Sachen Verhütung eher unsicher und wirken vielmehr wie das Doping im Leistungssport. Fazit: Finger weg.

Familienplanung: Fruchtbarkeit und (unerfüllter) Kinderwunsch

In einer langjährigen Beziehung wird das Thema Verhütung oft durch ein anderes verdrängt: den Kinderwunsch. Schnell kommen zunehmende Ungeduld und Frust, später Sorge auf, wenn sich Nachwuchs nicht sofort wie geplant einstellen will. Dabei gilt: Die Natur reagiert nicht auf Knopfdruck, eine gewisse Wartezeit ist durchaus normal. Das betrifft in Deutschland weit über eine Million Paare. Offiziell spricht man von „Unfruchtbarkeit“, wenn sich für ein Jahr oder mehr trotz regelmäßigem ungeschütztem Geschlechtsverkehr keine Schwangerschaft einstellt. Auch wenn das noch lange nicht bedeuten muss, dass Sie oder die Partnerin tatsächlich unfruchtbar sind: Gehen Sie zum Arzt. Dieser kann eine tatsächliche Unfruchtbarkeit feststellen und auch sonst passende Lösungsvorschläge anbieten. Untersuchungen zeigen: In etwa 40 Prozent der Fälle liegt es an der Frau (das nennt man Empfängnisunfähigkeit), in rund jedem dritten Fall am Mann (das ist die sogenannte Zeugungsunfähigkeit). Bei jedem fünften Paar liegt es an beiden.

Wie zeugungsfähig sind Sie?
Die Gründe für eine (zeitweilige) Unfruchtbarkeit sind vielfältig. Um zu ermitteln, ob und was mit Ihrem Sperma nicht stimmt, kommen neben der üblichen Tast- und Ultraschallbehandlung beim Urologen Untersuchungen des Spermas (Spermiogramm) zum Einsatz, dazu Blut- und Speicheltests zur Überprüfung von Hormonen und genetischen Prädispositionen, bei Bedarf auch eine Gewebeentnahme aus dem Hoden (Hodenbiopsie).

Schlechte Spermienqualität: Bei jedem zehnten Mann ist die Qualität des Spermas (siehe den Kasten rechts) nicht ausreichend. Dafür gibt es viele Ursachen – die Sie zumeist selbst steuern können: zu viel Stress, Genussmittel wie Nikotin, Alkohol oder Drogen, ungesunde Ernährung, zu enge Hosen, exzessiver Leistungssport, zu häufige Saunagänge (oder überhaupt zu viel Hitze), Infektionen der Samenleiter, Medikamente oder Umweltschadstoffe wie Lösungsmittel oder Pestizide. Gehen Sie diese Dinge mit Ihrem Arzt durch. Und werfen Sie einen Blick auf spermaqualitätsfördernde Lebensmittel ab Seite 126.

Gütesiegel für Ihr Sperma
Die Qualität Ihrer Samenzellen hängt von einigen Faktoren ab, etwa der Gesamtmenge des Ejakulats, aber natürlich auch davon, wie viele Spermien darin enthalten sind. Ebenso entscheidend in puncto Fruchtbarkeit ist, wie beweglich die kleinen Dinger sind und wie lange sie sich am Leben halten können. Schließlich zählt auch, wie wohlgeformt sie sind. Über all diese Fragen gibt das Spermiogramm Aufschluss.

Hormonstörungen: Eine ungünstige Hormonlage im Körper kann ein Arzt relativ leicht feststellen und mit Medikamenten gegensteuern.

Krankheitsbedingte Ursachen: Einige andere Erkrankungen können Ihre Zeugungsfähigkeit (zumindest zeitweilig) negativ beeinflussen.

Lageanomalie der Hoden: Lassen Sie gegebenenfalls untersuchen, ob Ihre

Immunologische Inkompatibilität
Ungefähr jedes fünfte Paar steht vor der Diagnose, dass sie in Sachen Fruchtbarkeit nicht kompatibel sind: Ihr Sperma löst bei der Frau Immunreaktionen hervor, die eine Befruchtung des Eis verhindern können. Häufiger Sex könnte daran etwas ändern: Je mehr sich der Körper der Frau mit einem bestimmten Sperma auseinandersetzt, desto eher scheint er es zu tolerieren. Hier ist also in besonderer Form Geduld (und Einsatz) gefragt. Übrigens: Laut Untersuchungen soll Fellatio die Spermatoleranz beschleunigen.

Hoden ordnungsgemäß im Hodensack ruhen und nicht vielleicht in einem Hochstand oder Ähnlichem festsitzen.

Blockierte Samenleiter: Eventuell sind krankheitsbedingt Ihre Samenleiter blockiert. Lassen Sie beim Urologen Ihr Genitalsystem durchchecken.

Ausbleibende Ejakulation: Manche Männer leiden unter retrograder Ejakulation (siehe Seite 76). Ihr Sperma ist dann zeugungsfähig, kommt nur bei der Frau nicht an. Eine Möglichkeit ist, Spermien aus Ihren Hoden zu entnehmen und diese durch eine künstliche Befruchtung bei der Partnerin einzusetzen. Noch einfacher ist es, wenn der Mann nach einem Orgasmus uriniert und den Urin auffängt. Dieser wird dann zentrifugiert und die dabei isolierten Spermien können anschließend zur künstlichen Befruchtung verwendet werden.

Erektionsprobleme: Klar, auch das kann eine Befruchtung unmöglich machen – siehe dazu die ausführlichen Informationen weiter vorn in diesem Kapitel.

Refertilisierung: Wiederherstellung der Fruchtbarkeit nach einer Vasektomie
Die Sterilisierung beim Mann ist umkehrbar! Auch wenn sie vor allem von Männern in Betracht gezogen werden sollte, die mit der Familienplanung abgeschlossen haben: Lebensumstände ändern sich. Etwa jeder dritte sterilisierte Mann wünscht sich später (oftmals in einer neuen Beziehung) Nachwuchs und etwa jeder zehnte entscheidet sich tatsächlich, die Vasektomie rückgängig zu machen.

Die Refertilisierung, auch Vasovasostomie genannt, ist eine kleine, komplexe Operation, die den Mann wieder zeugungsfähig macht. Bei diesem ambulanten, etwa zweistündigen Eingriff unter Vollnarkose werden die gekappten Samenleiter wieder zusammengeführt. Während der OP entscheidet der Arzt, ob die normale Samenleiter-Zusammenführung umsetzbar ist oder ob es nötig ist, einen Umweg zu gehen – das trifft auf etwa jede zehnte Operation zu. Bei dieser sogenannten Tubulovasostomie (oder auch Vasoepididymostomie) wird dann ein Samenleiter alternativ mit den sehr feinen Nebenhodenkanälchen verbunden. Beim

Wissensquiz Sperma

Hätten Sie's gewusst? Sieben Fakten über die kleinen Kerle mit dem langen Schwanz:

- Spermien können im Geschlechtstrakt der Frau bis zu einer Woche überleben. Außerhalb des Körpers halten sie in flüssigem Samenplasma bis zu zwölf Stunden durch; trocknet das Plasma hingegen aus, sind sie nach wenigen Minuten abgestorben.
- Spermien wirken als Frühwarnsystem: Die Anzahl von Spermien pro Milliliter Ejakulat gibt Auskunft darüber, wie hoch das Risiko ist, eine Herz-Kreislauf-Erkrankung zu bekommen. Bei einem Wert unter 15 Millionen Spermien pro Milliliter ist das Risiko um 50 Prozent höher als bei Spermienmengen von mehr als 40 Millionen pro Milliliter.
- Jamaikanische Verhältnisse im Schritt: Spermien können bei einer Ejakulation auf eine Geschwindigkeit von 45 Kilometern in der Stunde kommen. Zum Vergleich: Der schnellste Mann der Welt, Usain Bolt, kam bei seinem 100-Meter-Weltrekordlauf 2009 in Berlin (9,58 Sekunden) auf 44,72 Stundenkilometer Höchstgeschwindigkeit.
- Sperma stoßen Sie auch im Schlaf aus. Der Körper muss „alte", länger als zehn Tage reife Samenzellen loswerden, sofern sie nicht im Körper bereits abgebaut wurden.
- Sperma ist ein Krankheitsüberträger, der Erreger wie das HI- oder das Hepatitis-B-Virus enthalten kann.
- Gesundes Sperma ist milchig-trüb, glänzt leicht und ist von klebrigen Fäden durchzogen. Es kann je nach Ejakulationshäufigkeit mal mehr, mal weniger klar oder trüb, flüssig oder dickflüssig sein. Zumeist nach längerer Enthaltsamkeit kann das Ejakulat auch gelblich wirken – aufgrund von Flavinen im Sperma.
- Auf einen Teelöffel passen rund 300 Millionen Spermien. Für Schluckspechtinnen und Schluckspechte: Diese zuweilen scharf schmeckende Medizin ist gesund, enthält neben Protein eine Reihe von Vitaminen, dazu Mineralstoffe wie Kalzium und Zink sowie andere Stoffe, die unter anderem als Antidepressivum wirken.

zweiten Samenleiter klappt zumeist die normale Zusammenführung.

In beiden Fällen ist viel Geschick gefordert: Weltweit gibt es nur wenige Spezialisten, die mit der Erfahrung aus vielen Hunderten solcher Eingriffe eine hohe Erfolgsquote von über 95 Prozent (bei einer Tubulovasostomie beider Samenleiter 50 Prozent) garantieren können. Erkundigen Sie sich im Vorfeld, wen Sie da ranlassen. Selten (zumeist aufgrund fehlender Erfahrung des Arztes) schlägt die Operation fehl. Dann können Sie einen zweiten Anlauf (bei einem anderen Arzt) nehmen. Ansonsten ist Ihre Fruchtbarkeit mit der Operation wiederhergestellt. Allerdings reifen Spermien bis zu zwölf Wochen, sodass Sie erst nach drei oder mehr Monaten fruchtbar sind.

Vor dem Eingriff finden umfassende Untersuchungen und Vorgespräche statt: Der Arzt klärt ab, ob sonst kein Problem hinsichtlich der Zeugungsfähigkeit (bei Mann und Frau) vorliegt – dann wäre die Operation unnötig.

Der perfekte Zeugungsmoment

Anhand des Zyklus Ihrer Partnerin können Sie gemeinsam errechnen, an welchen Tagen die größte Wahrscheinlichkeit besteht, schwanger zu werden. Dies sind stets der Tag des Eisprungs und die Tage davor. Der Hintergrund: Die Spermien brauchen eine gewisse Vorlaufzeit, um sich in der Gebärmutter auf die Befruchtung einer Eizelle vorzubereiten. Ist das Ei erst gesprungen, ist es noch maximal 24 Stunden befruchtungsfähig. Da Samenzellen höchstens sieben Tage im weiblichen Körper überleben, können Sie also sechs Tage vor dem Eisprung loslegen. Wobei die Wahrscheinlichkeit der Befruchtung mit jedem dem Eisprung näher rückenden Tag steigt: von etwa 10 Prozent bis auf 30 Prozent am Tag vor und sogar auf über 30 Prozent am Eisprungtag selbst.

Andere Studien zeigen, dass es einen Unterschied macht, ob Sie morgens oder nachmittags beziehungsweise abends miteinander schlafen: Im nachmittäglichen Ejakulat stecken in der Regel mehr und beweglichere Spermien. Okay, einmal kurz gerechnet, und schon wissen Sie genau, an welchen Nachmittagen Sie und Ihre Liebste in Kürze gemeinsam freinehmen sollten.

Nachhilfe bei der Befruchtung

Wenn eine „natürliche“ Befruchtung trotz allem nicht möglich ist, können Sie immer noch mit einer künstlichen Befruchtung nachhelfen. Für die sogenannte artifizielle Insemination stehen zwei Verfahren zur Verfügung: Zum einen die In-vitro-Fertilisation (kurz IVF), bei der Spermien mit einer Eizelle im Reagenzglas zusammengeführt werden und der befruchtete Embryo dann in die Gebärmutter eingesetzt wird. Zum anderen ist eine direkte Einpflanzung je eines einzelnen Spermiums in eine Eizelle möglich (die intrazytoplasmatische Spermieninjektion, kurz ICSI). Sie bietet sich immer dann an, wenn die Spermienqualität zu schlecht ist. Der Nachteil: Die Partnerin benötigt wochenlange hormonelle Stimulation (was das Risiko einer Mehrlingsgeburt deutlich steigert) und muss sich dann zum Einsetzen einer Operation unterziehen. Die für eine künstliche Befruchtung nötigen Spermien erhält der Arzt entweder durch Masturbation (keine Sorge, dafür sind Sie schon selbst verantwortlich) oder er entnimmt je nach Art Ihrer Unfruchtbarkeit Samen aus Hoden beziehungsweise Nebenhoden.

Wenn alles nichts hilft: Fremdsperma oder Adoption

Manchmal kann kein Arzt was tun: Ihre Spermien (sofern Sie welche produzieren) sind und bleiben zeugungsunfähig. Um Ihren Kinderwunsch zu verwirklichen, haben Sie jetzt noch zwei Möglichkeiten: Sie greifen entweder auf fremdes Sperma eines anonymen Spenders aus einer Samenbank zurück, das zur künstlichen Befruchtung bei Ihrer Partnerin eingesetzt wird. Oder Sie entscheiden sich für die Adoption eines Kindes. Zu beiden Lösungsmöglichkeiten sollten Sie sich umgehend beraten lassen.

In Bewegung

Training von Potenz und Power in puncto Sex

Potenztraining? Wozu? Der Penis ist doch gar kein Muskel. Stimmt. Ist er nicht. Er lässt sich also nicht nach Belieben anspannen und hochhalten wie ein Arm etwa beim Seitheben. Zu dieser Erkenntnis ist sicher jeder von Ihnen schon auf seine Weise gelangt … Aber das ist kein Grund, sich jetzt enttäuscht wegzudrehen.

Denn: Sie können sehr wohl für eine härtere Erektion und ein länger anhaltendes Liebesspiel sorgen, indem Sie sich ausreichend bewegen. Denn grundsätzlich hängt die Funktionsfähigkeit Ihres edelsten Parts vom Blut ab, jenem Transportmittel, das sehr wohl auf körperliche Beanspruchung reagiert. Außerdem ist Ihr Penis in der Tat von steuerbarer Muskulatur umgeben – und die hat Auswirkungen auf Blutbefüllung, Blutabfluss sowie Ihr Vermögen, den Samenerguss zu verzögern. Unterm Strich können Sie Leistungsfähigkeit und Gesundheit Ihres Penis auf vier verschiedene Weisen verbessern:

1) Es gibt Übungen, die die Standfestigkeit und Härte des Penis (auch als Rigidität bezeichnet) verbessern.

2) Es gibt Übungen, mit denen Sie es immer besser hinbekommen, den Ejakulationsreflex zu verzögern, also länger Ihren Mann zu stehen.

3) Andere Bewegungsformen verbessern die Infrastruktur Ihres Penis: „Gutes", aufnahmefähiges und flexibles Gewebe in den Schwellkörpern nimmt zu, „schlechtes", starres und funktionshemmendes Gewebe nimmt ab.

4) Bewegung allgemein und gezielte Übungen verbessern die Penisdurchblutung – so bekommt er mehr Nährstoffe und Sauerstoff, kann schneller mehr Blut aufnehmen und halten.

Wie schön – Sie haben Ihr Liebesglück also doch selbst in der Hand! Bevor Ihnen gleich knallharte Trainingstipps um die Ohren fliegen, möchte dieses Kapitel zunächst einmal eine Lanze brechen (um Himmels willen, natürlich nicht Ihre!) für jede Art von Bewegung in Ihrem Leben.

Übergewicht macht impotent: Gönnen Sie sich ein bewegtes (Sex-)Leben!

Wer aufmerksam das erste Kapitel verfolgt hat, wird einsehen: Alles hängt mit allem zusammen. Es gibt nicht *die* eine Übung, die Ihren Schwengel maximal mit Blut füllt, oder *die* eine Übung, mit der Sie ab sofort Ihren Samenerguss bis in alle Ewigkeit hinauszögern können. Grundsätzlich gilt – und das ist doch auch irgendwie beruhigend: Wer aktiven, abwechslungsreichen und erfüllenden Sex haben möchte, muss aktiv, abwechslungsreich und erfüllt durchs Leben gehen. Die Schlüssel dafür sind: Bewegung und Ernährung.

Eine Studie italienischer Wissenschaftler kommt zu einem Ergebnis, das wirklich bahnbrechend ist: In dieser Studie wurden 110 Männer zwischen 25 und 50 Jahren, die ungesund lebten und unter Erektionsstörungen litten, in zwei Gruppen aufgeteilt. Die eine Gruppe lebte weiter wie bisher, die andere Gruppe bekam einen speziellen Ernährungsplan und sollte sich pro Woche etwa drei Stunden mehr als früher bewegen. Nach einem Jahr hatten die Männer der aktiven Gruppe deutlich abgenommen und konnten ihre erektile Dysfunktion signifikant überwinden. Nicht weniger als 17 der 55 Studienteilnehmer in der Trainingsgruppe waren einzig und allein durch eine Veränderung ihres Lebensstils wieder in der Lage, ohne Viagra® oder andere Hilfsmittel eine spontane und befriedigende Sexualität zu erleben! In der anderen Gruppe, deren Teilnehmer ihren Lebensstil nicht verändert hatten, verschlechterte sich die erektile Funktionsfähigkeit der Männer sogar noch ein wenig.

Wenn das nicht Motivation genug ist, sofort Bewegung in Ihr Leben zu bringen! Niemand muss dafür einen Marathon laufen – oder den Rest des Lebens ausschließlich Grünzeug futtern. Einen guten Einstieg in ein gesundes Leben, insbesondere für alle Übergewichtigen, die nicht wissen, wie sie es anpacken sollen und denen Struktur fehlt, bietet das E-Book „Die Men's Health Fett-weg-Formel" von Oliver Bertram (Südwest Verlag). Das Buch liefert einen 16-Wochen-Plan mit unzähligen Tipps, wie Sie Bewegung in Ihren Alltag bringen; mit Rezepten, einem konkreten Ernährungsplan und – sofern Sie diese nutzen wollen – auch mit konkreten Übungen und Trainingsplänen. Nach diesem Programm leben Sie ein neues Leben. Denn verhaltenspsychologische Studien zeigen: Nach drei, spätestens vier Monaten hat sich der Mensch an neue Lebensbedingungen gewöhnt. Und wenn er sich damit besser fühlt als vorher, ist die Wahrscheinlichkeit sehr gering, wieder in den alten ungesunden Trott zurückzufallen.

Die Aktivitätenpyramide

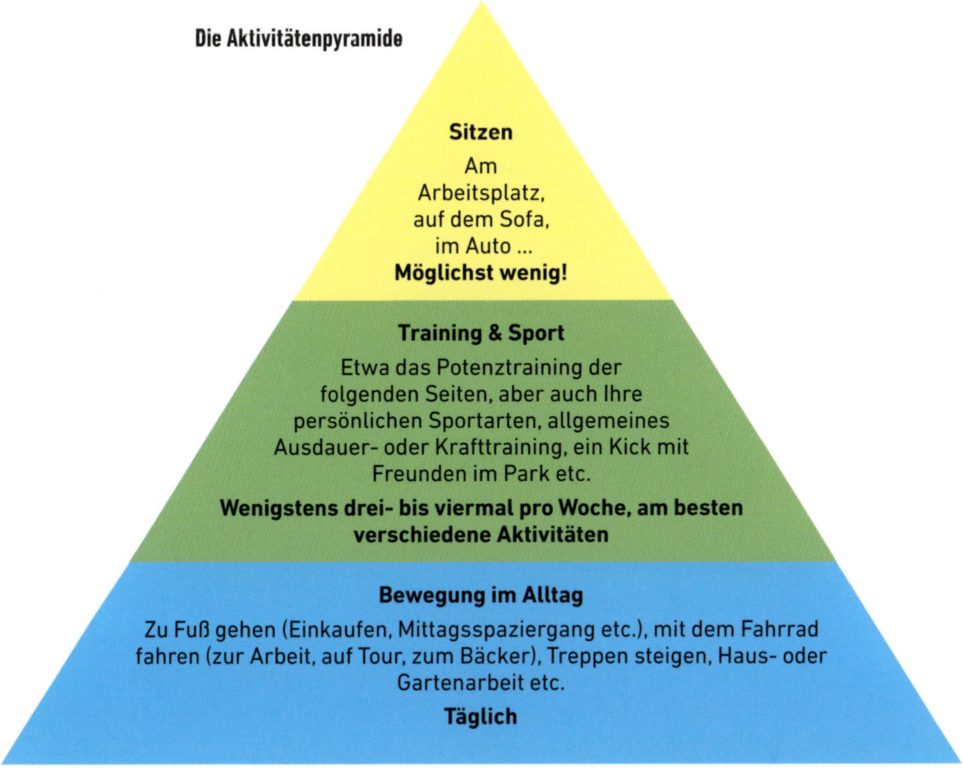

Sitzen
Am Arbeitsplatz, auf dem Sofa, im Auto ...
Möglichst wenig!

Training & Sport
Etwa das Potenztraining der folgenden Seiten, aber auch Ihre persönlichen Sportarten, allgemeines Ausdauer- oder Krafttraining, ein Kick mit Freunden im Park etc.
Wenigstens drei- bis viermal pro Woche, am besten verschiedene Aktivitäten

Bewegung im Alltag
Zu Fuß gehen (Einkaufen, Mittagsspaziergang etc.), mit dem Fahrrad fahren (zur Arbeit, auf Tour, zum Bäcker), Treppen steigen, Haus- oder Gartenarbeit etc.
Täglich

Diese Pyramide zeigt an, welche Tätigkeiten Ihr Leben bestimmen sollten. Das, was Sie derzeit am häufigsten tun, sollten Sie deutlich einschränken: Sitzen. Klingt schwierig, ergibt sich aber automatisch, wenn Sie sich an die Vorgaben aus dem grünen und vor allem blauen Bereich halten. Letzterer beschreibt jeden Move, den Sie irgendwann und irgendwo am Tage ausführen. Hier ein paar Beispiele – mit dem gesunde, schlanke Menschen übrigens täglich bis zu zwei Stunden mehr in Bewegung sind als dickere, kränkliche Bewegungsmuffel:

1) Aufwachen und mitmachen
Nutzen Sie den Moment direkt nach dem Aufstehen – für einen Satz dieser Übungen: 10 Liegestütze, 15 Crunches, 20 Kniebeugen, 25 Ausfallschritte, 50 Springseil-Sprünge, 10 Minuten Dehnprogramm (siehe auch Workout 6 auf Seite 99) – oder haben Sie einfach Sex.

2) Pausen überbrücken
Wann immer Sie warten müssen (an der Bushaltestelle, vor Kaffeemaschine oder Kopierer, auf Ihr Date …), führen Sie Übungen wie unter 1) durch. Wenn

Sie sich nicht ganz so bewegen können oder sich beobachtet fühlen: Spannen Sie einen Körperteil wie den Bauch wiederholt für wenigstens 15 Sekunden an. Das klappt auch unter der Dusche.

3) Wege anreichern

Wann immer Sie von A nach B unterwegs sind (Arbeit, Bäcker, Einkauf, das Kind abholen …) und sich dabei mehr bewegen können, dann tun Sie's:

- Nehmen Sie das Rad anstelle des Autos (zumindest für ein Teilstück, den Rest dann per Bus oder Bahn) oder gehen Sie zu Fuß, statt zu radeln.
- Steigen Sie auf dem Weg zur Arbeit extra eine Station früher aus und gehen Sie den Rest zu Fuß.
- In öffentlichen Verkehrsmitteln stehen Sie, anstatt zu sitzen. So können Sie auch die isometrischen Übungen unter 2) durchführen.
- Lassen Sie Rolltreppe und Fahrstuhl links liegen, nehmen Sie die Treppe.
- Und nehmen Sie auf der Treppe auch mal zwei oder drei Stufen auf einmal.

4) Ritualisierte Tätigkeiten veredeln

Nutzen Sie wiederkehrende Momente des Tages, um sich mehr zu bewegen:

- Führen Sie jedes Telefonat im Stehen aus. Alternative: Ausfallschritte.
- Gehen Sie in der Mittagspause spazieren, anstatt (nur) zu essen – achten Sie darauf, dass Sie zumindest eine Viertelstunde in Bewegung sind.
- Beim Fernsehen auf dem Sofa führen Sie in jeder Werbepause einen der unter 1) genannten Übungssätze aus oder schaffen Sie sich ein (Liege-) Fahrrad-Ergometer an, auf dem Sie fortan radelnd fernsehen.
- Toben Sie mit Ihren Kindern eine Runde auf dem Spielplatz, anstatt auf der Playstation zu daddeln.

5) Handgriffe umstellen

Führen Sie gewohnte Tätigkeiten anders, fordernder durch:

- Waschen Sie mal wieder mit der Hand ab.
- Hängen Sie Wäsche zum Trocknen auf, anstatt sie in den Trockner zu stopfen.
- Putzen Sie mal wieder Ihr Rad oder polieren Sie das Auto mit der Hand.
- Mähen Sie den Rasen mit der Hand, nicht elektrisch.
- Parken Sie bei der Arbeit auf dem entlegensten Platz.
- Verzichten Sie im Getränkemarkt auf den Wagen und tragen Sie die Kisten selbst.

6) Mit Zetteln ein Heimstudio einrichten

Markieren Sie Bereiche in Ihrer Wohnung mit einer Handlungsanweisung auf einem Post-it. Die Anweisung führen Sie aus, wann immer Sie vorbeikommen. Zum Beispiel Zettel am Kühlschrank: 3 Liegestütze, neben dem Sofa: 5 Crunches, überm Waschbecken: 5 rückwärtige Ausfallschritte, an der Eingangstür: 4 Kniebeugen. Das funktioniert auch im Büro.

7) Das Smartphone als Personal Trainer nutzen

Nutzen Sie die Weckerfunktion Ihres Smartphones, um sich mehrmals am Tag ans Bewegen zu erinnern. Benennen Sie die Weckrufe („15 Minuten frische Luft" oder „20 Kniebeugen"). So wissen Sie gleich, was zu tun ist.

8) Ein Tagesmotto bestimmen

Legen Sie für jeden Tag ein „Bewegungsmotto" fest:

- Heute mache ich bei jeder Gelegenheit einen Klimmzug (an einem Ast, einem Treppenabsatz, einer stabilen Türzarge, einem Balken etc.).
- Heute mache ich mindestens 12000 Schritte (dazu eine Schrittzähler-App auf Ihr Smartphone laden).
- Heute bin ich für mindestens eine Stunde auf dem Rad unterwegs.

Ideale Sex-Sportarten

Potenzfördernde Sportarten? Es gibt zu diesem Thema keine umfassenden Erhebungen, aber einige Disziplinen sind schon etwas näher untersucht und für gut befunden worden. Dürfen wir vorstellen? Das Zeug zum Sex-Booster haben etwa Tanzen, Skilanglauf und auch Rudern (als Intervalltraining ausgeführt). Für diese Sportarten sprechen dieselben Gründe, aus denen auch Laufen und Fahren mit einem Liegefahrrad (zum Thema Radfahren und harte Sättel siehe Seite 61) gut fürs Liebesleben sind: Sie fördern die Durchblutung der unteren Extremitäten.

Gezieltes Training für einen leistungsfähigen Penis

Aus bisherigen Kapiteln wissen Sie: Die Erektion ist eine blutige Angelegenheit. Lernen Sie auf den kommenden Seiten, wie Sie durch Training …

- die Blutversorgung Ihres Penis erhöhen, so die Flexibilität und Funktionsfähigkeit des Gewebes verbessern und dieses vermehrt mit wichtigen Nährstoffen und Sauerstoff versorgen.
- den Blutabfluss aus dem Glied bei einer Erektion drosseln.
- nicht mehr von körperlichen Abläufen „übermannt" und von vorzeitigem Samenerguss überrannt werden, sondern eine gezielte Verzögerung der Ejakulation bewirken.
- grundsätzlich kräftiger, ausdauernder und flexibler auch für körperlich fordernde Sexstellungen werden – und damit Ihren Liebeshorizont erweitern.

Wenn Sie Ihr bestes Stück auf diese Weise rundum trainieren, wird auch Ihr Urologe beim regelmäßigen Check-up künftig nur mehr ein wohlwollendes Nicken für Sie übrig haben.

So wirkt Potenztraining

Das Training Ihrer Potenz ist kein Hexenwerk, sondern richtet sich nach den anatomischen Gegebenheiten Ihrer Geschlechtsorgane, der Versorgungslage im Körper und den physiologischen Mechanismen, die die Sexualität beeinflussen. Das Verständnis dazu haben Sie im ersten Kapitel entwickelt.

Die Potenzmuskulatur

Geht es um eine antrainierte Verbesserung der Standfestigkeit Ihres Penis einerseits und um die Fähigkeit der Ejakulationsverzögerung andererseits, stehen die folgenden kleinen, aber fürs Sexleben nicht minder wichtigen Muskeln im Fokus Ihrer Trainingsbemühungen: der Musculus ischiocavernosus sowie der Musculus bulbospongiosus. Beide erhöhen in der Endphase der Penisversteifung den Druck auf die Penisschwellkörper, verengen dabei auch die venösen Blutabflusswege und beeinflussen den Ejakulationsreflex (ausführliche Infos zu den beiden im ersten Kapitel ab Seite 11).

Diese Muskeln und auch die übrige Muskulatur des Beckenbodens können durch ihre Spannung eine mechanische Wirkung auf den Penis ausüben, die mit einem länglichen, mit Wasser gefüllten Luftballon anschaulich gemacht werden kann. Dieser hängt auch mit Wasser gefüllt immer noch eher schlapp herab. Erst wenn Sie den geschlossenen Ballon an einem Ende mit einer Hand fest zusammendrücken, wird er am anderen Ende praller und härter. Ähnlich wie Ihre Hand auf den wassergefüllten Ballon, wirkt Ihre Beckenbodenmuskulatur auf den blutgefüllten Penis. Ist sie trainiert, kann sie mehr Kraft entwickeln.

Damit das Training Ihrer Potenzmuskeln und des Beckenbodens effektiv wirkt, ist es sehr wichtig, dass Sie diese Muskeln spüren und aktiv ansteuern können. Für alle nachfolgenden Übungen (wie dem Beckenlift auf Seite 101) gilt: Das Training wirkt nur dann optimal, wenn Sie diese Muskeln aktiv einbeziehen und anspannen. Damit Ihnen das wirklich gelingt, machen Sie sich im Folgenden am besten vertraut mit dem Potenz-Duo Ischiocavernosus & Bulbospongiosus.

Übung zur Ansteuerung der Potenzmuskulatur

Es gibt eine einfache Möglichkeit, Ihre Potenzmuskulatur zu „erfühlen“ und zu lernen, diese gezielt anzusprechen. Dazu setzen sich alle Stehpinkler beim nächsten Wasserlassen auf die Klobrille – alle sitzenden Sittenwächter gepflegter Urinierkultur handeln wie gewöhnlich in gleicher Weise. Lassen Sie den Urin zunächst laufen, versuchen Sie dann aber, den Strahl willentlich zu unterbrechen. Zwischen Hodensack und Enddarm sollte sich dabei ein Muskelstrang bemerkbar machen. Wenn Sie sich unsicher sind, legen Sie Zeige- und

Mittelfinger einer Hand auf diese Stelle, eben zwischen Hodensack und Enddarm. Üben Sie in der Folge jeden Tag wenigstens einmal, bis Sie sich sicher sind, dass Sie diese Muskulatur willentlich ansteuern können. Das geht übrigens auch als „Trockenübung“: Dazu setzen Sie sich gerade auf einen Stuhl und stellen sich vor, Sie säßen auf ein paar Dutzend Reiskörnern. Diese versuchen Sie nun einzeln mit dem perinealen Bereich (das ist dieser Bereich zwischen Hodensack und Enddarm) nach oben zu „saugen“. Auch das sollte dieses typische Gefühl der Muskelkontraktion am Beckenboden auslösen.

Blut, Sauerstoff & Co.: Training der Penisversorgung

Ein weiterer wichtiger Punkt für eine erfolgreiche Erektion: die Blutversorgung Ihres Penis. Diese kann – was das Blutvolumen angeht – optimal sein (= eine harte Erektion) oder mittelmäßig bis mangelhaft (= eine ungenügende oder keine Erektion). Neben dem Volumen bringt das Blut auch wichtige Nährstoffe und Sauerstoff ins Penisgewebe. Das fördert die Neubildung von Gefäßen und verbessert die Infrastruktur im Gewebe und dessen elastische Eigenschaften insgesamt, was ebenfalls Ihre Erektion unterstützt.

Wie können Sie diese Versorgungslage nun trainieren? Indem Sie dafür sorgen, dass Sie die blutzuführenden Gefäße regelmäßig (auch durch Erektionen) beanspruchen. Das hält diese Arterien frei von Ablagerungen, gesund und flexibel. Diese können so schneller auf Erregungszustände reagieren und dann auch mehr Blut in den Penis jagen. Da die Penisarterien von größeren Bein- und Beckenarterien abzweigen, steht hier das Training der unteren Extremitäten (vor allem das der Oberschenkel, etwa durch Kniebeugen, siehe Seite 104) im Vordergrund. Sie können den generellen Blutdurchfluss im Körper zudem mit Ausdauertraining optimieren – dazu später mehr.

Eine tolle Blutversorgung ist gut und schön – im Erektionsfall muss das Blut aber natürlich auch im Penis bleiben. Was hilft, ist ein kombiniertes Training der Potenzmuskulatur und der Blutversorgung, wie eine Studie mit 124 Männern zeigt, die unter einem erhöhten Blutabfluss litten. Die meisten

Entspannen Sie Ihren Beckenboden

So gut die Spannung im Training ist, so wenig hilfreich ist sie im Ruhezustand. Manche Erektionsstörungen sind auf einen erhöhten Grundtonus in der Beckenbodenmuskulatur zurückzuführen. Dieser kann die Blutflutung des Penis bei Erregung behindern – die erhöht angespannten Muskeln klemmen die blutzuführenden Gefäße ein. Oft ist es Stress, der Sie untenrum so unentspannt macht. Ihn sollten Sie identifizieren und aus Ihrem Leben verbannen. Zusätzlich sind auch Entspannungsübungen hilfreich.

Luft nach oben, Erektion auch
Welchen Einfluss die Sauerstoffversorgung des Penis auf eine optimale Erektion hat, zeigen Untersuchungen von chronisch lungenkranken Patienten. Bekamen diese wieder vermehrt Sauerstoff, ging es auch mit den Erektionen wieder nach oben.

Teilnehmer bekamen nach einem viermonatigen Trainingsprogramm wieder härtere Erektionen.

Power und Flexibilität für jedes Stellungsspiel
Für ein beglückendes Sexerlebnis ohne schmerzhafte Nebenwirkungen oder vorzeitigen K.o. ist es ebenso bedeutsam, dass Sie körperlich auf der Höhe sind und für die Bewegungsformen des Liebeslebens ausreichend Kraft, Beweglichkeit und Flexibilität mitbringen. Durch gezieltes Stretching können Sie auch hier die Durchblutungslage gezielt verbessern (Übungen dazu gibt's ab Seite 109).

Zusammengefasst lassen sich grob drei Trainingsschwerpunkte unterscheiden:
A) Training für die Standfestigkeit und die Ejakulationsverzögerung
B) Training für die Durchblutung und die Sauerstoffversorgung
C) Training von Power, Beweglichkeit und Flexibilität für den Liebesakt

Die optimale Gestaltung Ihres Potenztrainings

Grundsätzlich sollten Sie langfristig alle drei genannten Bereiche berücksichtigen. Wenn es Ihnen vor allem um die gezielte Optimierung Ihrer Erektionsergebnisse geht, liegt Ihr Hauptaugenmerk auf den Punkten A und B.

A) Training für die Standfestigkeit und die Verzögerung der Ejakulation (Übungen 1 bis 3)

Bei diesem für Ihr Sexleben sehr wichtigen Trainingsbereich geht es um das gezielte Ansteuern und Kräftigen Ihrer Potenzmuskulatur sowie des Beckenbodens. Dabei sind ein paar grundlegende Trainingsregeln zu beachten.

Bewegungstempo
Um die Muskeln in Ihrem Sinne zu stimulieren, ist eine langsame Bewegungsausführung ideal: Lassen Sie sich von der Ausgangs- bis in die Endposition etwa zwei bis vier Sekunden Zeit. Zurück sollten es dann sogar drei bis fünf Sekunden sein. Dabei gilt: Je länger der Bewegungsweg einer bestimmten Übung ist, desto länger sollte die Ausführung dauern. In der Endposition sollten Sie zudem ein, zwei Sekunden verharren. Wichtig: Achten Sie während der gesamten Übungsausführung darauf, dass Sie Ihre Potenzmuskeln immer maximal anspannen!

Wiederholungszahl

Führen Sie beim Training der Potenzmuskulatur wenigstens acht, maximal 15 Wiederholungen pro Satz aus. Schaffen Sie keine acht Wiederholungen, gestalten Sie die Übung einfacher oder legen eine kleine Pause ein. Schaffen Sie mehr als 15 Wiederholungen, erschweren Sie die Übung: mit einem Zusatzgewicht, Bändern etc. oder durch einseitige Ausführung. Bei den Übungen, die nicht nur durch bloßes Gewichtauflegen zu erschweren sind, finden Sie auf der jeweiligen Seite intensivierende Powervarianten beschrieben.

Satzzahl und Pausenlänge

Einsteiger beginnen mit einem Satz pro Übung. Fortgeschrittene absolvieren zwei bis drei Sätze, bevor sie zur nächsten Übung übergehen. Die Pausen zwischen Sätzen und Übungen betragen je ein bis zwei Minuten.

Intensivierungsmöglichkeiten

Fortgeschrittene dürfen sich gerne austoben, um noch mehr für ihr Glied rauszuholen. Drei Wege, das Training für die Bereiche A) und auch B) zu intensivieren:

- Höchstkontraktionen: Spannen Sie die trainierten Muskeln in der Endposition für einige Sekunden oder wiederholt so fest es geht an – pressen Sie die Muskulatur regelrecht aus.
- Ausbrennen: Führen Sie über die eigentliche Wiederholungszahl hinaus möglichst viele korrekte Wiederholungen aus. Lassen Sie sich bei Bedarf von einem Trainingspartner helfen.
- Reduktionssätze: Direkt nach einem regulären Satz (oder dem Ausbrennen) reduzieren Sie das Gewicht oder erleichtern die Bewegungsabfolge und führen nochmals so viele Wiederholungen aus, wie Sie können. Wiederholen Sie das Erleichtern der Übung anschließend erneut.

B) Training für die Durchblutung und die Sauerstoffversorgung (Übungen 4 bis 7)

Für das Training der Durchblutungsleistung der gesamten (unteren) Extremitäten gelten andere Spielregeln als für das Training der Potenzmuskulatur.

Bewegungstempo

Führen Sie die Übungen zügig, aber kontrolliert aus: ein bis zwei Sekunden von der Ausgangs- in die Endposition, zwei bis drei Sekunden zurück. Halten Sie die Endposition für eine Sekunde.

Wiederholungszahl

Absolvieren Sie wenigstens vier, maximal acht Wiederholungen pro Satz. Diese geringere Wiederholungszahl sollte Sie in jedem Fall fordern. Versuchen Sie daher, bei Übungen wie den Kniebeugen wenigstens 75 Prozent, besser 85 Prozent Ihres Maximalgewichts zu bewegen. Auch hier gilt: Schaffen Sie mehr als acht Wiederholungen, erhöhen Sie das Gewicht oder intensivieren Sie die Übung. Wichtig: Wärmen Sie sich vor einer solchen Gewichtsbelastung mit einem speziellen Warm-up auf. Dazu führen Sie die Bewegung mit leichtem Gewicht wenigstens sechsmal durch.

Bei ausdauerlastigen Übungen ohne Gewicht wie den schnellen Schritten (Übung 7) richten Sie sich nach den Angaben bei der Übung beziehungsweise bei den Trainingsplänen.

Satzzahl und Pausenlänge

Das Ziel ist auch hier, wenigstens zwei, besser drei Sätze je Übung zu absolvieren, ehe die nächste drankommt. Ganz wichtig sind die relativ langen Pausen zwischen den Sätzen von dreieinhalb (bis maximal fünf) Minuten, die Sie nicht unterschreiten sollten. In dieser Regenerationszeit kommt es zur gewünschten Mehrdurchblutung Ihres Penis. Gestalten Sie diese Pausen aktiv: Bewegen Sie sich locker, indem Sie beispielsweise durch die Gegend gehen.

Durchblutungsförderung mittels Ausdauertraining

Neben gezieltem Krafttraining können Sie die Durchblutung Ihres Körpers (und damit die Versorgung Ihres Penis) auch durch Ausdauertraining verbessern. Zwei grundsätzliche Möglichkeiten: Sie führen entweder ein Ausdauertraining nach klassischem Verständnis durch, absolvieren also eine Sportart wie Joggen oder Radfahren für wenigstens 30 Minuten (bis 60 Minuten, mehr ist zur allgemeinen Durchblutungsförderung nicht notwendig). Oder Sie führen kürzeres, aber intensiveres Intervalltraining durch (siehe dazu die Beispielprogramme auf den Seiten 98 und 99).

Während Sie beim klassischen Ausdauertraining in einem niedrigeren Belastungsbereich trainieren sollten, bei dem Sie sich noch gut unterhalten können, gilt fürs Intervalltraining: In den Belastungsintervallen lassen Sie es richtig krachen und verausgaben sich ordentlich, damit die Beinmuskulatur an ihre Grenzen stößt. Infos zur Messung Ihrer Pulsbereiche und zu weiteren Parametern für Ihre Trainingsgestaltung finden Sie in dem Buch „Der beste Sex deines Lebens“ von Prof. Frank Sommer (Südwest Verlag).

C) Training von Power, Beweglichkeit und Flexibilität für den Liebesakt (Übungen 8 bis 12)

Dieses ergänzende Training macht Sie rundum fit für gewisse Stunden – die dann wirklich zu Stunden werden. Wie Sie die Stretching-Übungen (Übungen 9 bis 12) durchführen sollten, erfahren Sie in den Infos zu Workout 6 auf Seite 99. Für Übung 8 und ähnliche gilt: Gehen Sie zwei bis drei Sekunden in die Endposition, halten Sie diese für ein bis zwei Sekunden, ehe Sie wieder zügiger in ein bis zwei Sekunden in die Startposition zurückkehren. Absolvieren Sie zehn bis 15 Wiederholungen pro Satz. Erschweren Sie die Übungsabfolge, wenn Sie mehr als 15 Wiederholungen schaffen. Einsteiger absolvieren zwei Sätze pro Übung, aber mit dem Ziel, bald wie Fortgeschrittene drei bis vier Sätze zu schaffen. Die Pausen zwischen Sätzen und Übungen betragen jeweils 60 Sekunden. Nutzen Sie auch die Intensivierungsmöglichkeiten zum Training der Standfestigkeit.

Zu viel ist nicht wirklich gut
Bewegung und Sport sind eine sehr, sehr feine Sache: für Ihre Gesundheit und auch für die Funktionalität Ihres Penis. Beides kann allerdings darunter leiden, wenn Sie es mit dem Sport übertreiben. Insbesondere extremer Ausdauersport, der ein ebenso extremes Training nach sich zieht – (Bike-)Marathons, Ultra-Läufe, Ironman-Triathlon etc. –, kann dazu führen, dass Ihre Testosteronproduktion abflaut, und damit Lust und Erektionsfähigkeit massiv zurückgehen.

Grundregeln des Trainings für besseren Sex

Die folgenden Hinweise helfen Ihnen, stets zielführend zu trainieren und das Beste aus sich herauszuholen.

Immer aufwärmen

Vor jede Trainingseinheit gehört ein Warm-up, mit dem Sie den Körper auf die kommende Anstrengung vorbereiten. Sie schützen sich damit vor Überlastungen und möglichen Blessuren im Training und Sie bringen Ihren Körper derart in Schwung, dass er optimale Leistungen erbringen kann. Das Aufwärmen fördert zudem auch die Durchblutung und damit die Versorgung der beanspruchten Muskulatur.

In der Regel reichen zehn Minuten, in denen Sie Ihren Körper aktivieren, aber nicht verausgaben. Bewegen Sie möglichst alle Gelenke, vor allem die, die Sie im Training fordern (in diesem Buch sind das vor allem die Gelenke vom Rumpf an abwärts). Legen Sie sofort danach mit dem Training los, da die Wirkung des Warm-ups bereits nach fünf Minuten nachlässt.

Ein Beispiel für ein zehnminütiges Warm-up mit Schwerpunkt auf den unteren Extremitäten: drei Minuten einlaufen, eine Minute tänzelndes Armkreisen vorwärts und rückwärts, fünf Liegestütz-Strecksprung-Kombinationen (Burpees), eine Minute Beckenkreisen links- und rechtsherum, eine Minute Hampelmann, fünf Liegestütz-Strecksprung-Kombinationen (Burpees), eine Minute Schattenboxen mit viel Beinarbeit, zwei Minuten einlaufen.

Wenn Übungen mit hohen Gewichten anstehen, führen Sie außerdem ein spezielles Warm-up durch: dazu vor je-

Parameter für das Potenz-Krafttraining (ohne Stretching)			
	A) Training für die Standfestigkeit und die Verzögerung der Ejakulation	**B) Training für die Durchblutung und die Sauerstoffversorgung**	**C) Training von Power, Beweglichkeit und Flexibilität für den Liebesakt**
Wiederholungen	8–15	4–8	10–15
Sätze	1–3	1–3	2–4
Tempo	2–4 Sekunden hin, 1–2 Sekunden halten, 3–5 Sekunden zurück	1–2 Sekunden hin, 1 Sekunde halten, 2–3 Sekunden zurück	2–3 Sekunden hin, 1–2 Sekunde halten, 1–2 Sekunden zurück
Pausen	1–2 Minuten	3,5–5 Minuten	1 Minute

der solchen Übung einen kurzen Satz mit geringem Gewicht absolvieren.

Qualität vor Quantität oder Tempo

Absolvieren Sie jede Wiederholung sauber und mit korrekter Körperhaltung – das gilt schon für das Einnehmen der Startposition. Konzentrieren Sie sich vollends auf die Bewegungsausführung und arbeiten Sie kontrolliert und ohne Schwung. Insbesondere bei den Übungen für mehr Standfestigkeit sollten Sie während eines Satzes durchgehend eine Höchstspannung in der Zielmuskulatur halten.

Den gesamten Bewegungsradius nutzen

Nutzen Sie wirklich den ganzen Bewegungsspielraum, den eine Übung bietet, etwa beim Beckenlift auf Seite 101. Hier gilt wie bei anderen Übungen auch: Ihre Muskulatur wird intensiver gefordert, wenn Sie die tatsächliche Endposition und nicht nur irgendeine Zwischenposition erreichen.

Am Ball bleiben

Regelmäßigkeit zahlt sich aus, wenn Sie optimale Verbesserungen für Ihr Sexleben einfahren wollen. Zwei bis drei Einheiten pro Woche sollten es wenigstens sein – am besten für jeden der drei genannten Trainingsschwerpunkte. Das klingt nach viel, aber Sie können ja durchaus alle drei innerhalb einer Einheit abrufen (zur Trainingsplanung siehe Seite 100). Wenn Sie es mal nicht schaffen, auf diese Anzahl an Workouts zu kommen, gilt natürlich: Jedes bisschen ist besser als nichts.

Die korrekte Trainingsabfolge einhalten

Die Übungen für eine verbesserte Sauerstoffversorgung des Penis sorgen auch nach Ende des Trainings noch für eine Mehrdurchblutung des Glieds. Diesen vorteilhaften Effekt wollen Sie bewahren – und nicht mit Übungen unterbinden, die die Durchblutung kleiner Blutgefäße verringern (wie das Training der Standfestigkeit). Das heißt also: Bei einer Kombination von beidem erst die Übungen zur Standfestigkeit (A) durchführen, danach die Übungen für eine verbesserte Durchblutung (B) absolvieren.

Trainingsbausteine kombinieren und Ruhetage ernst nehmen

Gönnen Sie Ihrem Körper nach einem Training ausreichend Regenerationszeit: Nach einem Workout sollte ein Tag Pause folgen, ehe Sie das gleiche Training erneut absolvieren. Insbesondere, wenn Sie ein ganzes Workout mit Übungen aus A und B und womöglich auch C kombiniert durchziehen. Was sie an direkt aufeinanderfolgenden Tagen kombinieren können, sind verschiedene Einheiten, etwa: montags, mittwochs und freitags Training zur Blutversorgung (B), dienstags, donnerstags und samstags Training für die Standfestigkeit (A) – oder umgekehrt. Ein Ruhetag pro Woche sollte aber Pflicht sein – Sex ist natürlich, wie an allen anderen Tagen auch, erlaubt!

Nicht übernehmen

Erzwingen Sie bitte nichts. Tasten Sie sich langsam an ungewohnte Bewegungsformen heran und arbeiten Sie zunächst mit weniger Gewicht (etwa bei Kniebeugen), um den Bewegungsablauf zu verinnerlichen. Sollten Sie Schmerzen verspüren, brechen Sie die Übung ab. Bei einer heftigen Erkältung, Entzündung oder gar Fieber lassen Sie das Training sein, bis Sie wieder auf dem Damm sind.

In den Körper hineinfühlen

Gerade das Training der Potenzmuskulatur erfordert Fingerspitzengefühl in der Ansteuerung. Je mehr Sie beim Training in Ihren Körper hineinfühlen und lernen, die kleinen Muskeln auch unter Belastung zu beherrschen, desto mehr kommt Ihnen das auch beim Sex zugute. Versuchen Sie also, bei der Ausführung konzentriert vorzugehen und die Arbeitsweise der einzelnen Muskeln sowie deren Zusammenspiel mit anderen Muskeln zu erspüren.

Abkühlung und Regeneration

Nach dem Training sollten Sie sich für wenigstens fünf Minuten locker weiterbewegen, etwa gehen oder im leichten Hopserlauf alle Gelenke ausschütteln. Sie können auch ein paar locker ausgeführte Dehnübungen absolvieren, mit denen Sie den Muskeltonus senken und den Nährstoffaustausch in den Gefäßen anregen. Apropos anregen: Auch Regenerationsmaßnahmen wie heiße oder eiskalte Bäder, Sauna oder Massage sind sehr gut zur Entspannung und Unterstützung Ihrer Trainingsziele geeignet, denn sie fördern die Durchblutung. Und ebenso wie Muskeln in dieser Ruhephase nach dem Training wachsen, so verbessern sich auch die Zustände in Ihrem besten Stück, während Sie entspannen.

Übungen, Workouts und Trainingseinheiten

Damit können Sie es sich richtig besorgen – das Optimum in Sachen Potenz: zwölf potenzpushende Übungen, sieben Beispiel-Workouts sowie ein Beispieltrainingsplan für zielführendes Potenztraining.

1) Workout für mehr Standfestigkeit und verzögerte Ejakulation	
Dieser Potenz-Pusher wirkt vielleicht wenig anstrengend. Für die kleinen Muskeln im Fokus ist er es aber.	
Warm-up	10 Minuten
Übung zur Ansteuerung der Potenzmuskulatur (Trockenübung, siehe ab Seite 90)	3 x 45 Sekunden
Übung 1: Beckenlift mit den Beinen auf einer Erhöhung (siehe Seite 101)	3 Sätze
Übung 2: Beinschere in Bauchlage (siehe Seite 102)	3 Sätze
Übung 3: Beinüberkreuzen im Vierfüßlerstand (siehe Seite 103)	3 Sätze
Cool-down	5–10 Minuten
Alternative Quickie-Version: je 3 Minuten Warm-up und Cool-down, von jeder Übung 1 Satz	

2) Workout für die Durchblutung und die Sauerstoffversorgung	
Ihre Beine werden zittern, so viel steht fest. Fest wird dann auch Ihr Penis dank dieses blutigen Pumpprogramms.	
Warm-up	10 Minuten
Übung 4: Tiefe Kniebeugen (siehe Seite 104)	2 Sätze
Übung 5: Kosaken-Kniebeugen (siehe Seite 105)	2 Sätze
Übung 6: Kreuzheben (siehe Seite 106)	2 Sätze
Übung 7: Laufen auf der Stelle (Skippings) (siehe Seite 107)	3 Sätze à 2 Minuten Vollgas, dazwischen je 4 Minuten lockeres Ausgehen
Cool-down	5–10 Minuten
Die kurze Powervariante für ein Workout auf die Schnelle: Absolvieren Sie von allem die Hälfte.	

3) Maxi-Intervalltraining für die Durchblutung und Sauerstoffversorgung	
Dieses 50-Minuten-Lauf-Intervalltraining ist besonders intensiv. Laufeinsteiger wählen Workout 4 oder kürzen hier die Vollgasintervalle auf je eine Minute (Trabpausen: 5 Minuten). Zur Regeneration danach siehe Workout 4.	
5 x 2 Minuten Vollgas laufen, dazwischen je 5 Minuten locker traben	
Nach dem letzten Vollgasintervall: 10 Minuten locker auslaufen	

4) Mini-Intervalltraining für die Durchblutung und Sauerstoffversorgung

Diese Skippings-„Sprint"-Einheit dauert nur rund 15 Minuten (plus Warm-up und Cool-down). Im Anschluss entspannen Sie eine halbe Stunde (vorher zudem nicht kalt duschen!), um die maximale Durchblutung im Penis voll auszukosten.

Locker eingehen und laufen	5 Minuten
Übung 7: Laufen auf der Stelle (Skippings) (siehe Seite 107)	6 x 30 Sekunden Vollgas, dazwischen je 2,5 Minuten locker traben
Nach dem letzten Vollgasintervall: ausgehen	5 Minuten

5) Kombiniertes Rundum-sorglos-Penis-Workout

Alles Vorherige in einem einzigen Workout, und das mit perfekter Abfolge!

Warm-up	10 Minuten
Übung 1: Beckenlift mit den Beinen auf einer Erhöhung (siehe Seite101)	2 Sätze
Übung 3: Beinüberkreuzen im Vierfüßlerstand (siehe Seite 103)	3 Sätze
Übung 2: Beinschere in Bauchlage (siehe Seite 102)	2 Sätze
Übung 7: Laufen auf der Stelle (Skippings) (siehe Seite 107)	2 Sätze à 2 Minuten Vollgas, dazwischen 4 Minuten lockeres Ausgehen
Übung 6: Kreuzheben (siehe Seite 106)	2 Sätze
Übung 4: Tiefe Kniebeugen (siehe Seite 104)	2 Sätze
Cool-down	5–10 Minuten

10-Minuten-Miniversion: 2 Minuten locker traben (jeweils Warm-up und Cool-down), von jeder Übung ein Satz: Übungen 1–3 je 12 Wiederholungen, Übung 7 30 Sekunden Vollgas, Übungen 6 und 4 je 8 Wiederholungen.

6) Workout für mehr Beweglichkeit und Flexibilität beim Liebesakt

Hier geht es vorrangig darum, Ihre Beweglichkeit im Hüftbereich sowie bei der Ausführung klassischer Sexstellungen zu verbessern – das kommt auch der Technik und Leistungsfähigkeit Ihres Penis zugute. Für alle Übungen gilt: 3 x 30 bis 45 Sekunden in die Dehnung gehen, dazwischen kurz lösen.

Warm-up	5 Minuten
Übung 9: Dehnung der vorderen Körper-Muskelkette (siehe Seite 109)	
Übung 10: Körperschaukel (siehe Seite 110)	
Übung 11: Hüft- und Oberschenkeldehnung im Kniestand (siehe Seite 111)	
Übung 12: Hüftdehnung in Rückenlage an der Wand (siehe Seite 112)	
Cool-down	5 Minuten

7) Workout für mehr Power beim Liebesakt	
Dieses Workout ist nochmals etwas ausführlicher gehalten als das Rundum-sorglos-Penis-Workout, geht dabei etwas weniger speziell auf die Potenzmuskulatur, dafür mehr auf Ihre allgemeine Leistungsfähigkeit im Bett ein.	
Warm-up	10 Minuten
Übung 9: Dehnung der vorderen Körper-Muskelkette (siehe Seite 109)	2 x 30 Sekunden in die Streckung gehen, dazwischen kurz lösen
Übung 1: Beckenlift mit den Beinen auf einer Erhöhung (siehe Seite 101)	2 Sätze
Übung 2: Beinschere in Bauchlage (siehe Seite 102)	2 Sätze
Übung 8: Klappmesser-Crunches mit Medizinball (siehe Seite 108)	3 Sätze
Übung 4: Tiefe Kniebeugen (siehe Seite 104)	2 Sätze
Übung 5: Kosaken-Kniebeugen (siehe Seite 105)	2 Sätze
Cool-down	5–10 Minuten
Kurzversion: von allen Übungen jeweils nur ein Satz	

Beispieltrainingswochen

In aller Kürze finden Sie hier für Ihre Planung ein paar Beispiele, wie Sie Ihre persönliche Trainingswoche individuell und ideal gestalten können.

	Beispielwoche 1	Beispielwoche 2	Beispielwoche 3	Beispielwoche 4
Montag	Workout 1	Workout 5	Workout 5	Kurzversion Workout 1
Dienstag	Workout 2	Workout 6 (Stretching)	Trainingspause	Kurzversion Workout 2
Mittwoch	Trainingspause	Kurzversion Workout 1	Workout 3	Workout 6 (Stretching)
Donnerstag	Workout 1	Trainingspause	Trainingspause	Kurzversion Workout 1
Freitag	Workout 3	Workout 5	Workout 7	Workout 4
Samstag	Trainingspause	Workout 6 (Stretching)	Workout 5	Trainingspause
Sonntag	Workout 6 (Stretching)	Kurzversion Workout 2	Trainingspause	Workout 7

Übung 1: Beckenlift mit den Beinen auf einer Erhöhung

GUT FÜR: A) Standfestigkeit und Verzögerung der Ejakulation, C) Power für den Liebesakt
TRAINIERTE MUSKELN: Beckenboden, Rückenstrecker, Rumpf, Gesäß

- Rücklings vor eine Erhöhung legen, die etwa die Höhe einer Stuhlsitzfläche hat. Nutzen Sie einen Stuhl, darf dieser nicht verrutschen oder kippen.
- Die Fersen auf die erhöhte Fläche legen, sodass Ihre Beine etwa rechtwinklig gebeugt sind. Die Arme seitlich auf dem Boden ablegen – mit ihnen können Sie das Gleichgewicht justieren.

- Das Becken mit angespannter Bauchmuskulatur dynamisch möglichst weit hoch schieben, bis Rumpf und Oberschenkel eine gerade Linie bilden. Den unteren Rücken gerade halten, ohne zu sehr ins Hohlkreuz zu kommen.
- Die Endposition kurz halten und maximale Spannung auf Rumpf, Gesäß und Potenzmuskulatur geben. Langsam zurück, ohne das Gesäß ganz abzulegen.

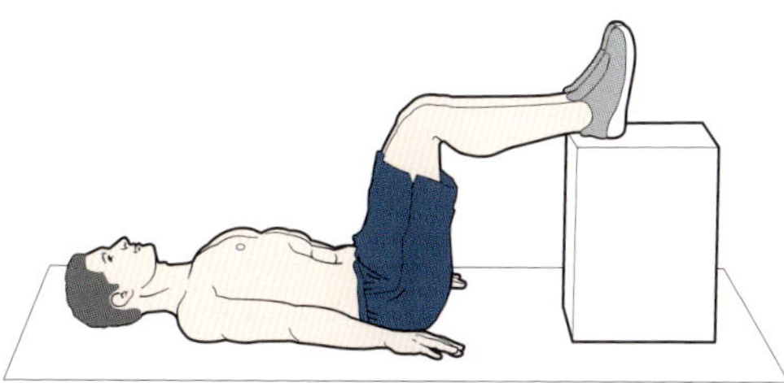

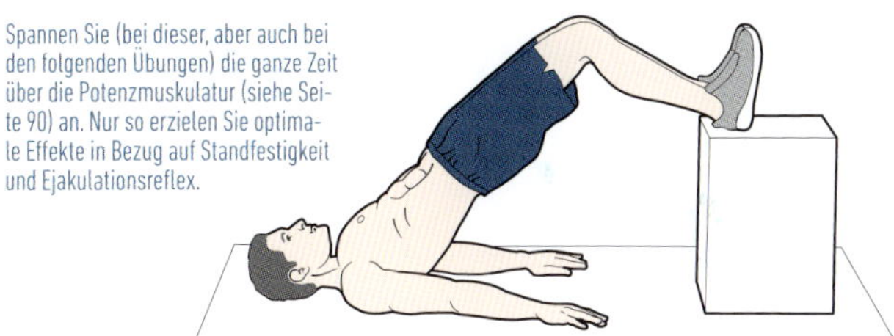

Spannen Sie (bei dieser, aber auch bei den folgenden Übungen) die ganze Zeit über die Potenzmuskulatur (siehe Seite 90) an. Nur so erzielen Sie optimale Effekte in Bezug auf Standfestigkeit und Ejakulationsreflex.

EINSTIEGSVARIANTE

Führen Sie die Übung mit den Fersen auf dem Boden (also ohne Erhöhung) aus.

POWERVARIANTEN

- Heben Sie in der Endposition wechselseitig einen Fuß von der Erhöhung und strecken ihn nach oben oder ziehen Sie das Knie zur Brust.
- Halten Sie die gesamte Zeit über ein Bein in der Luft. Angegebene Satzzahlen gelten dann pro Bein.
- Nutzen Sie ein Zusatzgewicht (etwa eine Gewichtsscheibe oder eine Kettlebell), das Sie über dem Schritt festhalten und bei der Bewegung mit nach oben „pushen".
- Klemmen Sie ein schweres Buch zwischen Ihre Knie, das nicht runterrutschen darf.
- Legen Sie die Fersen in die Schlaufen eines Schlingentrainers.

Übung 2: Beinschere in Bauchlage

GUT FÜR: A) Standfestigkeit und Verzögerung der Ejakulation, C) Power für den Liebesakt
TRAINIERTE MUSKELN: Beckenboden, Rückenstrecker, Gesäß, Beininnen- und Außenseiten

A

- Bäuchlings auf dem Boden liegend die Hände unter dem Gesicht aufeinanderlegen, sodass Sie Ihre Stirn darauf ablegen können.
- Gesäß, Rumpf und Potenzmuskulatur anspannen, dann die Beine gestreckt möglichst weit vom Boden abheben und halten. Achtung: Nicht ins Hohlkreuz fallen! Im Zweifelsfall heben Sie die Beine etwas weniger an.
- Die Beine so weit es geht auseinanderschieben.

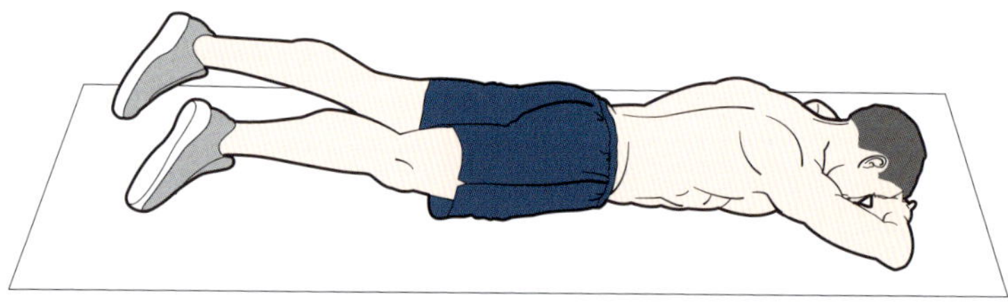

B

- Die Beine wieder zusammenführen und dann das rechte Bein über das linke hinweg möglichst weit nach links, das linke Bein unter dem rechten so weit es geht nach rechts bewegen.
- Kurz halten, dann die Beine wieder in die Ausgangsposition bringen, ohne sie abzulegen.
- In der nächsten Wiederholung das linke Bein über das rechte hinweg nach rechts und das rechte Bein nach links führen. Wechselweise fortfahren.

Schieben Sie die Zehen von sich, sodass die Fußsohle so weit wie möglich nach oben und der Fußspann in Richtung Boden zeigt.

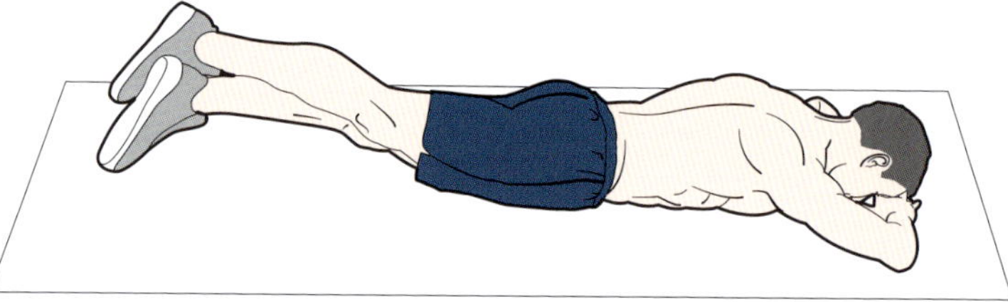

EINSTIEGSVARIANTEN

- Setzen Sie die Füße kurz ab, wenn die Spannung beim Halten der Beine zu groß wird.
- Anstatt die Beine aneinander vorbeizubewegen, drücken Sie einfach abwechselnd immer ein Bein so weit es geht nach oben (ohne dass sich der Rücken bemerkbar macht). Schwerer wird's, wenn Sie einen Gegenstand (etwa einen Ball) zwischen Ihre Oberschenkel klemmen, der nicht rausrutschen darf.

Übung 3: Beinüberkreuzen im Vierfüßlerstand

GUT FÜR: A) Standfestigkeit, C) Power für den Liebesakt
TRAINIERTE MUSKELN: Beckenboden, Gesäß, Beine, Rumpf

- Im sogenannten Vierfüßlerstand auf die Knie gehen: Die Hände sind dabei unterhalb der Schultern auf den Boden aufgestützt, die Oberschenkel stehen senkrecht unterhalb der Hüftgelenke. Der Rücken bleibt stets gerade.
- Rumpf und Gesäß anspannen, dann das rechte Bein gestreckt bis in die Waagerechte anheben und die Fußspitze anziehen.
- Das Bein angehoben um mindestens 45 Grad nach außen führen. Der Rumpf bleibt stets gerade ausgerichtet.

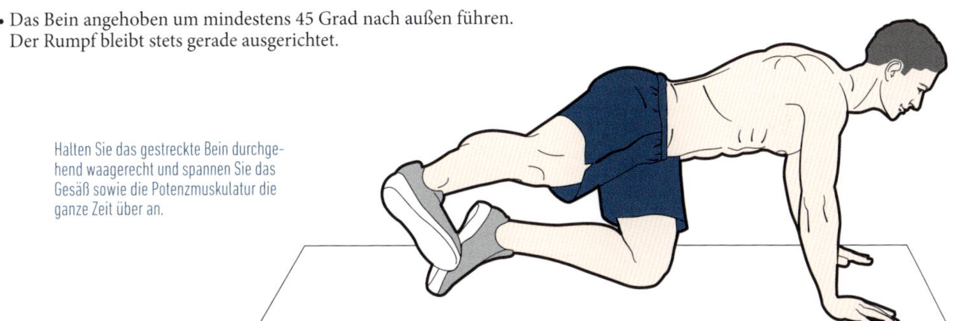

Halten Sie das gestreckte Bein durchgehend waagerecht und spannen Sie das Gesäß sowie die Potenzmuskulatur die ganze Zeit über an.

- Das rechte Bein möglichst weit nach links über das andere Bein hinwegziehen, dort ein paar Sekunden halten. Das stützende linke Bein bleibt in Position und zeigt stets in dieselbe Richtung wie der Rumpf.
- Das rechte Bein langsam wieder nach rechts außen führen.
- Die nächste Wiederholung anschließen, im folgenden Satz dann die Beine wechseln.

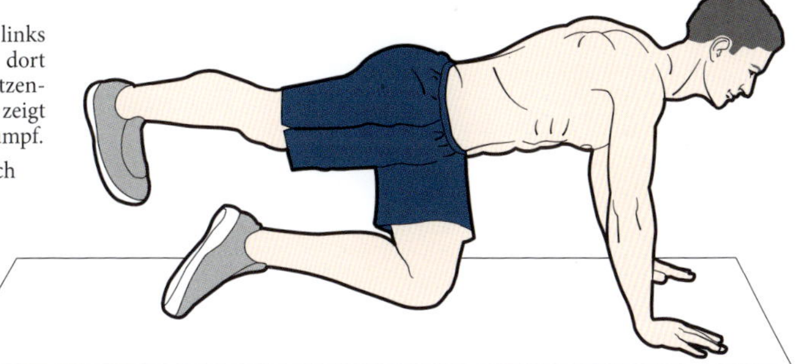

POWERVARIANTEN

- Drücken Sie die Zehenspitzen wiederholt möglichst weit von sich weg und ziehen Sie sie wieder an, um für zusätzliche Spannung in den Beinen zu sorgen.
- Bewegen Sie das gestreckte Bein in einem hohen Bogen hin und zurück und versuchen Sie, auf der jeweiligen Seite den Boden mit der Fußspitze zu berühren. Dabei sollten Sie im Rumpf nicht einknicken.

Übung 4: Tiefe Kniebeugen

GUT FÜR: B) Durchblutung und Sauerstoffversorgung, C) Power für den Liebesakt
TRAINIERTE MUSKELN: Beine, Gesäß, Beckenboden, Rumpf

A

- Eine Langhantelstange mittig auf der Nackenmuskulatur ablegen, nicht auf der knöchernen Struktur der Halswirbelsäule! Die Hände sichern die Stange, wobei die Unterarme senkrecht stehen.
- Hüftbreit hinstellen und mit geradem Rücken und angespannter Rumpfmuskulatur aufrecht stehen.

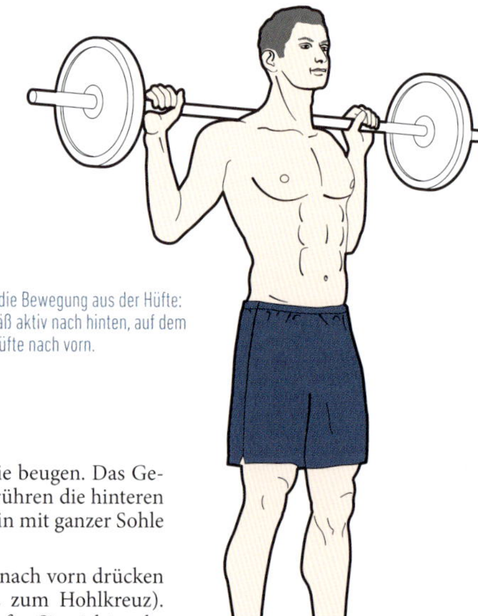

Wie beim Beckenlift (Übung 1) kommt die Bewegung aus der Hüfte: Auf dem Weg nach unten geht das Gesäß aktiv nach hinten, auf dem Weg nach oben drücken Sie dann die Hüfte nach vorn.

B

- Das Gesäß nach hinten schieben und langsam die Knie beugen. Das Gesäß sollte die Höhe der Knie passieren, im Idealfall berühren die hinteren Oberschenkel fast die Waden. Die Füße stehen weiterhin mit ganzer Sohle auf dem Boden und die Knie sind nicht vorgeschoben.
- Die Brust während der gesamten Übungsabfolge aktiv nach vorn drücken und den Rücken unbedingt gerade halten (Tendenz zum Hohlkreuz). Wenn der untere Rücken beginnt, rund zu werden, dürfen Sie nicht mehr tiefer gehen.
- Die Knie stets nach außen gedrückt halten, um die Gelenke zu sichern.
- Aus der tiefen Position aus den Füßen heraus wieder zügig nach oben drücken und die Hüfte nach vorn schieben, bis Sie wieder aufrecht stehen.
- Sofort die nächste Wiederholung anschließen.

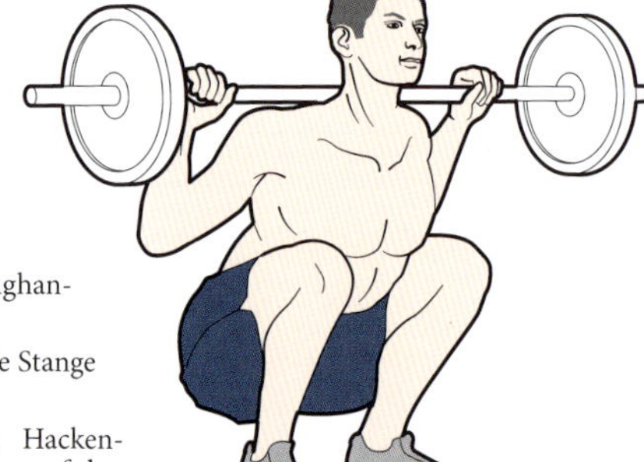

ALTERNATIVEN

- Führen Sie die Übung mit der auf der Brust abgelegten Langhantelstange aus.
- Absolvieren Sie die Zercher-Variante: Dabei klemmen Sie die Stange mit den Ellenbogen ein.
- Effektiv (und eher für Fortgeschrittene) ist auch die Hackenschmidt-Kniebeuge, bei der die Gewichtsstange hinter Ihnen auf dem Boden liegt. Sie gehen dann in die Knie, greifen die Stange hinter den Beinen und ziehen sie eng an den Beinrückseiten nach oben.

Übung 5: Kosaken-Kniebeugen

GUT FÜR: B) Durchblutung und Sauerstoffversorgung, C) Power für den Liebesakt

TRAINIERTE MUSKELN: Beine, Gesäß, Beckenboden, Rumpf

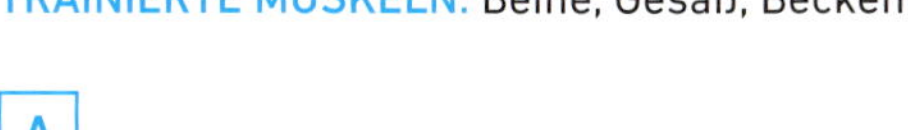

- Eine Kurzhantel (alternativ geht auch ein Medizinball, eine Kettlebell, ein schweres Buch …) mit beiden Händen greifen und vor der Brust halten.
- Den Rumpf anspannen, dann in einen sehr breiten Stand gehen und die Füße leicht nach außen drehen.

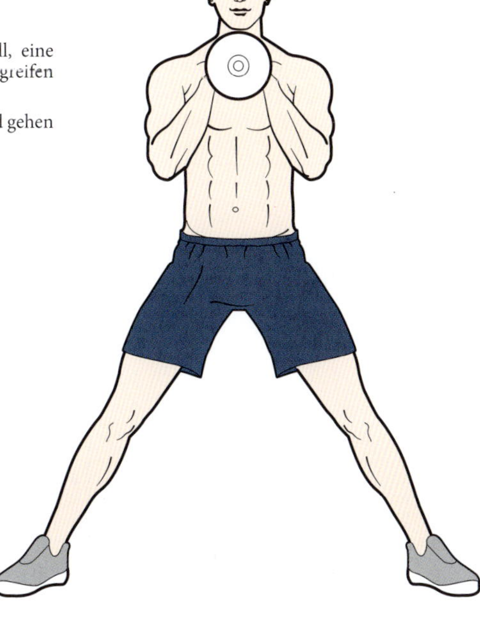

- Das rechte Knie beugen und das Gesäß nach rechts hinten unten schieben. Das rechte Knie bleibt über dem rechten Fuß, der Ober- und der Unterschenkel des rechten Beins sollten sich fast berühren.
- Das linke Bein bleibt gestreckt und die Zehen des linken Fußes heben vom Boden ab, sodass das gestreckte Bein schließlich auf der Ferse steht.
- Aus dem rechten Fuß hochdrücken und dabei die Hüfte gerade nach vorn schieben, bis Sie wieder in der Ausgangsposition stehen.
- Direkt die nächste Wiederholung anschließen, diesmal zur linken Seite, und danach wechselseitig fortfahren.

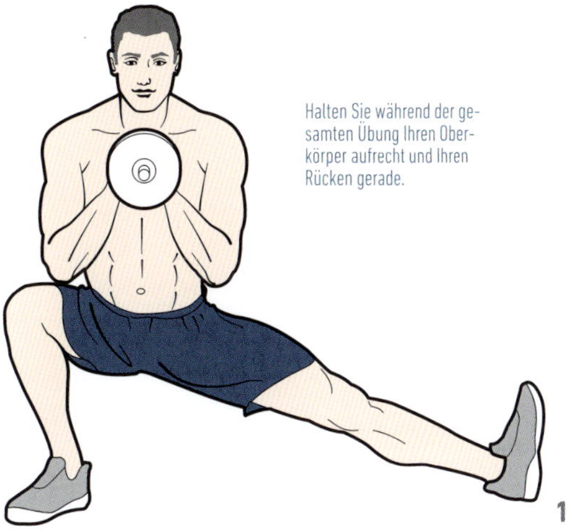

Halten Sie während der gesamten Übung Ihren Oberkörper aufrecht und Ihren Rücken gerade.

Übung 6: Kreuzheben

GUT FÜR: B) Durchblutung und Sauerstoffversorgung, C) Power für den Liebesakt
TRAINIERTE MUSKELN: Ganzer Körper inklusive Beckenboden

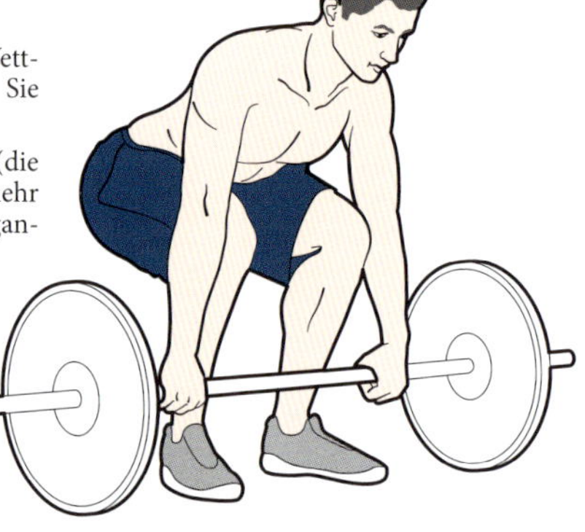

- Hüftbreit vor eine Langhantelstange stellen (am besten eine Wettkampfstange mit großen Gewichtsscheiben – an die kommen Sie von oben besser dran) und den Rumpf anspannen.
- Das Gesäß nach hinten schieben und sauber in die Knie gehen (die Knie dabei aktiv nach außen drücken), bis Sie die Stange etwas mehr als schulterbreit greifen können. Die Füße bleiben stets mit der ganzen Sohle in Bodenkontakt.
- Die Schulterblätter nach hinten unten ziehen und Oberkörper und unteren Rücken gerade halten (Tendenz zum Hohlkreuz). Ihr Kopf bleibt in der Verlängerung zur Wirbelsäule.

B

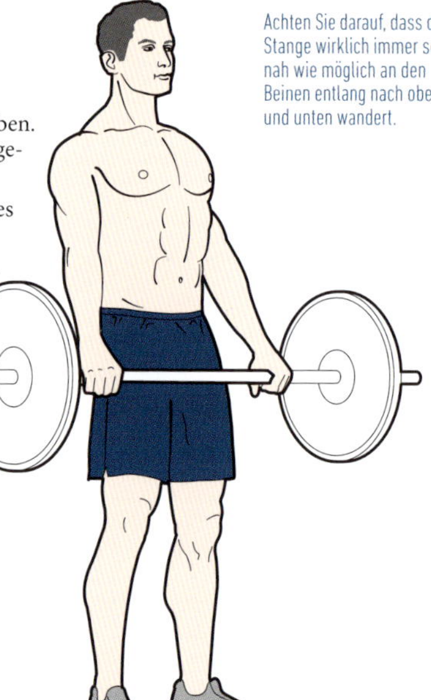

Achten Sie darauf, dass die Stange wirklich immer so nah wie möglich an den Beinen entlang nach oben und unten wandert.

- Aus den Beinen hochdrücken und die Hüfte dabei nach vorn schieben. Den Körper gerade aufrichten, bis Ihre Beine wieder vollständig gestreckt sind.
- Auf gleichem Weg kontrolliert zurück in die Startposition. Als Erstes dabei das Gesäß wieder nach hinten schieben.
- Die nächste Wiederholung anschließen, ohne das Gewicht abzustellen (kurzer Bodenkontakt der Scheiben ist okay).

ALTERNATIVEN

- Halten Sie die Beine gestreckt – das setzt den Fokus auf die hinteren Oberschenkel.
- Absolvieren Sie das Kreuzheben einbeinig.
- Packen Sie nur auf einer Seite eine schwerere Kurzhantel und führen Sie die Übung so aus. Die asymmetrische Belastung befeuert die Rumpfmuskulatur zusätzlich.

Übung 7: Laufen auf der Stelle (Skippings)

GUT FÜR: B) Durchblutung und Sauerstoffversorgung, C) Power für den Liebesakt
TRAINIERTE MUSKELN: Beine, Rumpf

AUSFÜHRUNG

- Aufrecht hüftbreit hinstellen und den Rumpf aktivieren. Beginnen Sie dann, auf der Stelle zu laufen. Um in eine flüssige Bewegung zu kommen, zunächst in etwas langsamerem Tempo bei einem geringeren Bewegungsumfang der Beine laufen. Das Tempo nach und nach erhöhen und auch die Knie weiter nach oben ziehen.
- Den Großteil der Übungszeit in hohem Tempo laufen, mit lediglich kurzen Bodenkontakten der Füße. Versuchen Sie, so viele schnelle Schritte wie möglich zu machen, und konzentrieren Sie sich auf die Bewegung Ihrer Knie. Ihr Rumpf bleibt dabei stets angespannt, der (gerade!) Oberkörper ist eventuell wie beim Sprinten etwas vorgebeugt.
- Am besten laufen Sie in Intervallen (siehe Seite 98 und 99). Weitere Informationen zu Variationen und Steigerungsmöglichkeiten, aber auch eine Methode zur Ermittlung der zu Ihnen passenden Trainingsherzfrequenz finden Sie in dem Buch „Der beste Sex deines Lebens“ von Prof. Frank Sommer (Südwest Verlag).

Ihre Arme dürfen gerne gegengleich mitschwingen, um die Laufbewegung rund zu halten.

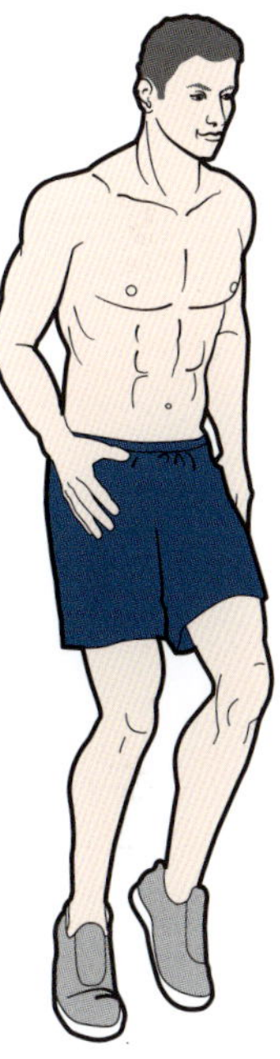

EINSTEIGERVARIANTE

Anstatt zu laufen, marschieren Sie auf der Stelle. Ziehen Sie dabei stets aktiv ein Knie nach oben und rollen Sie über den gesamten Fuß ab, wenn Sie wieder aufsetzen.

Übung 8: Klappmesser-Crunches mit Medizinball

GUT FÜR: C) Power für den Liebesakt (sowohl Kraft zum Pushen als auch muskuläre Kraftausdauer)

TRAINIERTE MUSKELN: Beckenboden, Bauch und der Rumpf insgesamt, Schultern und Arme

- Rücklings auf den Boden legen und die Beine ausstrecken. Mit beiden Händen einen Medizinball fassen und die Arme so am Kopf vorbeistrecken, dass Sie den Ball knapp über dem Boden halten.
- Die Bauchmuskulatur anspannen, die gestreckten Beine ganz leicht anheben und während des gesamten Satzes nicht mehr ablegen.

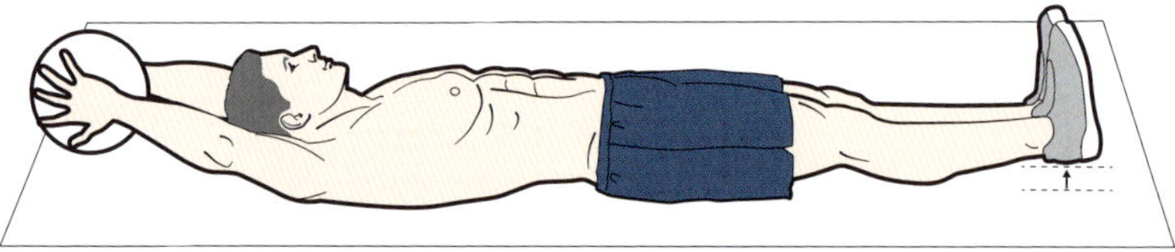

B

- Aus dem Bauch heraus den oberen Rücken und den Schulterbereich vom Boden abheben. Der Kopf bleibt in der Verlängerung der Wirbelsäule.
- Gleichzeitig die gestreckten Arme mit dem Ball über den Kopf hinweg in Richtung Körpermitte führen und das rechte Knie so weit wie möglich anziehen.
- Die Position kurz mit maximaler Spannung halten. Langsam zurück, ohne den Ball und die Beine abzulegen.
- In der nächsten Wiederholung das linke Knie anziehen und die Übung in der Folge wechselseitig fortführen.

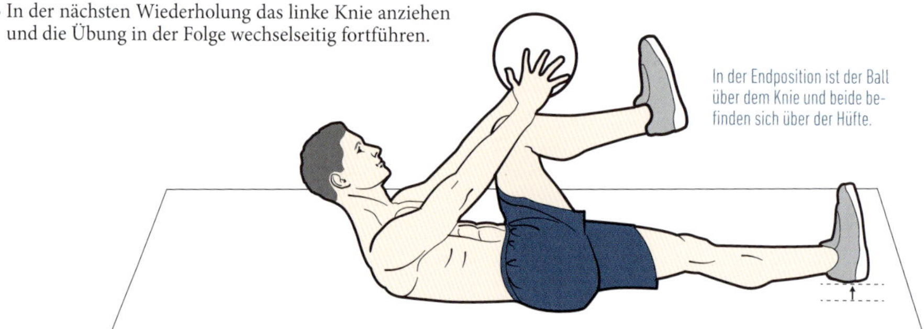

In der Endposition ist der Ball über dem Knie und beide befinden sich über der Hüfte.

EINSTEIGERVARIANTEN

- Führen Sie die Übung ohne Medizinball aus.
- Legen Sie zwischendurch Ball oder Beine ganz kurz ab.

ALTERNATIVEN

Variieren Sie Ihr Training und nutzen Sie jede Form von Crunch, Klappmesser, Sit-up, Beinheben etc.

Übung 9: Dehnung der vorderen Körper-Muskelkette

GUT FÜR: C) Flexibilität und Beweglichkeit beim Liebesakt

TRAINIERTE MUSKELN: Dehnung der vorderen Muskelkette inklusive Bauchbereich

AUSFÜHRUNG

- Mit geschlossenen Füßen aufrecht hinstellen, die Beine sind leicht gebeugt. Die Arme nach oben strecken und die Handflächen über dem Kopf aufeinanderlegen.
- Die Fingerspitzen so weit es geht zur Decke schieben. Die Schulterblätter bewusst unten halten. Stellen Sie sich dabei außerdem vor, dass Sie mit den Füßen die Erdkugel unter sich wegdrücken – auf diese Weise erreichen Sie eine Streckung Ihres gesamten Körpers.
- Das Gesäß anspannen und den Körper leicht nach hinten strecken, sodass Sie eine Dehnspannung im Bauchbereich spüren, aber keinen Druck auf den unteren Rücken provozieren.
- Diese Dehnspannung halten. Zusätzlich den Kopf heben und zu den Händen blicken.
- Langsam ein- und ausatmen und diese Position halten. Immer wieder versuchen, sich weiter zu strecken: Ziel der Übung ist eine maximale Dehnspannung in der vorderen Muskelkette Ihres Körpers.

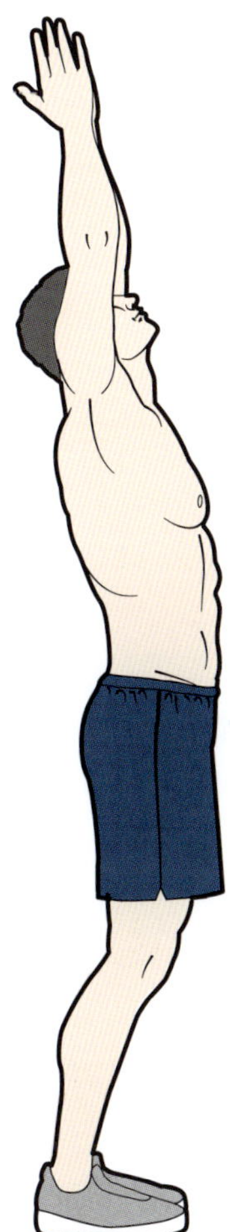

Versuchen Sie, Ihr Kinn in Richtung der Hände zu schieben. Auf diese Weise intensivieren Sie die Dehnung im Bereich des vorderen Oberkörpers.

Übung 10: Körperschaukel

GUT FÜR: C) Flexibilität und Beweglichkeit beim Liebesakt

TRAINIERTE MUSKELN: Dehnung der hinteren Oberschenkel sowie des Hüft-Becken-Bereichs

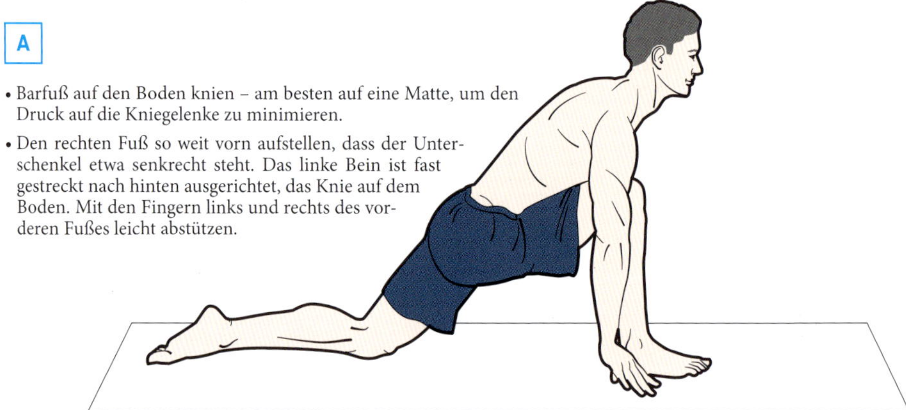

A

- Barfuß auf den Boden knien – am besten auf eine Matte, um den Druck auf die Kniegelenke zu minimieren.
- Den rechten Fuß so weit vorn aufstellen, dass der Unterschenkel etwa senkrecht steht. Das linke Bein ist fast gestreckt nach hinten ausgerichtet, das Knie auf dem Boden. Mit den Fingern links und rechts des vorderen Fußes leicht abstützen.

- Das Gesäß nach hinten schieben, bis das vordere Bein möglichst gestreckt ist. Bei Bedarf den rechten Fuß zur Unterstützung etwas nach vorn schieben.
- Den Oberkörper vorbeugen und gleichzeitig die Brust nah an den rechten Oberschenkel bringen.
- Die Spannung im hinteren Oberschenkel, im Gesäß sowie im Rücken für wenigstens 30 Sekunden halten. Dann kurz lösen und in die Startposition gehen. Ein paarmal durchatmen und das Ganze noch ein- bis zweimal wiederholen.
- Im Anschluss alles mit der anderen Seite ausführen.

POWERVARIANTE

Die Übung wird merklich anstrengender, wenn Sie den vorderen Fuß immer mit der ganzen Sohle an Ort und Stelle halten.

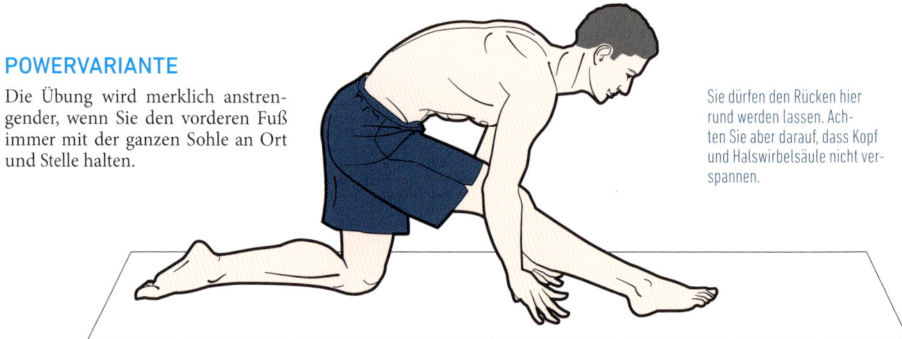

Sie dürfen den Rücken hier rund werden lassen. Achten Sie aber darauf, dass Kopf und Halswirbelsäule nicht verspannen.

Übung 11: Hüft- und Oberschenkeldehnung im Kniestand

GUT FÜR: C) Flexibilität und Beweglichkeit beim Liebesakt

TRAINIERTE MUSKELN: Dehnung des Hüftbereichs und des vorderen Oberschenkels

A

- Auf eine Matte oder einen weichen Teppich knien. Den rechten Fuß nach vorn aufstellen, sodass das rechte Knie in einem rechten Winkel steht. Das linke Knie ist so positioniert, dass der Oberschenkel leicht nach vorn oben zeigt. Den Oberkörper aufrecht halten, die Rumpfmuskulatur anspannen und die rechte Hand auf dem rechten Knie ablegen.

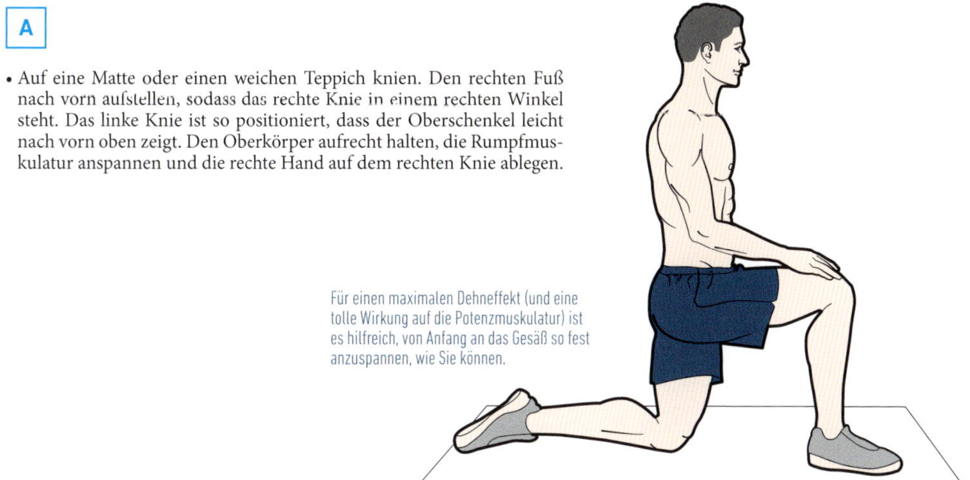

Für einen maximalen Dehneffekt (und eine tolle Wirkung auf die Potenzmuskulatur) ist es hilfreich, von Anfang an das Gesäß so fest anzuspannen, wie Sie können.

B

- Mit der linken Hand um den Spann des linken Fußes fassen und den Fuß hochziehen. Gleichzeitig den Hüftbereich nach vorn schieben – je weiter, desto größer wird die Dehnspannung, allerdings darf das vordere Knie dabei nicht zu weit nach vorn wandern. Jetzt sollten Sie eine deutliche Spannung im linken vorderen Oberschenkel spüren. Diese für wenigstens 30 Sekunden halten und bei Bedarf sanft weiter in die Dehnspannung hineinschieben.
- Die Spannung kurz auflösen, ein paarmal durchatmen, dann das Ganze noch ein- bis zweimal wiederholen.
- Direkt im Anschluss die Seiten wechseln.

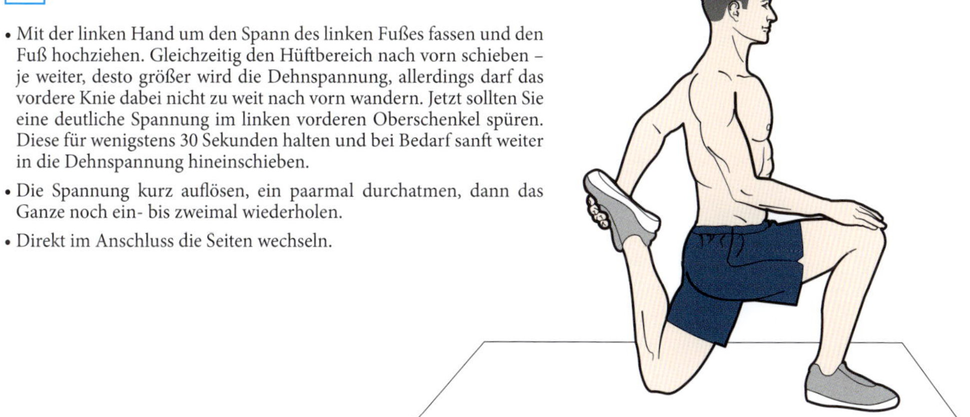

Übung 12: Hüftdehnung in Rückenlage an der Wand

GUT FÜR: C) Flexibilität und Beweglichkeit beim Liebesakt
TRAINIERTE MUSKELN: Dehnung des Hüftbereichs sowie der Adduktoren

AUSFÜHRUNG

- Mit einer Körperseite direkt neben eine Wand auf den Boden setzen. Den Oberkörper auf dem Rücken ablegen und die Beine nach oben strecken. Jetzt das Gesäß um 90 Grad zur Wand drehen und die letzten Zentimeter auf dem Rücken an die Wand heranrutschen, sodass Gesäß, die Beinrückseiten und die Fersen Wandkontakt haben. Das Becken und der untere Rücken halten Kontakt zum Boden.
- Langsam die gestreckten Beine an der Wand seitlich nach links und rechts abkippen lassen. Dazu zunächst die Schwerkraft nutzen und muskulär nachschieben, wenn die Dehnspannung nicht ausreicht.
- Die maximale Dehnspannung für wenigstens 30 Sekunden halten. Dann die Spannung kurz auflösen, indem Sie die Beine wieder an der Wand entlang hochziehen. Ein paarmal durchatmen, dann ein bis zwei weitere Durchgänge anschließen.

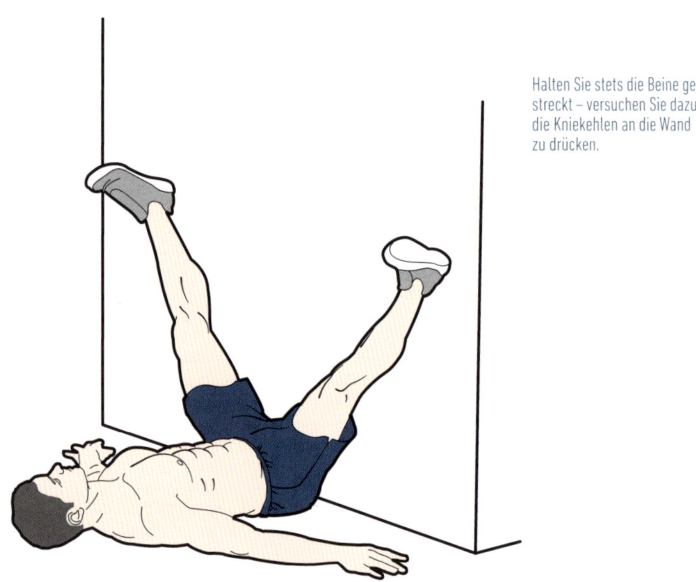

Halten Sie stets die Beine gestreckt – versuchen Sie dazu, die Kniekehlen an die Wand zu drücken.

Beim Oralverzehr

Powerfood für Penis, Prostata & Co.

In diesem Kapitel geht es um den richtigen Treibstoff für Ihren Kolben: Mit dem perfekten Futter halten Sie Geschlechtsorgane und Spermien gesund und legen die Basis für standhafte Erektionen und jede Menge Lust und Leistungsfähigkeit im Bett.

Im Anatomie- sowie im Trainingskapitel ist es angeklungen: Eine grundsätzlich gesunde Lebensweise mit ausreichend Bewegung ist essenziell, um lange Freude an den Geschlechtsorganen zu haben. Dazu gehört auch eine gesunde Ernährung, die Sie langfristig vor chronischen Erkrankungen und Beschwerden (auch Erektionsproblemen) schützt und Ihren Körper gesund und „in Würde" altern lässt. Denn das, was Sie in sich hineinstopfen, hinterlässt Spuren in Ihrem Körper. Das Ziel sollte sein, dass diese Auswirkungen durchweg positiv sind – zumindest aber keine langfristigen Schäden verursachen.

Grundsätze einer gesunden Ernährung

Dieses Penis-Buch soll jetzt nicht zum Ernährungsratgeber mutieren – und kann einen solchen auch niemals ersetzen (informieren Sie sich bitte unbedingt zu diesem Thema – im Buchladen, im Internet oder bei einer Ernährungsberatung). Deshalb folgt hier nur ein kurzer Abriss der wichtigsten Grundlagen gesunder Ernährung, bevor es mit den spezielleren Ausführungen in Sachen Penis-Powerfood weitergeht. Das oberste Prinzip einer gesunden Ernährung: Ausgewogenheit. Sie müssen also auf nichts verzichten, aber Sie sollten in der Gesamtheit mehr gesunde Dinge zu sich nehmen als ungesunde, und die Mischung der Nährstoffe (wie Eiweiß, Fett und Kohlenhydrate, aber auch Vitamine & Co.) sollte dabei ebenfalls stimmen.

Jetzt kommt's dicke: Übergewicht macht krank und impotent!
Fühlen Sie sich von dieser Überschrift angesprochen (es geht nicht um zwei, drei Kilo zu viel, eher um 20, 30 Kilo ...)? Dann sollten Sie sich dringend um Ihre Energiebilanz kümmern, also das ausgewogene Verhältnis zwischen Kalorien, die Sie zu sich nehmen (Essen und Trinken), und Kalorien, die Sie verbrauchen (Leben, Bewegung und Sport). Das heißt nicht, dass Sie hungern müssen, denn es gibt massenweise gesunde und niedrigkalorische Lebensmittel, an denen Sie sich besinnungslos essen können, ohne zuzunehmen. Nur haben Sie als Übergewichtiger bislang in Ihrem Leben mehr Kalorien zu sich genommen, als Ihr Körper verbraucht. Und sich dabei wahrscheinlich auch ungesund ernährt. Konsultieren Sie ruhig einen Ernährungsberater, der Ihr Essverhalten von Grund auf umzustellen hilft. Es lohnt sich – für Ihr Liebesleben und Ihre Gesundheit. Zusätzlich gestalten Sie Ihr Leben unbedingt aktiver, denn es gibt Studienbelege dafür, dass Sie mit jedem purzelnden Pfund wieder bessere Erektionen erleben (siehe dazu die Ausführungen ab Seite 86).

Nehmen Sie überwiegend natürliche Lebensmittel zu sich – alles, was in der Natur wächst oder lebt (beziehungsweise was beim Obst- und Gemüsehändler, an der Fleisch- oder Fischtheke zu finden ist). Damit decken Sie in der Regel alle benötigten Nährstoffe Ihres Körpers ab. Künstlich erzeugte, verarbeitete, komprimierte oder angereicherte Lebensmittel, Convenience und Fast Food sind zumeist Quellen schlechter oder unzureichender Nährstoffe: Sie enthalten häufig künstliche Zusatzstoffe wie Aromastoffe, Geschmacksverstärker oder auch Süßstoffe und sind insgesamt keine gute Grundlage für die tägliche Ernährung.

Das, was Sie essen, sollte Ihren Körper mit den Nährstoffen versorgen, die er für ein gesundes Leben, für Leistungsfähigkeit und Wohlbefinden braucht. Was sind Nährstoffe? Da sind zum einen die Makronährstoffe, die Energie (= Kalorien) mit sich bringen: Eiweiß, Fett, Kohlenhydrate. Auch Alkohol ist ein Makronährstoff, sollte aber – kleiner Gruß an die Erektionsfähigkeit – keine tragende Rolle in Ihrem Ernährungsplan spielen.

Zum anderen gibt es Vitamine, Mineralstoffe, Spurenelemente und sekundäre Pflanzenstoffe. Die sind kalorienfrei, aber sehr wichtig und teilweise essenziell, das heißt: Ihr Körper kann sie nicht selbst produzieren. Diese Vitalstoffe stecken in natürlichen, frischen Lebensmitteln wie Obst, Gemüse, Hülsenfrüchten, schierem Fisch und Fleisch. Dann gibt es Ballaststoffe. Diese unverdaulichen Bestandteile wie Zell- und Faserstoffe von Gemüse und Obst klingen unattraktiv, aber sie sättigen, und zudem können sie den Blutzuckerspiegel positiv beeinflussen, Verdauungsprozesse verbessern und Giftstoffe binden. Ballaststoffe finden sich in Gemüse, Getreideprodukten, Obst (besonders Beeren), Nüssen und Samen.

Powerfood für eine perfekte Penis-Potenz

Liebe geht durch den Magen. Und durch den Magen führt auch der Weg zu mehr Liebesglück. Denn „Du bist, was du isst" gilt auch für den Zustand Ihrer Geschlechtsorgane. Neben den gerade erwähnten allgemeinen Grundlagen gibt es auch konkrete Ernährungsstrategien und Lebensmittel für gesunde Geschlechtsteile und ein erfülltes Liebesleben. In die folgenden sechs Bereiche können Sie sofort gezielt eingreifen – indem Sie das Richtige essen (und das Falsche weglassen):

1) Power für die Blutgefäße

Die Erektion Ihres Penis ist eine blutige Angelegenheit: Damit Ihr bestes Stück steif und prall wird, muss es maximal mit Blut gefüllt sein und dieses auch halten. Die Basis dafür sind intakte Blutgefäße, also all das, was das Blut in Ihren Penis trägt und dort bleiben lässt. Logisch: Je besser der Zufluss in den Schwellkörper, desto härter die Erektion. Ihre Ernährung beeinflusst die Qualität der Blutgefäße in direktem Maße. Auffällig wird das zumeist immer erst dann, wenn die Ernährung nicht stimmte – und bei einer Arteriosklerose (oft durch Übergewicht!) die Gefäße verkalkt sind. Derart vernachlässigte Blutgefäße bedrohen nicht nur Ihre Erektionsfähigkeit, sondern auch Ihr Leben. Die Wissenschaft zeigt sogar einen Zusammenhang zwischen Schlaganfall oder Herzinfarkt einerseits und Erektionsstörungen andererseits: Letztere treten etwa vier bis acht Jahre vor den lebensbedrohlichen Krankheiten auf (mehr dazu ab Seite 57).

L-Arginin und L-Citrullin

Bestimmte Aminosäuren – das sind die Bausteine von Eiweißen – helfen, die Gefäßwände frei und elastisch zu halten und somit Schlaganfall- oder Herzinfarktrisiken zu minimieren. Sie verbessern den Blutstrom und die Versorgungslage im ganzen Körper. Und sie verbessern die lokale Durchblutung des Penis, erhöhen dabei auch das Blutvolumen in Ihren Schwellkörpern bei sexueller Erregung.

Die wichtigste Aminosäure ist hierbei das sogenannte *L-Arginin*. Es ist an vielen Stoffwechselprozessen beteiligt und verbessert nachweislich die Struktur Ihrer Körperzellen, auch die der Peniszellen – sie sorgt dafür, dass mehr Blut in die Schwellkörper fließen kann. Tipp: Da L-Arginin schnell verstoffwechselt wird, sollten Sie es den ganzen Tag über immer wieder aufnehmen (insgesamt sind etwa 5 000 Milligramm pro Tag ein guter Wert). Ideal geht das mit Nüssen. Ansonsten findet sich die Aminosäure aber auch in fast allen eiweißreichen Lebensmitteln (Fleisch, Fisch, Milchprodukte) sowie in vielen Pflanzen.

Quasi Hand in Hand mit L-Arginin arbeitet eine andere Aminosäure: das L-Citrullin. Es wird in der Leber zu L-Arginin umgewandelt (dabei aber im Gegensatz zu L-Arginin nicht abgebaut), hilft also auch dort bei der Versorgung. Und da die Umwandlung länger andauert, sorgt es auch dafür, dass Sie dauerhaft über L-Arginin verfügen. L-Citrullin hat aber noch eine andere Eigenschaft, die ebenfalls auf Ihre Erektionsleistung einzahlt. Denn aus L-Citrullin macht Ihr Körper auch Stickstoffmonoxid (abgekürzt NO – siehe Seite 51 bis 52). Dieser Botenstoff ist entscheidend für knallharte Erektionen. In einer italienischen Studie versorgten Wissenschaftler Probanden täglich mit 1 500 Milligramm L-Citrullin und beobachteten deren Erektionen – die sich bei der Hälfte der Teilnehmer verbesserte! L-Citrullin soll zudem die Regeneration fördern und Muskelkatererscheinungen dämpfen. Auch wird es unter anderem zur Behandlung von Herzerkrankungen eingesetzt, denn das NO macht verkalkte, starre Blutgefäße wieder geschmeidiger. Die Aminosäure kommt vor allem in Wassermelonen vor, insbesondere in dem weißen Fruchtfleisch direkt unter der Rinde. Gute Lieferanten von L-Citrullin sind ansonsten: Kürbis (auch Kerne), Gurke, Zwiebeln, Knoblauch, Kichererbsen, Erdnüsse, Leber, Lachs, Mandeln, Walnüsse und dunkle Schokolade.

L-Arginin-haltige Lebensmittel*	
Erdnüsse, ungesalzen	3 460 mg
Mandeln	2 750 mg
Linsen	2 240 mg
Haselnüsse	2 030 mg
Rindfleisch	1 540 mg
Huhn (Brust)	1 350 mg
Lachs	1 330 mg
Thunfisch	1 254 mg
Hartkäse (zum Beispiel Edamer 30 % F. i. Tr.)	1 030 mg
*L-Arginin in mg pro 100 g Lebensmittel	

2) Power für das Gewebe

Die Infrastruktur Ihres Penis (und auch seine Größe!) ist maßgeblich von Zusammensetzung und Zustand der Zellen abhängig. Jedes Gewebe verliert im Alter an Geschmeidigkeit und funktioneller Wirkung. Und das geht schon in den Zwanzigern los! Eine Folge für Ihren Penis: Er wird im Laufe der Zeit schmaler und kleiner. Diesen Prozess können Sie ausbremsen, indem Sie Ihren Körper mit Antioxidantien versorgen. Die sind für alle Körperzellen ein wichtiger Jungbrunnen – und sorgen speziell im Penis dafür, dass die wichtigen glatten Muskelzellen bewahrt bleiben und sich dort kein Bindegewebe aufbauen kann, das sich negativ auf die Erektionsfähigkeit auswirkt.

Antioxidantien finden sich in vielen frischen Lebensmitteln, vor allem in Gemüse und Kräutern, Obst, Keimlingen, Nüssen und naturbelassenen Ölen. Besonders hoch ist der Anteil in rohem Kakao, der zudem noch reichlich sekundäre Pflanzenstoffe, Vitamine, Mineralien und Spurenelemente enthält. In Obst wiederum, das täglich in Ihren Speiseplan gehört, finden sich sehr häufig Flavonoide. Dieser Pflanzenstoff wirkt als Antioxidans und verbessert die Infrastruktur Ihres Penis. Gute Vertreter für Flavonoide sind: Beeren (wie Erdbeeren, Brombeeren, Heidelbeeren), Zitrusfrüchte (etwa Orangen, Zitronen und Grapefruits), Weintrauben, Granatäpfel, Pflaumen, Aprikosen, Äpfel, Birnen, Kirschen sowie Feigen. Dunkle Beerensorten enthalten zudem sogenannte Anthocyane, das sind Pflanzenfarbstoffe ähnlich der Flavonoide, die die Produktion von Stickstoffmonoxid unterstützen und damit für mehr Stehvermögen sorgen sollen. Obst mit einem hohen Anteil an Vitamin C (etwa Erdbeeren) kann zudem die Testosteronproduktion antreiben. Alles in allem: ausreichend Argumente dafür, mehrmals täglich zu Obst und Gemüse zu greifen!

3) Power für die Hormone

Glücklicherweise können Sie Hormone wie Testosteron, das „Königshormon" des sexuell aktiven Mannes, durch Ernährung positiv beeinflussen. Viele Vitamine (wie Vitamin D_3 und die B-Vitamine), Mineralstoffe (wie Zink und Magnesium), sekundäre Pflanzenstoffe und „gute", einfach ungesättigte Fettsäuren haben das Potenzial, Ihre sexuelle Leistungsfähigkeit zu steigern:

Einfach ungesättigte Fettsäuren, die in Nüssen, aber auch in Olivenöl, Rapsöl, Avocados oder Samen wie Sesamsamen oder Sonnenblumenkerne vorkommen, pushen den Testosteronspiegel ebenso wie Zink. Dieser Mineralstoff fördert zudem die Bildung von Spermien (eine Ejakulation „kostet" jedes Mal etwa fünf Milligramm Zink). Die beste Zinkquelle sind Austern (eine einzige Auster deckt bereits den Tagesbedarf eines Mannes von 15 Milligramm Zink!), zudem weitere Meeresfrüchte, Kürbiskerne und Nüsse (etwa Paranüsse), Linsen, Mais, Paprika, Sauerkraut, Spargel und Zwiebeln.

Auch Mangan wirkt testosteronfördernd. Dieses Spurenelement findet sich in Spinat, Weißkohl, Erdbeeren, Melonen, Mangos, Hülsenfrüchten, Vollkornprodukten und Nüssen.

Polyphenol wiederum ist ein sekundärer Pflanzenstoff, der zum Beispiel in Weintrauben und Granatäpfeln enthalten ist. Es sorgt in Ihrem Körper dafür, dass der Testosteronspiegel auf einem hohen Level erhalten bleibt.

Nahrungsergänzungsmittel zur Steigerung des Testosteronspiegels

In seltenen Fällen (etwa durch Krankheit, Stress oder selten vorkommende erblich bedingte Mängel) kann es sein,

Ist Soja schlecht für den Testosteronspiegel?
Nein. Auch wenn sich das Gerücht hält, Soja habe in dieser Hinsicht negative Auswirkungen: Der schlechte Ruf liegt vor allem daran, dass Soja bestimmte Phytohormone in sich trägt, und zwar sogenannte Isoflavone, die dem weiblichen Hormon Östrogen ähnlich sind. Östrogen ist für weibliche Geschlechtsmerkmale verantwortlich, schwächt dabei die Wirkung des männlichen Testosterons ab. Mehrere Studien haben allerdings widerlegt, dass Soja negative Auswirkungen etwa auf Libido und Potenz hat oder gar Depressionen oder Osteoporose schüren könnte. Soja hat vielmehr einen positiven Effekt, denn es hilft, den Blutcholesterinwert zu senken. Das ist doch auch schon mal was – vor allem für Übergewichtige.

dass Sie trotz gesunder Ernährung von dem ein oder anderen Nährstoff zu wenig im Körper haben. Hier können Supplemente helfen – insbesondere, was die Aufrechterhaltung des Testosteronspiegels angeht. Allerdings gilt immer: Kein einziges Ergänzungsmittel ist so wirksam wie eine natürliche Nährstoffquelle! Und: Gehen Sie auf jeden Fall achtsam damit um, denn Überdosen können unter Umständen gefährlich sein!

Vitamin D_3
Vitamin D_3 ist indirekt an der Steuerung des Testosteronspiegels beteiligt: Es hemmt ein bestimmtes Enzym namens Aromatase, das für die Umwandlung von Testosteron in Östrogen verantwortlich ist – mit der Eigenschaft, den Testosteronspiegel zu senken. Vitamin D_3 stellt sich dem also entgegen. Einige Studien belegen, dass es damit den Testosteronspiegel positiv beeinflusst, vor allem bei (übergewichtigen) Männern. Eine tägliche Menge von 2000 bis 3000 sogenannter Internationaler Einheiten (IE) pro Tag soll den Testosteronspiegel anheben, allerdings nur bei einer Einnahme über einen längeren Zeitraum. Auf diese Menge kommen Sie zumeist nur schwer, denn (siehe dazu auch den folgenden Kasten auf Seite 121): Vitamin D_3 wird vorrangig bei Sonneneinstrahlung über die Haut produziert – in der Nahrung hingegen kommt es nur in geringen Mengen in tierischen Produkten (vor allem in Leber) sowie in Pilzen vor. Wenn Sie Vitamin D_3 über Supplemente zuführen, dann sollten Sie dies zu den Mahlzeiten tun: Das Vitamin ist fettlöslich, sodass es von Ihrem Körper nur in einer Kombination mit Fett genutzt werden kann.

Magnesium
Einigen Studien zufolge hebt Magnesium das Niveau Ihres Testosteronspiegels. Und es ist hilfreich bei Vitamin-D_3-Mangel, denn es wird für die Aktivierung dieses Vitamins benötigt. Egal ob alt oder jung, sportlich oder übergewichtig: Eine zusätzliche Magnesiumzufuhr hebt den Testosteronspiegel immer nur dann, wenn im Körper ein Mangel besteht. Ist Ihr Magnesiumhaus-

halt in Ordnung, verpufft die Supplementierung. Eine weitere Herausforderung: Welches Präparat ist das richtige? Reines Magnesium ist nicht zu kaufen, sondern immer nur in einer bestimmten Verbindung – mit unterschiedlichen Wirkungen und einer jeweils anderen Bioverfügbarkeit. Gemeint ist damit, inwieweit das Magnesium vom Körper verarbeitet werden kann. Leider ist sich die Wissenschaft uneins, welche Magnesiumverbindung ideal ist. Mal soll Magnesium-Glycinat besonders gut absorbierbar sein, mal Magnesium-Citrat, während Magnesium-Malat vitalisierend wirken soll. Es gibt aber auch Mischpräparate, in denen mehrere dieser Verbindungen enthalten sind. Wie viel sollten Sie zu sich nehmen? Die Empfehlungen schwanken zwischen 200 und 600 Milligramm am Tag. Übrigens: Magnesium steht Ihnen auch auf natürliche Weise zur Verfügung, beispielsweise in Mineralwasser, Kakaopulver, Nüssen, Sojaprodukten, Vollkornprodukten, Hülsenfrüchten, Haferflocken, Rucola und Spinat.

Zink

Auch für Zink gilt: Nur im Falle eines Mangels an diesem Mineralstoff im Körper hat die Einnahme von zusätzlichem Zink auch nachweislich eine anhebende Wirkung auf den Testosteronspiegel. Allerdings leiden viele Menschen tendenziell unter Zinkmangel (vor allem Vegetarier und Veganer), weshalb die Einnahme eine Überlegung wert ist. Lassen Sie dic Werte von Zink, Vitamin D_3 etc. durch einen Bluttest beim Arzt messen (für die Kosten müssen Sie meist selbst aufkommen). Wenn Sie Zink als Nahrungsergänzung einnehmen wollen, dann sind Sie mit 10 bis 15 Milligramm pro Tag gut bedient.

So weit zu den wichtigsten Kandidaten Testosteron pushender Ergänzungsmittel. Ansonsten kann die Zugabe folgender Vitalstoffe sinnvoll sein (empfohlene Mengen pro Tag): Selen (100 bis 200 Milligramm, in Deutschland herrscht nachgewiesenermaßen eher ein Selenmangel), Folsäure (250 bis 500 Milligramm), Vitamin B_6 (1,6 bis 1,8 Milligramm), Vitamin C (200 bis 500 Milligramm) und Betacarotin (10 Milligramm) sind für die Spermienproduktion wichtig. Vitamin E, auch Tocopherol genannt (was aus dem Altgriechischen kommt und witzigerweise so viel heißt wie „ein Kind zeugen“), ist ein heiß gehandelter „Potenz-Pusher“. Es hat durchaus antioxidative Wirkung und fördert die Durchblutung – allerdings gibt es keinen nachgewiesenen Einfluss auf die Potenz. Und es kann als Ergänzungsmittel bei zu hoher Dosierung sogar das Prostatakrebsrisiko erhöhen! Bevor Sie zu teuren Pillen greifen, schlucken Sie lieber ein Löffelchen Weizenkeimöl. Alternativ tut es auch eine Handvoll Mandeln.

Phytohormonhaltige Stoffe
Zu den Präparaten, die Ihren Testosteronspiegel heben können, gehören auch Pflanzen, die Phytohormone enthalten, also hormonähnliche Inhaltsstoffe. Im Speziellen interessieren hier Substanzen, die „Männerhormonen" wie dem Testosteron ähnlich sind. Sie sollen die Bildung von Testosteron im Körper stimulieren beziehungsweise dessen Abbau hemmen.

Ginseng
Die aufgrund ihrer nachweislich (sexuell) anregenden Wirkung auch „Männerkraut" genannte Pflanze enthält Phytoandrogene. So soll Ginseng Einfluss nehmen auf den Spiegel von Testosteron und anderen Hormonen. Es fördert zudem die Bildung von Stickstoffmonoxid im Blut und in den Zellen, was die Durchblutung verbessert und die glatten Muskelzellen im Penisschwellkörper entspannt – wichtig für eine harte Erektion. Ginseng (am besten wirken asiatische Sorten wie koreanischer oder chinesischer Ginseng) kann etwa als Tee eingenommen werden und dann am besten täglich über einen längeren Zeitraum – kurzfristige Potenzsteigerungen vor einem Geschlechtsakt sind nicht zu erwarten.

Brennnessel
Brennnesselwurzeln (zumeist als Präparat erhältlich) wie auch frische Brennnesselblätter (die Sie als Salat, im Smoothie oder als Tee selbst zubereiten können) blockieren mit ihren Inhaltsstoffen ebenso wie Vitamin D_3 das Enzym Aromatase, das Testosteron in das weibliche Hormon Östrogen verwandelt. So hält die Pflanze den Testosteronspiegel oben. Und zwar auch das biologisch aktive, „sexuell wirksame" Testosteron. Brennnesselwurzel wird aufgrund ihrer Wirkung auf den Hormonhaushalt auch als Heilmittel bei einer gutartig vergrößerten Prostata eingesetzt.

Kiefernpollen oder Pine-Pollen
Kiefernpollen (vor allem von Wald- und Schwarzkiefer) sollen besonders reich sein an Phytoandrogenen – eine genaue Erhebung dazu gibt es allerdings nicht. Dafür aber Infos aus der Holzindustrie: Laut Untersuchungen von Biologen sollen sich in Flussläufen, die in der Nähe von Kiefernholz verarbeitenden Papierfabriken liegen, weibliche Fische in männliche Fische verwandeln (eine Umwandlung, die bei manchen Fischen durchaus normal ist), und zwar aufgrund des hohen Testosterongehalts der Fabrikabwässer. Kiefernpollen werden zumeist als Tinktur (oft unter der Bezeichnung Pine-Pollen beziehungsweise Pinienpollen) angeboten. Oder Sie sammeln sie im Frühjahr selbst von den Bäumen.

Egal, was Sie zu sich nehmen: Testosteron ist nicht gleich Testosteron. Wichtig ist, den biologisch aktiven Anteil zu erhöhen (siehe dazu Seite 31). Unterstützung geben Brokkoli, Blumenkohl, Weißkohl oder grünes Blattgemüse wie Spinat und Grünkohl. Darin stecken sekundäre Pflanzenstoffe wie zum Beispiel Indol-3-Carbinol, die die Bildung des biologisch aktiven Testosterons fördern.

Eine Geheimwaffe bei dieser Mission sind Haferflocken. Hafer enthält ebenfalls Phytohormone und Avenacoside, einen sekundären Pflanzenstoff, der die Menge an biologisch aktivem Testosteron im Körper signifikant steigert. Phytohormone und Avenacoside sind in der Lage, den SHBG-Spiegel zu senken, also die Menge des Sexualhormon bindenden Globulins, welches Testosteronmoleküle sexuell unwirksam macht. Zudem fördern sie Stickstoffoxide, die die Blutfördermenge positiv beeinflussen. Schließlich hat Hafer eine entspannende Wirkung, kann also den Pegel des Stresshormons Cortisol senken – gut für Ihr Testosteron. Es spricht also viel dafür, mehr oder weniger täglich eine kleine Schüssel Haferflocken zu konsumieren.

Ab in die Sonne für besseren Sex

Vitamin-D-Mangel ist ein häufiger Grund für einen zu niedrigen Testosteronspiegel, denn das Vitamin ist direkt an der Hormonproduktion beteiligt. Das Problem mit Vitamin D (eigentlich heißt es Vitamin D_3): Es kommt nur in geringen Mengen in Lebensmitteln vor. Ein Grund, warum Ihr Körper einen anderen Weg gefunden hat, den wichtigen Vitalstoff zu erhalten, und zwar mittels Sonneneinstrahlung. Da wir heutzutage jedoch die meiste Zeit drinnen verbringen (und draußen entweder Kleidung tragen oder mit Sunblockern arbeiten – beides bringt die Vitamin-D_3-Produktion zum Erliegen), haben knapp neun von zehn Menschen in den Industrienationen einen Vitamin-D_3-Mangel – und betroffene Männer oft einen niedrigen Testosteronspiegel. Deshalb: Ab sofort ab in die Sonne! Für 20 Minuten am Tag etwas Haut zeigen reicht (im Winter etwa 30 Minuten). Und ansonsten: Nahrungsmittelquellen für Vitamin D_3 sind Pilze, Avocados, Eier, Käse und vor allem fettreicher Fisch (zum Beispiel Aal, Lachs oder Hering). Diese Fischsorten liefern gleich wertvolle Omega-3-Fettsäuren mit, die die Durchblutung fördern und so Ihre Erektionsfähigkeit positiv beeinflussen sollen.

4) Power für die Muskeln

Das potenzfördernde Training aus Kapitel 4 wirkt nicht ohne eine passende Versorgung Ihres Körpers. Insbesondere Krafttraining zum Muskelaufbau oder zur Leistungssteigerung wirkt nur dann langfristig, wenn Sie Ihrem Körper auch wichtige Aufbaustoffe zuführen. Der wichtigste davon ist Eiweiß, auch Protein genannt.

Wer sich ausgewogen inklusive Fleisch und Fisch ernährt, nimmt in der Regel ausreichend Eiweiß zu sich. Bei intensivem Krafttraining (etwa schweißtreibenden Übungen wie Kniebeugen und Kreuzheben, siehe Seite 104 und 106) darf es gern ein wenig mehr sein. Am besten nehmen Sie direkt nach dem Training etwa

Ausgewählte gute Eiweiß-quellen*	
Harzer Käse	30 g
Fleisch, mager	22–29 g
Erdnüsse	25 g
Kürbiskerne und Sonnenblumenkerne	23–25 g
Leinsamen	24 g
Linsen	23 g
Kidneybohnen	22 g
Haselnüsse, Mandeln	22 g
Fisch, mager	20–22 g
Quark, mager	13 g
* Gramm Eiweiß pro 100 g Lebensmittel	

30 Gramm Eiweiß zu sich, etwa in Form eines Whey-Eiweißshakes. Alternativ gehen auch ein Topf Hüttenkäse, 250 Gramm Quark oder magerer Joghurt. Insgesamt sollte sich Ihr täglicher Eiweißkonsum, auch an trainingsfreien Tagen, mit Blick auf das Potenztraining etwa zwischen 1,2 und 1,5 Gramm pro Kilogramm Körpergewicht bewegen. Wenn Ihre Einnahme hier im oberen Bereich liegt, trinken Sie ausreichend Wasser, denn Ihre Nieren müssen bei der Verarbeitung ordentlich schuften.

5) Power für die Libido

Einige Lebensmittel, die Ihnen begegnet sind, bringen anregende Wirkung mit sich: Allein ein höherer Testosteronspiegel sorgt ja für ein erhöhtes Erregungspotenzial. Zusätzlich gibt es noch weitere Produkte, denen aus unterschiedlichsten (selten wissenschaftlich überprüften) Gründen eine anregende, aphrodisierende Wirkung zugesprochen wird. Die wollen wir Ihnen nicht vorenthalten – denn wenn sich bei Ihnen dank eines fragwürdigen Placebos eine würdige Peniserektion einstellt, soll Ihnen das doch nur recht sein!

Bananen und Ananas

Bananen und vor allem Ananas enthalten Bromelain. Dieser sekundäre Pflanzenstoff wirkt entzündungshemmend und abschwellend. Am Penis passiert angeblich das Gegenteil: Bromelain soll den Testosteronspiegel ansteigen und Ihr Glied anschwellen lassen.

Chili

Sie werden die unmittelbare Wirkung von Chili kennen: Das scharfe Zeug heizt Ihnen richtig ein, Sie fangen an zu schwitzen. Chili regt dank des enthaltenen Pflanzenstoffs Capsaicin den Kreislauf inklusive des Blutflusses (auch im Becken) unmittelbar an und soll zudem stimmungsaufhellend wirken. In jedem Fall schadet es nicht, etwas Schärfe in Ihr (Liebes-)Leben zu bringen! Profisportler machen sich die anregende und damit leistungssteigernde Wirkung von Chili übrigens auch zunutze: Sie schlucken ganze Chilischoten und umgehen dadurch das unangenehme Schärfegefühl im Mund – wenn die Chili im Magen zersetzt wird, entfaltet sie von dort ihre Wirkung.

Ingwer
Ähnlich anregend wie Chili wirkt Ingwer und bringt ebenfalls Schärfe ins Essen (oder ins Glas, wenn Sie Ingwertee trinken). Vitamine und viele sekundäre Pflanzenstoffe machen Ingwer, den die alten Chinesen schon als Aphrodisiakum verwendeten, zudem zu einer Heilpflanze, die Ihr Wohlbefinden grundsätzlich steigert.

Kardamom
Diese Kapselfrüchte galten bereits vor Jahrhunderten als natürliches Viagra. Allerdings hat sich noch kein Nachweis für diese Wirkung gefunden. Immerhin: Kardamom kann Mundgeruch und Blähungen lindern – das ist doch auch schon mal was für gewisse Momente (siehe auch: Knoblauch) …

Knoblauch
Okay, Sie merken schon: Hier gibt's ein Problem … Wie Sie intuitiv richtig erraten, ist es nicht der Geruch nach Knoblauch, der heiß und/oder begehrenswert macht. Vielmehr fällt die Knolle durch einen unscheinbaren Pflanzenstoff positiv auf, der die NO-Werte im Blut signifikant erhöhen kann (mit der bekannten erektionsunterstützenden Wirkung): Allicin heißt er. Jetzt müssen Sie nur noch einen Weg finden, nicht nach der Knolle zu riechen. Milch zu trinken soll helfen, ebenso das Kauen von Kardamom, Petersilie, Ingwer oder Kaffeebohnen. Und den Körpergeruch soll ein heißes Bad oder ein Besuch in der Sauna verschwinden lassen. Übrigens: Knoblauch wirkt angeblich auch testosteronfördernd.

Küchenkräuter und Blattgewürze
Auch die heimische Kräuterwelt hält Gattungen bereit, die das Sexleben aufmöbeln sollen: Schnittlauch, Basilikum, Petersilie, Bohnenkraut, Liebstöckel und allen voran Brennnesseln (siehe Seite 130) enthalten teils hormonartige Stoffe, teils sekundäre Pflanzenstoffe und ätherische Öle, die die Durchblutung des Beckens (und des Penis) fördern und die Qualität der Spermien verbessern sollen. Belege aus der Wissenschaft gibt's dazu aber nicht wirklich. Immerhin erregt dieses wohlschmeckende Grünzeug Ihre Geschmacksnerven – wohl bekomm's!

Maca
Dieses Wunderkraut aus Südamerika enthält viele Vitamine (darunter B_2, B_5, C und Niacin), zudem Kalzium, Zink, Jod, Eisen, Kupfer, Mangan, Phosphor und sogar Proteine wie L-Arginin (siehe Seite 115). Das „Anden-Ginseng" soll dank hormonähnlicher Substanzen stärker stimulieren als Ginseng, den Beckenbereich durchbluten und die Testosteronbildung anregen. In diversen Studien wurde eine aphrodisierende Wirkung dieser der Kresse ähnlichen Pflanze beobachtet und

auch ein positiver Einfluss auf die Samenproduktion festgestellt. Maca ist des Öfteren im Supermarkt anzutreffen oder auch im Gartencenter, denn Sie können es als Setzling oder Saat in den Garten pflanzen.

Muirapuama (Potenzbaum)
Was für ein selbstbewusster Name: Das Holz dieses eher kleinwüchsigen südamerikanischen Baums soll in Menschen ein gesteigertes sexuelles Verlangen auslösen. Allerdings ist die Studienlage speziell zur Wirkung auf Potenz und Libido eher unbefriedigend – wie wohl auch die Wirkung dieses „Wundermittels".

Safran
Safran, das sind diese unglaublich teuren Fäden, von denen man nie weiß, zu welchem Gericht die eigentlich zu verwenden sind. Nutzen Sie sie als Antörner. Eine Studie der University of Medical Sciences in Maschhad im Iran besagt, dass Safran bei Erektionsproblemen wirkt. Hier wurde Männern täglich 200 Milligramm Safran verabreicht, und das über zehn Tage. Schon nach wenigen Tagen soll es bei den Testern zu einer deutlichen Verbesserung der Penissteifigkeit gekommen sein.

Sägepalme
Aus getrockneten Sägepalmenfrüchten hergestellte Extrakte finden bei Prostatabeschwerden Anwendung. Einer Studie der Universität Zürich zufolge fördert Sägepalmenextrakt auch die Härte der Erektion und soll bei Ejakulationsproblemen helfen.

Samen(gewürze), etwa Nelken, Anis, Muskatnuss und Pinienkerne
Schmackhafte, normalerweise als Gewürz verwendete Pflanzensamen wie Nelken, Anis oder auch Muskatnuss werden manchmal als Lustbringer gehandelt. Nelken sollen Tieren im Versuch vermehrte sexuelle Aktivität beschert haben. Pinienkerne gelten in mediterranen Kulturen schon lange als Lustförderer. Einen Beweis für das alles gibt es allerdings nicht.

Schokolade (mit einem Kakaoanteil von 80 Prozent und mehr)
(Dunkle) Schokolade enthält eine Vielzahl an Antioxidantien, zudem auch Phenylethylamin, das durch Anhebung der Serotonin- und Endorphinspiegel im Blut Glücksgefühle auslösen und für gute Stimmung sorgen soll – was wiederum die Bereitschaft zum Sex anfeuern kann. Zudem findet sich in Schokolade das dem Koffein ähnliche Alkaloid Theobromin. Dieses wirkt gefäßerweiternd – mit erektionssteigerndem Effekt.

So weit die kleine Zusammenstellung von möglichen Potenzförderern. Wahrscheinlich werden Ihnen weitere exotische Kandidaten über den

Weg laufen – nur damit Sie diese Namen mal gehört haben (wissenschaftliche Beweise für deren Wirkung gibt es nicht): Alliaceae, Alpinia, Ambrein, Bufotenin, Cantharidin (besser bekannt als: Spanische Fliege), Damiana, Fenugreek (Bockshornklee), Ginkgo, Mönchspfefferbeeren, Yin Yang Huo (Ziegenkraut), Yohimbin und – in aller Bescheidenheit zum Schluss erwähnt: der Mehrjährige Bertram.

Übrigens: Auf Absurditäten wie Nashorn-Horn, Dinosaurierknochenmehl oder Tigerhoden wird an dieser Stelle mit voller Absicht – und Berechtigung – verzichtet!

Ein Prosit auf Ihre Penisversorgung

Ein wichtiges Lebensmittel für funktionierende Körpersysteme und erfüllende Sexmomente soll nicht unterschlagen werden: Wasser. Das ist ein wahrer Quell des (Liebes-)Lebens und gehört jeden Tag ins Glas. Denn: Etwa zwei Drittel Ihres Körpers bestehen daraus – kaum eine Zelle kommt ohne Wasser aus. Allein für die Blutversorgung (auch des Penis) sollten Sie trinken, trinken, trinken. Eben Wasser, und zwar etwa 30 Milliliter pro Kilogramm Körpergewicht am Tag – ein 80-Kilo-Mann also beispielsweise 2,4 Liter. Für jede Stunde (schweißtreibenden) Sport, die Sie absolvieren, kommt ein Liter Wasser hinzu.

6) Power für den Nachwuchs

Viele der aufgezählten Lebensmittel haben auch positive Auswirkungen auf die Qualität Ihrer Spermien. Sehr wichtig sind die auf Seite 117 angeführten Lebensmittel, die *Zink* mit sich bringen (zusätzlich nennenswert sind Weizenkeime und Vollkornprodukte). Denn Zink sorgt für einen optimalen Energiehaushalt der Spermien vor allem nach der Ejakulation, wenn sich die kleinen Racker auf den Weg zur Eizelle machen. Zudem bildet Zink eine Barriere für aggressive, zellschädigende freie Radikale, was auch der Spermienproduktion zugutekommt. Dieselbe Schutzaufgabe erfüllen die *Vitamine C, E und auch Betacarotin*. Die besten Quellen dafür sind Gemüse, Zitrusfrüchte und Nüsse wie Walnüsse und Mandeln, Weizenflocken und Vitamin-E-haltige Öle (etwa Olivenöl, Sonnenblumenöl und Maiskeimöl). *Vitamin A* benötigt Ihr Körper ebenfalls für die Spermienproduktion. Greifen Sie dafür zu Karotten, Trockenfrüchten (wie getrockneten Aprikosen), Leberwurst, Süßkartoffeln, Spinat, Feldsalat, Mangold, Grünkohl und auch Honigmelone. *Vitamin* B_6 kann die Spermienzahl erhöhen. Das wasserlösliche Vitamin kommt zum Beispiel in Fleisch und Fisch (Hummer, Lachs und Sardinen sind gute Lieferanten), außerdem in Kartoffeln, Nüssen, Milchprodukten, Avocados sowie Kichererbsen vor. *Vitamin* B_9, auch bekannt als *Folsäure*, soll ebenfalls die Anzahl der Spermien erhöhen und obendrein dafür sorgen, dass Sie auch gesunden Samennachwuchs zur Welt bringen. Ihr Job ist also, unter anderem folgende Folsäure-Highlights zu sich zu nehmen: Fleisch von der Pute und vom Rind, Weizenkeime, Kichererbsen, Sojabohnen, Grünkohl, Quinoa, Linsen und Erbsen.

So weit zu den Vitaminen. Zwei weitere Bausteine gibt es noch, stellvertretend für einige andere Mineralstoffe, die Ihnen Mutter Natur bereitstellt und für die Ihr Körper auch beim Prozess der Samenbildung sehr empfänglich ist: *Selen*, das intensiv in die Spermienproduktion involviert ist und sowohl Quantität als auch Qualität Ihrer Samen mitbestimmt. Die Hälfte des Selens, das in Ihrem Körper steckt, ist stets in Hoden und Samenleitern zu finden. Und Sie katapultieren es bei jeder Ejakulation fleißig in die Welt hinaus. Da Ihr Körper dieses essenzielle Spurenelement nicht selbst produzieren kann, sind Sie gefragt: Hauen Sie rein bei Fleisch, Fisch, Meeresfrüchten, Leber, Eiern, Getreide, Hülsenfrüchten, Paranüssen und Kokosnüssen. Auch *Magnesium* (siehe Seite 118) unterstützt Sie dabei, zahlreiche und gesunde Samen zu produzieren.

Wer bis hierhin aufmerksam gelesen hat, wird es bemerkt haben: An natürlichen Lebensmitteln führt kein Weg vorbei. Wenn Sie Ihren täglichen Speiseplan ausgewogen mit Gemüse, Obst, Fleisch, Fisch und Meeresfrüchten, Nüssen, Eiern, Milchprodukten, Hülsenfrüchten, Kräutern, grob gesagt mit allem füllen, was natürlich wächst und lebt, dann sollten Sie rundum gut versorgt und frei von Mangelerscheinungen sein. Und auch Ihre Geschlechtsorgane sollten dann alles haben, was sie benötigen.

Die besten Lebensmittel für Sex und Nachwuchs

An dieser Stelle sind sie nochmals versammelt, die wichtigsten Lebensmittel, die Ihnen bis hierher begegnet sind und die Ihr Liebesleben aufpeppen beziehungsweise Ihre Spermien leistungsfähig und angriffslustig machen.

Lebensmittel	•	••
Äpfel	•	••
Aprikosen	•	••
Artischockenherzen, gekocht	•	••
Austern	•	
Avocados	•	••
Beeren, dunkel	•	••
Birnen	•	••
Blumenkohl	•	
Brokkoli	•	
Cranberrys	•	••
Cashewnüsse	•	••
Chili	•	
Eier	•	••
Erbsen		••
Erdbeeren	•	••
Erdnüsse	•	••
Feigen	•	••
Feldsalat		••
Fisch, fettreich (zum Beispiel Aal, Lachs oder Hering)	•	••
Fisch, mager (zum Beispiel Thunfisch, Rotbarsch, Heilbutt)	•	••

Lebensmittel	•	••
Fleisch, mager (Steak oder Filet, zum Beispiel von Huhn, Pute, Rind, Schwein, Lamm)	•	••
Getreide		••
Ginseng	•	
Granatäpfel	•	••
Grünkohl	•	••
Gurke	•	
Haferflocken	•	••
Haselnüsse	•	
Honigmelone	•	••
Hülsenfrüchte, allgemein	•	••
Hummer		••
Ingwer	•	
Kakao, roh	•	••
Karotten		••
Kartoffeln	•	••
Käse (zum Beispiel Edamer oder Gouda)	•	
Keimlinge	•	••
Kichererbsen	•	••
Kidneybohnen, rot	•	••
Kirschen	•	••
Knoblauch	•	
Kokosnüsse		••
Kürbis	•	
Kürbiskerne	•	
Lachs	•	
Leber	•	••
Leberwurst		••
Linsen	•	••
Maca	•	••
Mais	•	
Mandeln	•	••
Mangold		••
Mangos	•	
Meeresfrüchte	•	
Milchprodukte		••
Nüsse, allgemein	•	••
Öle, naturbelassen (zum Beispiel Oliven-, Raps-, Sonnenblumen- oder Maiskeimöl)	•	••
Paprika	•	
Paranüsse	•	••
Pekanüsse	•	••
Pflaumen	•	••
Pilze	•	••
Quinoa		••
Rote Bete	•	••
Rucola		••
Safran	•	
Sauerkraut	•	
Schokolade, dunkel	•	••
Sesamsamen	•	
Sojaprodukte (zum Beispiel Sojabohnen)		••
Sonnenblumenkerne	•	
Spargel	•	
Spinat	•	••
Süßkartoffeln		••
Trockenobst (zum Beispiel Pflaumen und Aprikosen)	•	••
Vollkornprodukte	•	••
Walnüsse	•	••
Wasser	•	••
Wassermelone	•	
Wassermelonenkerne/Kürbiskerne	•	
Weintrauben	•	••
Weißkohl	•	
Weizenflocken		••
Weizenkeime		••
Zitrusfrüchte (zum Beispiel Orangen, Zitronen und Grapefruit)	•	••
Zwiebeln	•	

• = Gut für Potenz und Erektion
•• = Gut für die Spermienqualität

Vorsicht: Liebestöter!

Genussmittel? Von wegen. Finger weg von diesen Abtörnern!

Zucker
Süßes oder Steifes? Beides geht nicht. Vermeiden Sie Produkte mit (zu) viel Zucker. Eine Studie am Massachusetts General Hospital in Boston, USA, zeigt: Zucker hat unmittelbar negative Auswirkungen auf den Testosteronspiegel. Selbst Stunden nach Einnahme einer Test-Zuckerlösung lag dieser noch deutlich unter dem Normalwert. Lassen Sie das süße Betthupferl zukünftig weg – vor allem dann, wenn Sie selbst noch ein Hupferl im Bett vorhaben.

trans-Fettsäuren
Ebenfalls weglassen sollten Sie Produkte, die trans-Fettsäuren enthalten, also industriell bearbeitete, gesättigte Fettsäuren (auch Triglyzeride genannt). Sie stecken in vielen Fertiggerichten, in Fast Food, in Knabberartikeln wie Chips, teils in Margarinen und Bratfetten, in Crunchy Müslis, in Kuchen etc. Diese Fettsäuren stehen im Verdacht, den Wert des schädlichen LDL-Cholesterins zu steigern, den des „guten" HDL-Cholesterins dagegen zu senken, was das Arterioskleroserisiko erhöht. Wem das Argument nicht reicht: trans-Fette bremsen auch die Testosteronproduktion – ade, Traumerektionen …

Alkohol
Kleine Mengen an Alkohol können durchaus sexuell anregend wirken – dann hat dieser einen enthemmenden Effekt und wirkt als „Türöffner" für die Lust. Der Grat zu einem Zuviel an Alkohol ist allerdings sehr schmal und individuell unterschiedlich. In der Regel beginnt Alkohol bei mehr als einem Bier oder einem Glas Wein schädlich auf Libido und Potenz einzuwirken. Spätestens dann, wenn Sie zu nuscheln beginnen, driftet auch Ihre Erektionsfähigkeit ab. Wer noch mehr trinkt, wird entweder müde oder ist nicht mehr Herr seiner selbst – so oder so können Sie sich dann von glückselig machendem Liebesspiel verabschieden.

Nikotin
Rauchen hat kurz- und langfristig negative Auswirkungen auf Liebesleben und Familienplanung. Der Konsum von Nikotin ist einer der Hauptgründe, warum auch junge Männer unter Impotenz und Unfruchtbarkeit leiden. Denn: Der Suchtstoff verringert die Blutzufuhr zum Penis (Stichwort: Arteriosklerose!) und greift auch noch negativ in Mechanismen ein, die das Blut im Penis halten sollen. Nikotin schadet zudem dem Testosteronhaushalt und hat nachweislich negativen Einfluss auf die Spermienproduktion. Sparen Sie sich also selbst „die Zigarette danach".

In Behandlung

Erste Hilfe bei Erkrankungen

Sie können ein noch so fürsorglicher Ziehvater eines kraftstrotzenden Prachtpenis sein: Manchmal tritt Ihnen das Leben zwischen die Beine. In doppelter Hinsicht, denn Beschwerden im Genitalbereich wirken überproportional dramatisch: ein paar Pusteln im Gesicht? Na ja, vielleicht zu viel Sonne getankt. Aber Eiterbläschen auf der Eichel? Auweia … Auf den folgenden Seiten finden Sie Informationen zu rund 50 Erkrankungen, die Geschlechtsorgane und Harnsystem betreffen. Ebenso wie die in Kapitel 3 beschriebenen Penisfunktionsstörungen sollten diese schnellstmöglich von einer Ärztin oder einem Arzt in Augenschein genommen werden.

Im Beschwerdefall gibt es zwei eherne Grundregeln:
1) Keine Panik!
2) Keine Scham!

Regel 1 ist insbesondere für Ihr Seelenleben bedeutsam. Verlieren Sie nicht den Verstand, wenn auf Ihrem Penis Pusteln posieren. Und werden Sie bitte nicht selbst diagnostisch tätig und forschen nach „Geschwür am Penis“ oder „Bläschen auf der Eichel“ im Internet: Was Sie da lesen, wird Sie garantiert um den Verstand bringen. Sparen Sie sich das Hyperventilieren: In dieser Zeit haben Sie längst den Urologen kontaktiert.

Das führt direkt zu Regel 2: Ignorieren Sie Ihre Beschwerden nicht! Weder, weil Sie sie nicht wahrhaben wollen, noch aus Stolz oder Schamgefühl. Nachvollziehbar: Erkrankungen am Genitale, am After oder sonst wo untenrum erzeugen einen Reflex von „schnell vergessen und bloß nicht drüber reden“. Niemand zeigt sein bestes Stück gern einem fremden Menschen wie dem Urologen, noch dazu in desolatem Zustand, als ein jämmerliches, den Kopf hängen lassendes und den Schwanz einziehendes Würstchen. Und niemand spricht gerne drüber. „Sie kannten Ihren Geschlechtspart-

Alles im Griff: Die Penis-Checkliste

So sieht Ihr persönlicher Vorsorgeplan für einen dauerhaft fidelen Fidibus aus:

- Jeden Tag Reinigung und optischer Check
  Waschen Sie Ihren Penis täglich auch unter der Vorhaut mit milden Mitteln oder mit Wasser. Lassen Sie alles gut trocknen und begutachten Sie von außen, ob es Ungewöhnliches zu sehen gibt.
- Mindestens zweimal pro Woche Sex
  Entweder mit Partnerin oder solo – Hauptsache, Sie spritzen regelmäßig ab und sorgen so für eine optimale Durchblutung des Penis sowie eine angeregte Produktion von Testosteron und Samen.
- Alle vier Wochen die Hoden abtasten
  Einmal im Monat nach dem warmen Duschen, wenn der Hodensack entspannt ist, beide Hoden vorsichtig abtasten, indem Sie sie jeweils zwischen Daumen und Zeigefinger sanft hin- und herrollen lassen. Jeder Hoden sollte glatt und oval sein, sich dabei leicht elastisch wie ein hart gekochtes Ei ohne Schale anfühlen. Erspüren Sie mit ganz leichtem Druck, ob es Unebenheiten oder Verhärtungen gibt. Hinter dem Hoden werden Sie etwas Unbedenkliches erspüren: die Nebenhoden. Wenn Sie ansonsten Auffälligkeiten bemerken, lassen Sie Fachmann oder Fachfrau draufschauen.
- Für Risikopatienten und ab einem Alter von 40 Jahren: zur (Krebs-)Vorsorge gehen
  Bei Krebsarten wie Hoden- oder Prostatakrebs besteht ein dutzendhaft höheres Erkrankungsrisiko, wenn es Fälle in der nahen Familie gab oder gibt. Und auch ein spät behandelter Hodenhochstand erhöht das Risiko. Vorsorgeintervalle: jedes Halbjahr bis alle acht Jahre. Auch ohne familiäre Vorbelastung sollten Sie ab 40 die Prostata mittels Abtasten, Ultraschall und PSA-Blutwert untersuchen lassen. Ab dem 45. Lebensjahr trägt das die Krankenkasse einmal pro Jahr.

ner nicht – warum hatten Sie dann ungeschützt Sex mit ihm?“ – „Hatten Sie auch Oral- und Analverkehr?“ – „Hat es geblutet?“ – „Hatten Sie Sex mit Mann oder Frau? Oder mit mehreren?“ Das sind ganz normale Fragen des Urologen, wie dieser sie tagtäglich in seiner Praxis stellt. Stellen muss, um seinen Patienten helfen zu können.

Keine Sorge: Sie stehen nicht am Pranger. Und Sie haben auch nichts Unrechtes getan. Dass man Ihnen als reflektiertem, mündigem Mann allerdings möglicherweise den Vorwurf macht, grob fahrlässig gehandelt zu haben (vor allem, kein Kondom benutzt zu haben – siehe die nächste Seite) – damit müssen Sie leben. Womit Sie nicht leben müssen, ist mit den krankhaften Folgen, die daraus vielleicht resultieren. Deshalb gilt stets die bislang verheimlichte Grundregel Nummer drei:

3) Lieber einmal zu viel zum Männerarzt, Dermatologen oder Urologen gehen als einmal zu wenig.

Geschlechtskrankheiten

Sexuell übertragbare Geschlechtskrankheiten sind mitnichten ein Relikt mittelalterlicher Hygienebedingungen oder Umgangsmethoden. Sie sind vielmehr auf dem Vormarsch: Immer mehr Menschen stecken sich sexuell an – schätzungsweise 17 Millionen jedes Jahr alleine in Westeuropa. Geschlechtskrankheiten sind nichts Verwerfliches und nur in den seltensten Fällen auf abnormales Verhalten zurückzuführen. Manchmal haben Sie einfach nur Pech – und ein simples Erkältungsvirus löst beim Oralverkehr einen schmerzhaften Harnröhreninfekt aus. Es gibt aber zwei Risikofaktoren, die wirklich *jede* Geschlechtskrankheit betreffen:

- häufig wechselnde Geschlechtspartner
- ungeschützter Geschlechtsverkehr

Nichts spricht gegen vollendeten Spaß im Bett, ob oral, anal, vaginal … und nichts spricht grundsätzlich gegen immer wieder neue Sexpartner. Doch: nur mit Kondom! Wie Sie das richtig einsetzen, lesen Sie auf Seite 79. Die unscheinbare Kautschukfolie trennt Sie auf Bruchteilen von Millimetern vielleicht von einer Katastrophe, deren Ursache Sie Ihr Leben lang bereuen.

Wenn doch mal was schiefgelaufen ist, gehen Sie sofort zum Arzt und befolgen darüber hinaus diese vier Grundregeln:

1) Wenn bei Ihnen eine Infektion festgestellt wird, gehört auch Ihr Partner schleunigst zum Arzt. Denn zu einer Geschlechtskrankheit gehören immer zwei – mindestens.

2) Informieren Sie also auch alle anderen (Ex-)Geschlechtspartner, mit denen Sie in den letzten zwei, drei Monaten sexuellen Kontakt hatten: Manche Krankheiten treten erst nach dieser langen Zeit in Erscheinung – eine Zeit, in der Sie andere angesteckt haben könnten.

3) Solange die Behandlung nicht abgeschlossen ist, gilt: kein Sex! Es sei denn, Ihr Urologe oder Hautarzt sagt ausdrücklich etwas anderes.

4) Gehen Sie zur Nachkontrolle, um sicher zu sein, dass alle Erreger weg sind. Auch regelmäßige Checkups sind sinnvoll: Bei manchen Geschlechtskrankheiten wie Granuloma inguinale (siehe Seite 139) kann es auch nach Jahren zu Rückfällen kommen.

Virusbedingte Geschlechtskrankheiten

Feigwarzen

Diese Art von Warze, auch Genitalwarze genannt, gehört zu den häufigsten viral ausgelösten Geschlechtskrankheiten. Man geht davon aus, dass allein in Deutschland drei von vier (se-

Typische Anzeichen von Geschlechtskrankheiten
Vorab: Dass Geschlechtskrankheiten nerven und schmerzen, ist ein Segen – so gehen die Menschen wenigstens irgendwann zum Arzt und stecken nicht munter andere an. Denn besonders tückisch sind Infektionen (wie Trichomonaden), die nicht erkannt werden: Spätestens bei der Familienplanung können diese dramatische Folgen haben – bis hin zum Schwangerschaftsabbruch.

Erreger von Geschlechtskrankheiten können Viren, Bakterien, Pilze oder Parasiten sein, übertragen etwa durch Körperflüssigkeiten (Scheidenflüssigkeit, Sperma, Blut oder Speichel), unhygienischen Sex (manche Erreger sitzen zum Beispiel im After), Berührungen der Penis- beziehungsweise Scheidenschleimhaut oder einfach der normalen Haut. Wenn Sie eine oder mehrere der folgenden Symptome an sich beobachten, sollten Sie sofort zum Facharzt gehen (das sind nicht nur Urologen, auch Dermatologen sind darauf spezialisiert):

- Ausschlag, Rötungen, Pickel, Blasen, Knötchen, Warzen oder andere Hautveränderungen am Penis oder After
- Ungewöhnliche Schmerzen oder Juckreiz im Genitalbereich oder drum herum
- Brennende oder stechende Schmerzen beim Wasserlassen
- Ungewöhnlicher Ausfluss aus dem Penis oder After
- Spürbare Verdickungen oder Druckschmerzen in der Leistengegend (geschwollene Lymphknoten)
- Ausschlag, offene Stellen oder sonstige ungewöhnliche Veränderungen im Mund- und Rachen- oder Anusbereich

xuell aktiven) Erwachsenen bereits vom humanen Papillomvirus (HPV) infiziert worden sind. Zumeist unbemerkt, denn das Virus löst keine direkten Symptome aus und versteckt sich oft jahrelang im Körper, bevor es sich bei etwa einem Prozent der Männer zwischen 15 und 45 Jahren in Form der Feigwarzen äußert. Einfangen können Sie sich die Biester auf nahezu jedem Weg: durch ungeschützten Geschlechtsverkehr, beim Oralverkehr und sogar durch bloßen Hautkontakt.

Es gibt weit über 100 verschiedene HP-Viren – die meisten sind ungefährlich. Nicht alle rufen Feigwarzen hervor, und die, die es tun, richten keinen weiteren Schaden an. Allerdings gibt es einige „lautlose" HPV-Typen, die schlimmere Erkrankungen wie Peniskrebs oder Analkrebs (bei Frauen Gebärmutterhalskrebs) auslösen können: Laut einer amerikanischen Untersuchung ist mehr als die Hälfte aller Patienten mit einem Penistumor auch von HP-Viren befallen. Da sie hochansteckend sind, sollte sofort gehandelt werden. Gegen HP-Viren ist eine Impfung empfohlen, denn sie sind nicht heilbar (aber behandelbar).

Symptome und Behandlung: Genitalwarzen treten zumeist als kleine Knötchen auf, die oft dicht nebeneinander liegen – am und rund ums Genital, aber auch am Anus. Die Warzen können jucken und manchmal schmerzen. Um sie loszuwerden, reicht oft das Auftragen antiviral wirkender Salben. Manchmal kommt Kältetherapie (Kryotherapie) zum Einsatz. Seltener muss (schonend mit Laser) operiert werden.

Dellwarzen

Hinter den Dellwarzen, auch Mollusken genannt, steckt ein gutartiger, nur nicht wirklich attraktiver Hautbefall, der durch Geschlechtsverkehr, aber auch durch simplen Hautkontakt übertragen wird und auf dem ganzen Körper auftreten kann. Vor allem junge Erwachsene bis 30 stecken sich an. Mollusken treten vereinzelt oder in Gruppen überwiegend im Genitalbereich, an Bauch und Oberschenkeln auf.

Symptome: Der Erreger, ein hochansteckendes Pockenvirus, sorgt nach einigen Wochen bis Monaten für die typische Warzenbildung: etwa erbsengroße, helle oder hautfarbene, glänzende Knoten mit innenliegender Delle. Beschwerden gibt's kaum, nur manchmal jucken sie. Hüten Sie sich davor, die Warzen aufzukratzen: Im Inneren steckt ein Virusbrei, der über die Finger an jeder weiteren Stelle neue Warzenbildungen verursacht.

Behandlung: In den meisten Fällen bilden sich Dellwarzen binnen sechs bis neun Monaten von selbst zurück (können aber, wie viele Virusinfektionen, immer wiederkehren). Falls nicht, kann der Arzt eine Vereisungsbehandlung durchführen, die Warzen mit einem „scharfen Löffel" abtragen oder heilende Salben verschreiben.

Genitalherpes

Der Herpes genitalis wird durch das Herpes-simplex-Virus (HSV) ausgelöst, von dem bestimmte Stämme auch Lippenherpes verursachen. Zwei Typen gibt's: An Typ 1 sind neun von zehn Menschen auf der Welt bereits erkrankt, an Typ 2 nur etwa 10 bis 20 Prozent der Weltbevölkerung. Übertragen wird Genitalherpes über die Schleimhäute, insbesondere beim Geschlechtsverkehr. Typ 1 kann aber auch ohne Sex auftreten, da er wahrscheinlich schon in Ihnen schlummert: Die Viren springen besonders gern auf UV-Strahlung an, weshalb etwa Solariumbesuche ungünstig sein können.

Symptome und Behandlung: So dramatisch die Verbreitung dieser Viren klingt, die Symptome sind es meist nicht: Rötungen am Penis, mitunter begleitet durch ein leichtes Kribbeln – und im weiteren Verlauf bilden sich herpestypische, mit Flüssigkeit gefüllte kleine Bläschen, die jucken oder brennen können. Normalerweise verläuft eine Infektion ohne Komplikationen und die Bläschen verschwinden nach zwei, drei Wochen. Seltener kommt es zu flächiger Bläschenbildung, zu Infektionen an anderen Körperpartien (vor allem die Augen sind gefährdet!) oder zu bakteriellen Folgeinfektionen. Sie können die Heilung durch Auftragen von Teebaumöl beschleunigen, das eine antimikrobielle Wirkung hat.

Zytomegalie
Auch dieser Typ des Herpes-Virus (CMV) schlummert bereits in vielen von uns. Er wird über alle Körperflüssigkeiten zumeist unbemerkt übertragen und bleibt oft folgenlos. Wenn überhaupt, kommt es einige Wochen nach der Infektion zu kurzzeitigem Fieber, Kopf- oder Gliederschmerzen.

Risiko fürs ungeborene Kind: Es gibt aber zwei Risikogruppen, und zwar Menschen mit schwachem Immunsystem und schwangere Frauen. Falls Sie Papa werden wollen, sollten Sie von diesem Virus gehört haben, denn die CMV-Ansteckungsrate ist hoch, höher als bei den gefürchteten Röteln. Hat sich die schwangere Frau angesteckt, stellen die CM-Viren eine tödliche Gefahr für das ungeborene Kind dar. Vorsorglich kann der Arzt einen Test durchführen oder während der Schwangerschaft das Fruchtwasser untersuchen.

Hepatitis B
Hepatitis B zählt zu den häufigsten Infektionskrankheiten überhaupt. Neben dem akuten Hepatitis-B-Befall, der nach einer gewissen Zeit abklingt, leiden geschätzte 250 Millionen Menschen weltweit an der chronischen Form der Erkrankung. Es handelt sich um eine Entzündung der Leber, die durch Hepatitis-B-Viren (HBV) übertragen wird. Die Übertragungswege sind grundsätzlich vielfältig. Da diese Krankheit in Deutschland und anderen Industrienationen gezielt bekämpft wird und meldepflichtig ist, wird sie bei uns zumeist „nur“ noch durch ungeschützten Geschlechtsverkehr übertragen. Besten Schutz bietet also ein Kondom.

Symptome: Etwa ein Drittel aller Infizierten bemerkt keine Symptome – die Erkrankung bleibt unerkannt. Ein weiteres Drittel bekommt zwei, drei Monate nach der Ansteckung unspezifische Beschwerden, die zumeist anders gedeutet werden, etwa Fieber, Kopfschmerzen, Gelenkschmerzen, Müdigkeit oder Appetitlosigkeit. Das letzte Drittel erlebt als zusätzliche Folge eine Gelbsucht.

Sind Sie an einer akuten Hepatitis B erkrankt, sollten Sie Ihren Körper schonen – vor allem die entzündete Leber (Alkoholverbot!). Ansonsten ist Geduld gefragt: Die akute Hepatitis B heilt zumeist selbst aus. Danach sollten Sie für den Rest des Lebens immun sein, denn die Erkrankung wirkt wie eine Impfung. Letztere können und sollten Sie vorsorglich vor einem Ausbruch durchführen lassen, denn eine akute Hepatitis B kann chronisch werden – mit allen einschränkenden Folgen, die eine angegriffene Leber mit sich bringt.

HIV/Aids

Die Geschlechtskrankheit mit den gravierendsten Folgen ist Aids. Das Akronym steht für „Acquired Immune Deficiency Syndrome" (auf Deutsch etwa: „erworbenes Immun-Mangel-Syndrom") und wird durch das humane Immundefizienz-Virus, kurz HIV, übertragen. Aids bedeutet eine jahrelange Erkrankung, an deren Ende zumeist eine Selbstzerstörung des Immunsystems und damit der Tod steht. Weltweit sind seit Anfang der 1980er-Jahre rund 35 Millionen Menschen an Aids gestorben (in Deutschland etwa 28 000 Menschen) – ebenso viele sind aktuell HIV-infiziert. Jedes Jahr sterben rund eine weitere Million Menschen, wobei die Zahlen (auch durch Einführung neuer Medikamente) rückläufig sind. In Deutschland leben rund 85 000 HIV-Infizierte, davon etwa 60 000 Männer.

Krankheitsverlauf: Etwa zwei bis sechs Wochen nach der Infektion kommt es häufig (einige wenige Infizierte bemerken gar nichts) zu grippeähnlichen Erscheinungen, die wieder verschwinden: Fieber, Kopfschmerzen und Schweißausbrüche, Müdigkeit, Ausschlag, Gelenkschmerzen, Übelkeit oder Durchfall. Danach passiert nichts: Das Virus breitet sich in den folgenden Jahren der Latenzphase im Körper oft völlig unbemerkt aus. Plötzlich treten dann irgendwann schwere Infektionen oder Krebsgeschwüre auf, die am Ende zumeist zum Tod führen.

Übertragung: Das HI-Virus wird fast immer durch Geschlechtsverkehr übertragen – die Trägerflüssigkeiten sind Blut, Sperma und vaginales Sekret. Obwohl die größte Gefahr von ungeschütztem Geschlechtsverkehr ausgeht, ist die Ansteckungswahrscheinlichkeit nicht vorhersagbar: Sie können sich nach einmaligem Sex infizieren, aber auch hundertmal mit einer infizierten Person schlafen, ohne dass etwas passiert.

Der häufigste Infektionsweg ist Analverkehr ohne Kondom (weshalb homosexuelle Männer überproportional betroffen sind), da hier oft kleine Risse im Schleimhautgewebe auftreten. Etwas weniger risikoreich ist Vaginalverkehr ohne Kondom – aber nur, wenn es nicht wie beim „trockenen" Sex ebenfalls zu Rissbildungen im Schleimhautgewebe kommt. Das Infektionsrisiko wächst um ein Vielfaches, wenn einer der Sexpartner zeitgleich mit einer anderen (viralen) Geschlechtserkrankung belastet ist. Auch die Regelblutung der Frau erhöht das Risiko. Beschnittene Männer haben ein etwas niedrigeres Infektionsrisiko.

Bei anderen sexuellen Praktiken ist die Infektionswahrscheinlichkeit relativ gering: Beim Oralverkehr (Fellatio und Cunnilingus, auch Anilingus) ist eine Infektion nur dann möglich, wenn Sperma oder Menstruationsblut an die Mundschleimhaut gelangen. In Schweiß, Speichel oder Tränenflüssigkeit stecken höchstens Spuren des Virus, die für eine Infektion nicht ausreichen. Andere bekannte Infektionswege sind: belastete Blutkonserven (in Deutschland dank sicherer Blutspendeverordnungen kein Thema mehr) und infizierte Nadeln, etwa von Drogenabhängigen.

Sollten Sie den dringenden Verdacht haben, sich infiziert zu haben, können Sie innerhalb weniger (maximal 72) Stunden nach dem Sex eine sogenannte postexpositionelle Prophylaxe (PEP) durchführen. Der medikamentöse Hammer wirkt wie eine „Pille danach", hat entsprechende Nebenwirkungen, bietet keinen 100-prozentigen Schutz und ist nicht unter 1 500 Euro zu haben. Was bleibt an Erkenntnis? Wer sich seines Sexualpartners (zumindest in diesem Punkt) nicht sicher ist, sollte umso sicherer verkehren – nämlich mit Kondom.

Bakterielle Geschlechtskrankheiten

Chlamydien

Eine Chlamydieninfektion ist eine der häufigsten Geschlechtskrankheiten in unseren Breiten: Schätzungen gehen von 2,5 Millionen Infizierten in Europa aus – und einigen Hunderttausend Neuinfizierten pro Jahr allein in Deutschland. Risikogruppe sind jüngere Männer und Frauen unter 25 Jahren, die (häufig) wechselnde Sexualpartner und mit diesen ungeschützten Geschlechtsverkehr haben. Frauen unter 25 Jahren wird sogar geraten, sich jährlich auf diese Bakterien untersuchen zu lassen. Die Kosten dafür tragen die Krankenkassen – aus gutem Grund, denn: Chlamydien sind mit der häufigste Grund, warum Frauen unfruchtbar werden (in Deutschland alleine schon rund 100 000), und das vor allem deshalb, weil die Infektion fast immer unentdeckt bleibt.

Symptome: Wenn etwas auftritt, dann zumeist ein Juckreiz wenige Wochen nach der Infektion, eventuell begleitet von Schmerzen oder Brennen beim Wasserlassen. Manchmal kann es zu einem eitrigen Ausfluss aus der Harnröhre kommen. Unbehandelt kann die Infektion bei Männern zu heftigen Entzündungen von Harnröhre, Prostata oder Nebenhoden führen – und damit schlimmstenfalls zur Unfruchtbarkeit!

Behandlung: Zur Untersuchung muss der Urologe eine Urinprobe nehmen sowie einen – sorry, leider schmerzhaften – Abstrich aus der Harnröhre. Ist der Befund positiv, bekommen Sie ein Antibiotikum – und mindestens eine Woche Sexverbot, sonst stecken Sie sich mit Ihrer Partnerin oder Ihrem Partner immer wieder gegenseitig an. Apropos Partner: Der muss auch zum Check und bei Bedarf Antibiotika einnehmen. Rechtzeitig erkannt, verheilt eine Chlamydieninfektion folgenlos.

Gonorrhö (Tripper)
Auslöser für den ebenfalls recht häufigen Tripper sind Bakterien namens Gonokokken: Die infizieren nach Schätzungen der Weltgesundheitsorganisation weltweit jedes Jahr 60 Millionen (!) Menschen. Wie so oft trifft es Entwicklungsländer am härtesten: In Europa sind die Zahlen seit Jahrzehnten rückläufig, in Deutschland gibt es jedes Jahr zwischen 10 000 und 20 000 Neuerkrankungen. Immer noch zu viele, wenn man bedenkt, dass die (korrekte) Nutzung eines Kondoms auch diese Menschen bewahrt hätte.

Symptome: Zwei, drei Tage, manchmal eine Woche nach der Infektion tritt bei Männern eine Harnröhrenentzündung mit Schmerzen beim Wasserlassen auf, oft begleitet von Juckreiz und einem eitrigen Ausfluss aus der Harnröhre. Da dieser eher morgens austritt, trägt das Sekret den Spitznamen „Bonjour-Tropfen". Bei einigen wenigen Männern kommt es zu keinerlei Symptomen – was für die Allgemeinheit (Stichwort: unbewusste Verbreitung) beileibe kein Vorteil ist.

Unbehandelt halten die Begleiterscheinungen der Harnröhrenentzündung rund zwei Monate an. In dieser Zeit kann sich die Entzündung in seltenen Fällen auf Prostata und Nebenhoden ausbreiten – was Sie möglicherweise unfruchtbar macht (dieses Schicksal teilen infizierte Frauen übrigens auch, wenn ihre Geschlechtsorgane angegriffen werden). Darüber hinaus können sich die Bakterien über die Blutbahn im Körper verteilen, was überall die Haut schädigen, zu schmerzhaften Gelenkentzündungen führen und eine schwere Schädigung der Körpersysteme bis hin zum Tod bedeuten kann.

So weit muss es ja nicht kommen: Gehen Sie rechtzeitig zum Arzt (Ihr Sexpartner ist wieder gefordert, es Ihnen gleichzutun) und lassen Sie den (Aua!-)Abstrich aus der Harnröhre über sich ergehen. So erfahren Sie auch, ob Sie neben dem Tripper zugleich (wie häufig zu beobachten) von Chlamydien befallen sind – dann heißt es, Antibiotika über einen längeren Zeitraum einzunehmen.

Übrigens: Die Gonorrhö-Bakterien können auch durch Oralverkehr (über die Rachenschleimhaut) und Analverkehr (über die Mastdarmschleimhaut) übertragen werden. Und: Diese Bakterien greifen wie andere Infektionsauslöser auf aggressive Weise die Schleimhäute der Augen an – das kann passieren, wenn Sie Ihren Partner mit den Händen an infizierten Geschlechtsteilen befriedigen und sich danach unachtsam die Augen reiben.

Syphilis

Diese Geschlechtskrankheit hält die Menschheit seit Jahrhunderten in Atem, ist seit Erfindung des Penicillins aber behandelbar und eingedämmt – wenn man davon bei geschätzten zwölf Millionen Neuerkrankungen weltweit pro Jahr sprechen kann (wie immer trifft es vor allem die Armen: 90 Prozent aller Fälle treten in Entwicklungsländern auf). Leider steigen die Zahlen wieder – auch in Deutschland: Gab es 2011 rund 3 700 Neuerkrankungen der meldepflichtigen Krankheit, waren es 2015 bereits 6 800. Rund 90 Prozent der Infizierten sind Männer.

Übertragen wird Syphilis vor allem bei ungeschütztem Geschlechtsverkehr, aber auch bei Oralverkehr oder oral-analen Praktiken. Der Erreger sucht sich Wege durch kleinste Schlupflöcher der Schleimhäute, manchmal auch der Haut, sodass in seltenen Fällen (bei offenen Verletzungen) ein Hautkontakt zur Infizierung reicht. Auch infizierte Nadeln oder Blutreserven können Syphilis übertragen. Die Krankheit kann chronisch werden und unbehandelt zum Tod führen.

Symptome: Syphilis äußert sich auf unterschiedlichste Weise und nimmt im Laufe der Zeit gefühlt jede mögliche Krankheitsform an. Los geht es etwa drei bis vier Wochen nach der Infektion mit kleinen, zumeist schmerzlosen rötlichen Geschwüren an der Penisschleimhaut (bei Oralverkehr auch im Mund, bei Analverkehr im Anus). Die Geschwüre wachsen binnen Tagen auf ein paar Zentimeter Durchmesser an und härten am Rand aus. Aus ihnen tritt ein farbloses Sekret, das hochansteckend ist. Hinzu kommen angeschwollene Lymphknoten vor allem im Beckenbereich, eventuell Gelenkschmerzen. Vier bis sechs Wochen später verschwinden die Geschwüre von selbst und alles scheint überstanden. Doch wenige Wochen danach geht es weiter mit Gliederschmerzen oder Fieber und nach und nach schwellen alle Lymphknoten des Körpers an. Hinzu kommt bei vielen Infizierten ein schmerz- und juckfreier Ausschlag in Form von rötlichen Flecken, die zu kleinen Knötchen werden. Seltener ist am Penis direkt etwas zu sehen.

Auch diese Erscheinungen heilen nach etwa vier Monaten ab und in der Regel ist nun für längere Zeit Ruhe. Zumindest nach außen hin, denn der Erreger verbreitet sich und befällt sukzessive alle Organe sowie Blut- und Atemwege. Jahre später bilden sich eventuell große Hautgeschwüre, ansonsten melden sich die befallenen Organe und das Körpersystem zu Wort: Spätestens zehn, 15 Jahre nach der Infektion kommt es zu irreparablen neurologischen Störungen mit Lähmungserscheinungen. Oft ist das Gehirn chronisch entzündet, was zu einer Demenz führt. Auch der Bewegungsapparat und das Herz-Kreislauf-System lösen sich buchstäblich auf, bis am Ende nichts mehr bleibt.

Behandlung: So weit lassen Sie es natürlich nicht kommen: Rechtzeitig erkannt, ist Syphilis gut heilbar. Wer glaubt, sich infiziert zu haben, lässt einen Abstrich machen. Manchmal ist die Entnahme von Rückenmarksflüssigkeit nötig, um Antikörper nachweisen zu können. Die Behandlung mit Antibiotika, vor allem Penicillin, zieht sich über einige Wochen hin.

Granuloma inguinale

Wenn Fälle dieser auch als Donovanosis oder Granuloma venereum bekannten Krankheit in Deutschland auftreten, handelt es sich zumeist um „Mitbringsel" aus (sub)tropischen Ländern, die dann überwiegend jüngere Männer „im Gepäck" haben. Übertragungsweg für das Bakterium ist vor allem der ungeschützte Geschlechtsverkehr. Manchmal reicht auch ein sehr enger Hautkontakt oder eine Fingerübertragung.

Symptome: Die ersten Anzeichen treten nach wenigen Tagen oder Wochen auf und sind zunächst den Symptomen von Syphilis, Ulcus molle, Lymphogranuloma inguinale oder auch Genitalherpes zum Verwechseln ähnlich (der Unterschied zur Syphilis: Die Lymphknoten schwellen in der Regel nicht an). An der Schleimhaut des Penisschafts, seltener im Mund bei oraler Infektion oder im Analbereich, treten kleine, harte rote Knoten auf, die nicht wehtun, aber jucken können. Sie dehnen sich in Geschwüre aus, die eine charakteristische Form annehmen: Ihre Ränder wirken jeweils „gerollt".

Spätestens jetzt sollte eine Behandlung erfolgen, denn die Geschwüre wachsen auch in die Tiefe des Penisgewebes, zerstören dieses und führen zur Narbenbildung, im schlimmsten Fall zur Zuwucherung der Harnröhre oder Verstümmelung des Glieds. Zudem können sich die Bakterien über die Blutbahn ausbreiten, Knochen, Gelenke und Organe angreifen sowie Hautkrebs verursachen.

In der Regel erkennt der Arzt die Krankheit anhand der Geschwürform, ein Abstrich bringt Gewissheit. Auch Ihre Sexpartnerin muss zur Behandlung – und Sex ist tabu bis zur Ausheilung. Mittels Antibiotikakur sind die Heilungschancen gut – wenn Sie schnell handeln und einer (irreparablen) Vernarbung zuvorkommen.

Ulcus molle

Diese Geschlechtskrankheit tritt ebenfalls eher in tropischen Ländern auf, in unseren Breiten hingegen selten. Das auslösende Bakterium wird nur durch

Geschlechtsverkehr übertragen (es liebt Wärme und Feuchtigkeit). Betroffen von Ulcus molle sind mehrheitlich Männer.

Symptome: Die Krankheit ist lange nicht so gefährlich wie die vorgenannten, aber unansehnlich und sehr schmerzhaft. Die Symptome ähneln anfangs denen der Syphilis. Da beide Erreger gleichzeitig wirken können, sollten Sie sich bei einem Ulcus-molle-Befall immer auch auf Syphilis untersuchen lassen! Und Ihr Sexpartner ist wie immer in der Pflicht, ebenfalls zum Arzt zu gehen.

Nach wenigen Tagen wachsen kleine, eher weiche Hautgeschwüre auf dem Penis, vorrangig der Eichel. Sie breiten sich zumeist in ovaler Form aus und verursachen heftige Schmerzen. Gleichzeitig schwellen die umliegenden Lymphknoten an. Werden die Bakterien nicht bekämpft, breiten sie sich über die Lymphe bis in den Bereich der Leiste aus. Die Haut färbt sich dort rot und die Lymphknoten können derart anschwellen, dass sie aufplatzen und eitern. Zumeist ist in diesem Stadium für die Erreger Schluss und das Immunsystem setzt sich erfolgreich durch. Die meisten Betroffenen werden aber aufgrund der Schmerzen vorher zum Arzt gehen. Der setzt zumeist mit einer einmaligen Spritze ein Antibiotikum ein. Und spricht bis zur endgültigen Genesung striktes Sexverbot aus.

Lymphogranuloma inguinale

Die auch als „vierte Geschlechtskrankheit“ (oder Lymphogranuloma venereum) bezeichnete bakterielle Infektion wird beim Geschlechtsverkehr übertragen. In Deutschland kommt auch diese Infektion eher selten vor – dafür in (sub)tropischen Ländern umso häufiger. Sie verläuft in mehreren Stadien: Zunächst kommt es nach der Infektion zu einzelnen Pusteln am Penis, die sich relativ schnell in wenige Millimeter kleine, nicht schmerzende Geschwüre verwandeln. Auftreten können sie nach Analverkehr auch im Anus oder seltener nach Oralverkehr im Mund. Nach ein paar Tagen verschwinden sie wieder.

Nach ein paar weiteren Tagen bis Wochen beginnt die unangenehmere zweite Phase, in der das Lymphsystem befallen wird: Es kommt zu schmerzhaften Entzündungen der Lymphknoten im Genitalbereich und Unterkörper (bei Befall des Anus auch in Form einer Enddarm-Entzündung), begleitet von Abszessen, die eiternd aufbrechen können. Hinzu treten eventuell Fieber, Gelenk- und Muskelschmerzen auf.

Wenn bis hierher keine Behandlung erfolgt ist, tritt das Bakterium in ein drittes Stadium ein. Die Abszesse vermehren sich, der Lymphknotenbefall wird chronisch und durch Ödembildung zunehmend sichtbar. Im schlimmsten Fall führen die Lymphstörungen zu einer sogenannten Elephantiasis des Penis, der daraufhin nicht nur unansehnlich, sondern unbrauchbar wird und am Ende amputiert werden muss.

Nicht mit Ihnen: Sie (und Ihr Geschlechtspartner!) gehen zum Arzt, der identifiziert das Bakterium etwa durch einen Abstrich der Pusteln und verschreibt für rund drei Wochen Antibiotika.

Ureaplasma-urealyticum-Infektion

Diese bakterielle Infektion ist keine klassische Geschlechtskrankheit, denn eine Ansteckung kann auch über Speichel und sogar die Atmung erfolgen. Zumeist wird das namensgebende Bakterium aber durch ungeschützten Geschlechtsverkehr übertragen. Geschätzte 70 Prozent aller Männer und Frauen haben eine solche Erkrankung einmal in ihrem Leben.

Symptome: Diese hochansteckende Bakterienform verursacht zunächst keine Beschwerden. In der Folge ist sie allerdings Auslöser von Entzündungen, die etwa zwei Wochen nach der Ansteckung auftreten können. Bei Männern geht es zumeist mit einer entzündeten Harnröhre los. Unbehandelt können sodann Entzündungen der Blase, Prostata, Hoden und der Nieren folgen – auch mit Begleiterscheinungen wie Fieber und Gliederschmerzen.

Abhilfe schafft der Gang zum Urologen (für Ihre Partnerin zum Frauenarzt – auch sie sollte sich untersuchen lassen), der einen Harnröhrenabstrich macht und Sie bei positivem Befund mit einer Antibiotikakur versorgt.

Pilzinfektionen

Eher seltene Besucher der männlichen Genitalien sind Pilze – und genau genommen zählen sie nicht zu den Geschlechtskrankheiten. Dennoch können auch Pilze durch Geschlechtsverkehr übertragen werden und zumindest lokal unangenehme Nebenwirkungen verursachen.

Pilze im Genitalbereich kommen bei Frauen wesentlich häufiger vor: Drei von vier Frauen müssen sich damit mindestens einmal in ihrem Leben auseinandersetzen. Das liegt in der Natur der Sache, denn Pilze mögen es feucht und warm – das macht die Vagina zur idealen Brutstätte. Scheidenpilz hat nichts mit mangelnder Hygiene zu tun (und ist auch kein Anzeichen für einen Seitensprung, Sie Neurotiker!) – und ist für Sie in der Regel auch kein Grund zur Sorge. Denn die Pilze fühlen sich an Ihrem kalten, luftig gelagerten Penis eh nicht wohl. Trotzdem können auch Männer untenrum zum Pilzträger werden – Schätzungen zufolge betrifft das jeden fünften bis sechsten Mann einmal in seinem Leben.

Candida-Balantis (Penispilz)

Im Grunde handelt es sich beim Penispilz um exakt denselben Hefepilz namens Candida albicans, der auch in der

Vagina sein Unwesen treibt. Tatsächlich können Sie ihn sich auch von Ihrer Partnerin einfangen, wenn Sie mit ihr schlafen. Die Ursachen für Penispilz sind aber häufig eher bei Ihnen zu suchen: aufgrund von mangelnder, aber vor allem übertriebener Hygiene im Geschlechtsbereich. Auch zu eng sitzende, wenig atmungsaktive Unterwäsche in Kombination mit viel Schweiß etwa an heißen Sommertagen kann ein feuchtes Milieu schaffen.

Symptome: Da sich die Hefepilze zumeist am Harnröhrenausgang und gerne unter der Vorhaut ansiedeln, sind Männer mit Vorhautverengung besonders gefährdet (siehe dazu auch Seite 151). Bemerkbar machen sie sich mit kleinen Pickelchen auf der Eichel. Manchmal ist auch die Haut gerötet. Beides verschwindet oft nach ein paar Tagen: Den Pilzen ist es einfach nicht feucht genug. Sollten die Symptome allerdings bestehen bleiben und Juckreiz, Brennen, stinkende Ablagerungen an oder ein eitriger Ausfluss aus der Eichel hinzukommen, sollten Sie handeln – und einer Eichel- oder Vorhautentzündung zuvorkommen.

Behandlung: Ein Besuch beim Urologen ist der beste Weg. Sie können sich ja nicht sicher sein, ob es wirklich „nur" ein Pilz ist. Der Arzt macht einen Abstrich, dann gibt's bei Bedarf eine Antipilzsalbe (ein sogenanntes Antimykotikum, was auch Frauen gegen Scheidenpilz einsetzen). Unterstützend können Sie sich etwas Mullbinde unter die Vorhaut legen, um die Pilze zusätzlich auszutrocknen. Nach ein paar Tagen sollte der Spuk vorbei sein. Ihre Partnerin sollte sich mitbehandeln lassen, denn sie ist ja verstärkt gefährdet. Auch wenn's schwerfällt: Warten Sie wenigstens eine Woche der Antipilzsalben-Behandlung ab, ehe Sie wieder Sex haben.

Parasitäre Geschlechtskrankheiten

Geschlechtskrankheiten sind ja an sich schon unangenehm: „Hey, stell dir vor: Ich hab Syphilis!" – das plaudert keiner aus. „Hey, stell dir vor: Ich hab Filzläuse am Sack!" erst recht nicht. Vergessen Sie das Schamgefühl – auch und gerade bei Parasiten im Schritt. Wieso? Weil es sich um Krankheiten handelt, die wirklich jeden treffen können, der sich mit anderen Menschen umgibt und dabei Nähe zulässt. Auch außerhalb von erotisch-intimen Situationen: Patienten in einer Krankeneinrichtung, Kinder im Kindergarten etc. Zudem ist ein parasitärer Befall kein Zeichen für schlechte Hygienegewohnheiten. Bei Krätze oder Läusen etwa können Sie das Risiko, sich mit diesen Parasiten zu infizieren, auch durch noch so intensive Körpehygiene nicht wirklich mindern. Wo Hygiene allerdings sehr wohl eine Rolle spielt: Haben sich diese Parasiten erst einmal bei Ihnen festgesetzt, entscheidet der Grad Ihrer Reinlichkeit, wie wohl sich das Getier auf Ihrem Körper fühlt. Für alles andere müssen Sie sich nicht schämen – nur möglichst schnell für Abhilfe sorgen.

Filzläuse

Auch wenn die Vorstellung furchtbar erscheint, sechsbeinige und breitschultrige Tierchen im Schrittbereich herumzutragen: Filzläuse, auch Schamläuse genannt, sind eine ungefährliche und eher unkomplizierte Geschlechtskrankheit. Sie befallen das Scham- und weiteres Körperhaar, etwa in den Achseln, aber nicht das Kopfhaar (anders als Kopfläuse, die auch „richtige" Krankheiten verursachen können). Übertragen werden die Biester vor allem durch Geschlechtsverkehr. Allerdings gelangen sie manchmal auch über kontaminierte Kleidungsstücke, Bett- oder Handtücher (etwa in Hotels) an den nächsten Körper. Länger als einen Tag können sie ohne Hautkontakt allerdings nicht überleben. Ihr Nachwuchs dagegen schon: Die weißlichen Eier der Läuse, die sogenannten Nissen, überleben gut eine Woche, und der Nachwuchs braucht etwa drei bis vier Wochen am Körper, bevor er schlüpft. In den letzten Jahrzehnten sind Filzlausbefälle rapide zurückgegangen. Viele Forscher erklären diese Entwicklung mit der immer weiter verbreiteten „modischen" Erscheinung, Achsel- und Schamhaar wegzurasieren – eine Intimrasur kann also vorbeugend durchaus helfen!

Symptome: Die etwa ein bis zwei Millimeter kleine, mit bloßem Auge erkennbare Filzlaus ist harmlos, dafür aber sehr hungrig – auf Ihr Blut. Bemerkbar macht sich das drei bis fünf Tage nach der Übertragung durch einen sehr starken Juckreiz, der Sie vor allem nachts um den Schlaf bringt. Verursacht wird dieser durch die Bisse der Filzläuse, erkennbar als kleine blaue Flecken und einem Ausschlag ähnlichen Rötungen im Schamhaarbereich, manchmal auch an der Leiste und den inneren Oberschenkeln. Weitere Merkmale: verklebte Schamhaare, weiße „Kügelchen" darin (die erwähnten Nissen) und, sofern Sie helle Unterwäsche tragen, winzige braune Flecken in derselben (dies ist tatsächlich Kot der Läuse).

Behandlung: Der Hautarzt oder Urologe wird Ihnen ein spezielles Shampoo, Spray oder eine Lotion verschreiben. Dieses Mittel tragen Sie auf die befallenen Stellen auf und wiederholen das Ganze nach einer Woche, um auch den letzten Lausnachwuchs zu erwischen. Hilfreich ist zudem eine Kahlrasur, die den Läusen das Leben schwer macht und alle Nissen entfernt. In den ersten Tagen der Behandlung wechseln Sie Unterwäsche, Handtücher und Bettzeug täglich (einleuchtend, dass Ihr Partner ebenso verfahren sollte).

All die Wäsche waschen Sie gründlich bei mindestens 60 Grad. Ist dies nicht möglich, stopfen Sie sie in einen Müllsack, den Sie luftdicht zubinden und so für zwei Wochen stehen lassen. Verzichten Sie bis zum Ende der Behandlung auf Geschlechtsverkehr.

Krätze

Jetzt werden die Parasiten zwar kleiner, es bleibt aber unangenehm: Krätze, in der Fachsprache auch Skabies, ist eine ansteckende Hauterkrankung, die von einer speziellen Milbenart ausgelöst wird. Krätzemilben sind bis einen halben Millimeter klein und nur für gute Augen als Punkt auszumachen. Mit üblichen Hausstaubmilben haben sie nichts gemein. Obwohl sie die oberste Hautschicht aufgraben, um Plätze zur Eiablage zu schaffen, schädigen sie diese nicht wirklich. Das Jucken entsteht vor allem als Abwehrreaktion des Körpers auf Abfallprodukte wie Kot, den die Milben zuhauf in diesen Kanälen ablegen.

Symptome: Zumeist ist die spürbare Folge ein permanenter, sehr, sehr starker Juckreiz, der frühestens zwei Wochen nach der Infektion einsetzt. Die Rückstände der Milben können Bläschen oder kleinste Wunden in der Haut provozieren, und da Sie sich permanent kratzen wollen und müssen, wird die Hautsituation natürlich nicht besser.

Übertragung: Für eine Übertragung der Krätze bedarf es einfach nur körperlicher Nähe, die etwas mehr als einen normalen Händedruck lang dauert: Neben Sex genügt einfaches Kuscheln, Händchenhalten, Aneinanderlehnen oder Ähnliches. Deswegen sind auch so viele Menschen betroffen – Schätzungen gehen weltweit von 300 Millionen Infizierten aus. Und deswegen sind menschliche Gemeinschaften wie Kindergärten, Altersheime oder auch Krankenhäuser Brutstätten für die Krätze – in Industrienationen wie Deutschland wohlgemerkt deutlich seltener als in Entwicklungsländern. Darüber hinaus gibt es die theoretische, doch recht seltene Möglichkeit, sich mit kontaminierten Gegenständen wie Möbeln oder Dingen, mit denen Sie länger Hautkontakt haben (Sonnenbänke etwa), zu infizieren, denn die Milben überleben fernab des menschlichen Körpers bis zu zwei Tage.

Ohne Behandlung werden Sie das Viehzeug kaum los. Deshalb: ab zum Hautarzt. Der kann unterscheiden, ob es sich bei Ihnen um Krätze oder eine andere Hautreizung handelt. Und er wird Ihnen bei Bedarf eine Salbe verschreiben, mit der Sie den Milben zumeist bei einmaliger Anwendung den Garaus machen. Der Juckreiz wird allerdings noch einige Tage, eventuell Wochen anhalten.

Um den Biestern mit Sicherheit nicht mehr zu begegnen, müssen Sie mit all Ihrer Wäsche exakt so verfahren wie bei Läusen beschrieben. Und dann sollte sich natürlich jeder andere Mensch, der mit Ihnen länger in (Körper-)Kontakt war, auf Krätze untersuchen lassen.

Trichomonaden-Infektion

Nicht wundern: Der Erreger dieser weit verbreiteten Infektion heißt Trichomonas vaginalis. Und tatsächlich betrifft die auch als Trichomoniasis bezeichnete Geschlechtskrankheit überwiegend Frauen. Allerdings kann sie auch beim Mann zu Beschwerden führen. Die winzigen Geißeltierchen befallen weltweit rund 170 Millionen Menschen jedes Jahr – davon etwa 50 Millionen Männer!

In Industrienationen wie Deutschland soll etwa ein Prozent der männlichen Bevölkerung an den urzeitlichen Einzellern erkrankt sein. Übertragen werden diese fast immer durch Geschlechtsverkehr, in seltenen Fällen auch durch Hautkontakt (Petting) oder Stoffkontakte (etwa ein gemeinsam genutztes Handtuch).

Symptome: Die Trichomonadenerreger siedeln sich bei Männern vorrangig in der Harnröhre, den übrigen Harnwegsanteilen und auch in der Prostata an. Nur ein bis zwei von zehn Männern bekommen davon überhaupt was mit: Dann treten einige Tage bis Wochen nach der Infektion unspezifische Beschwerden zumeist im Harnröhrenbereich, auch beim Wasserlassen auf. Selten kommt es zu einem Ausfluss aus der Harnröhre, noch seltener zu einer Eichelentzündung. Wenn es ganz blöd läuft, kann sich auch die Prostata entzünden.

Der Besuch beim Urologen schafft Klarheit. Und wenn Sie wirklich mit Trichomonaden infiziert sind, bekommen Sie ein Antibiotikum verschrieben. Ihre Partnerin sollte es dann ebenfalls einnehmen.

Peniserkrankungen

Neben den Geschlechtskrankheiten, die sich oft am, im oder auf dem Penis äußern, gibt es darüber hinaus auch „echte“ Peniserkrankungen, von Entzündungen über schmerzhafte Verformungen oder Verletzungen bis hin zu Peniskrebs – mit dem es gleich schonungslos losgeht.

Peniskrebs

Eine gute Nachricht gibt’s: Ein Peniskarzinom ist eine selten gefällte Diagnose. In Deutschland erkranken jedes Jahr etwa 600 Männer, von denen die meisten 60 Jahre oder älter sind. Der bösartige Tumor befällt zumeist Eichel und Vorhaut, manchmal auch die

Schwellkörper bis in den Bauchbereich hinein. Er muss ohne Zögern behandelt werden: Nur früh erkannt kann der Krebs rückstandslos verschwinden. Deshalb der Tipp: Gehen Sie zu einer jährlichen Krebsfrüherkennungsuntersuchung beim Urologen, spätestens ab dem 45. Lebensjahr (die Peniskrebsvorsorge zahlt die Krankenkasse nicht).

Symptome: Peniskrebs ist anfangs schwer zu identifizieren. Schwellungen, Rötungen oder Hautveränderungen an Eichel oder Vorhaut, stinkender Ausfluss, Lymphknotenschwellungen: Das könnten auch Entzündungen oder andere Peniserkrankungen wie Geschlechtskrankheiten sein. Ein Grund mehr, bei Auffälligkeiten lieber gleich zum Urologen zu gehen! Wenn diese Hautveränderungen knotig oder blumenkohlartig zu wuchern und zu bluten beginnen, kann es schon zu spät sein. Zunächst für Ihren Penis, der amputiert werden muss. Später dann auch für Sie, wenn sich der Krebs in Ihrem Körper ausgebreitet hat und wie jeder andere bösartige Krebs wirkt.

Risikofaktoren: Die folgenden Umstände (neben dem Alter) stehen im Verdacht, Peniskrebs zu begünstigen:

a) Mangelnde Hygiene: Bei unzureichender Reinigung von Eichel und Vorhaut entsteht Smegma (siehe Seite 17). Das fördert entzündliche Reaktionen auf und unter der Vorhaut, die letztlich die Wahrscheinlichkeit erhöhen, an Peniskrebs zu erkranken. Das können Sie leicht umgehen – zur korrekten Penispflege mehr ab Seite 35.

b) Vorhautverengung: Männer mit einer Phimose haben es ungleich schwerer, den Penis reinlich zu halten, da sich ihre verengte Vorhaut nur schwer oder nicht ganz zurückschieben lässt. Die dauerhafte Smegma-Bildung wird gefördert – und damit das Risiko einer Peniskrebserkrankung geschürt. Eine Beschneidung ist in der Regel keine Lösung: Untersuchungen zufolge ist das Krebsrisiko bei beschnittenen Männern nur dann geringer, wenn die Beschneidung vor der Pubertät durchgeführt worden ist.

c) Feigwarzen: Eine Infektion durch HP-Viren (siehe Seite 132) erhöht nachweislich das Risiko, an Peniskrebs zu erkranken.

d) Veränderungen an der Penisschleimhaut: Ungewöhnliche Veränderungen des Penis-Schleimhautgewebes, allen voran der weißliche Befall durch Lichen sclerosus (siehe Seite 155), gelten als Vorstufen von krebsartigen Erkrankungen.

e) Immunschwäche: Wie bei vielen Erkrankungen des Körpers gilt auch für Peniskrebs, dass Menschen mit einer Immunschwäche (wie Aids) eher davon betroffen sein können.

f) Rauchen: Neben anderen Krebsarten schürt der Griff zur Zigarette auch das Peniskrebsrisiko.

Behandlung: Alle Veränderungen, die der Krebs hervorruft, werden stets wegoperiert. Sind sie oberflächlicher Natur, kommt es nur zu einem kleinen Einschnitt (eventuell mit schonender Laserbehandlung), der im besten Fall nicht mal eine Narbe hinterlässt. Ist bereits mehr bösartiges Gewebe gewuchert, wird der Schnitt größer und oft muss dann die Eichel dran glauben. Zurück bleibt ein Penisstumpf, der meist zu kurz für den Geschlechtsverkehr ist. Urinieren ist in der Regel noch problemlos möglich (bei kompletter Penisamputation nur im Sitzen – über einen künstlichen Harnausgang, der im Dammbereich geschaffen wird). Die nächste Stufe bei ausgedehnteren Geschwürbereichen ist eine komplette Penisamputation. Sollte der Krebs bereits in den Körper gestreut haben, müssen Sie sich zusätzlich einer Strahlen- oder Chemotherapie unterziehen.

Erworbene Penisverkrümmung

Hinter einer Penisverkrümmung, die nicht angeboren ist, sich aber im Laufe Ihres Lebens entwickeln kann, steckt zumeist eine Erkrankung namens Induratio penis plastica (IPP), auch Peyronie-Krankheit genannt. Sie betrifft in Deutschland nach Schätzungen rund sechs Prozent aller Männer über 30. Die meisten IPP-Fälle treten im Alter zwischen 40 und 60 Jahren ein. Die chronische und zumeist in Schüben fortschreitende Verkrümmung kann sich so ungünstig entwickeln, dass sowohl der Mann als auch die Frau Schmerzen beim Sex haben. Die einsetzende Veränderung der Penisform schürt zudem Ängste, sodass nicht selten mit der Verkrümmung auch eine erektile Dysfunktion einsetzt.

Eine gewisse bestehende Krümmung (auch s- oder wendelförmige Penis-„Schwünge") sind natürlich und kein Grund für eine Behandlung – längst nicht alle Schwänze sind akkurat gerade. Allerdings entwickelt sich die Verkrümmung bei IPP leider weiter (Ausnahme: bei etwa jedem zehnten IPP-Fall entwickelt sich die Krümmung von allein zurück) und spätestens bei rechtwinkligen Verkrümmungen wird Sex unmöglich. Auch im schlaffen Zustand kann der Penis dann schmerzen und Impotenz droht.

Entwicklung: Auslöser für die Verkrümmung sind zumeist entzündliche Verhärtungen im Penisgewebe, die als Knoten ertastbar sind. Ein erster Hinweis, der sich manchmal auch schmerzhaft beim Sex bemerkbar macht. Die Ursachen für diese Knoten und Vernarbungen können sehr unterschiedlich sein, weshalb eine genaue Diagnose beim Arzt unbedingt erforderlich ist. Häufig liegt der Ursprung der Erkrankung in kleinsten Verletzungen im Gewebe, die im Laufe der Zeit zu einer um sich greifenden Vernarbung führen – je mehr Sie grundsätzlich zur

Narbenbildung neigen, desto schlimmer wird es auch im Penis. Diese Verletzungen können beim Sex entstehen, etwa dann, wenn der Penis nicht richtig hart wird und (mehrmals) unbemerkt abknickt. Zudem gibt es genetische Gründe für Vernarbungen. Die Gewebeknoten beginnen zusätzlich zu verkalken, was das Gewebe noch härter macht und zu regelrechten Einschnürungen von Teilen des Penis führen kann. Durch die Vernarbung zieht sich das Gewebe – und damit auch der Penis – zusammen. Er schrumpft und knickt ab – teilweise in Winkeln von mehr als 100 Grad.

Behandlung: Frühzeitig begonnen, stehen die Chancen gut, das Penisgewebe wieder elastischer zu bekommen. Wenn die Vernarbungen noch relativ frisch und nicht verkalkt sind, hilft eine Behandlung mit Medikamenten. Besser ist zumeist eine Kombinationstherapie: Hier kommt zur oralen Medikation eine mechanische Traktionstherapie hinzu – welche Art „Zug" für Sie die richtige ist, findet der Arzt heraus. Der sollte parallel Ihren Hormonhaushalt bestimmen, denn eine hormonelle Dysbalance kann die Heilung ausbremsen. Eventuell werden auch spezielle Friktionsmassagen angewendet.

Die allerneueste Behandlungsmethode: die Injektion eines speziellen Medikaments, das das verhärtete Gewebe auflöst. Die Sache hat allerdings starke Nebenwirkungen und kann zu unerwünschten Ausdünnungen des Penisgewebes führen. Andere Medikamente, die per Spritze in den Penis gebracht werden und Besserung versprechen, sind zumeist unwirksam. Und bedenken Sie immer: Jeder Nadelstich bedeutet eine Läsion (Verletzung) des Penisgewebes! Und wo wir gerade bei Warnungen sind: Lassen Sie die Finger von einer Stoßwellentherapie – die ist (zumindest bislang) ohnehin wenig Erfolg versprechend.

Wenn all das auch nach einem Jahr nichts geholfen hat, sollten Sie bei großem Leidensdruck über eine Operation nachdenken, bei der das schadhafte Gewebe entfernt und der Penis wieder begradigt und einsatzbereit gemacht wird. Derartige Eingriffe sind allerdings heikel: Der Penis ist voll feinster Nerven und sensibler Blutgefäße, die alle nicht verletzt werden dürfen – ansonsten drohen Funktionsstörungen, Taubheitsgefühle bis hin zu einem totalen Verlust der Erektionsfähigkeit. Deshalb sollten Sie hier (und bei jedem anderen Eingriff am Penis) wirklich nur erfahrene, profilierte Penis-Chirurgen ans Messer lassen. Und deshalb gilt zunächst immer der grundsätzliche Rat: Lieber konservativ therapieren als operieren!

Vorsorge: Ein guter Schutz vor einer Penisverkrümmung ist ein Leben in Bewegung, gepaart mit reichlich Sex.

Beides sorgt für eine optimale Sauerstoffversorgung im Penis – das Gewebe wird gesund „ernährt" und bleibt flexibel. Mit „guten" Erektionen kommt es nicht zu Mikro-Gewebeverletzungen – ein Grund mehr, das Potenztraining aus Kapitel 4 durchzuführen.

Angeborene Penisverkrümmung

Eine Sonderform der sogenannten Penisdeviation ist die angeborene Verkrümmung. Wie der Name sagt, tragen Sie diese seit Ihrer Geburt mit sich herum. Ursache dafür sind genetische Fehlschaltungen, durch die ein Schwellkörper kleiner als der andere oder die Harnröhre zu kurz geraten ist. Die so entstandene Krümmung, die sich manchmal im schlaffen, zumeist aber im erigierten Zustand äußert, muss nicht notwendigerweise behandelt werden, solange Sie keine Schmerzen oder schwerwiegende Einschränkungen beim Sex haben und keine erworbene Verkrümmung hinzukommt.

Balanitis (Eichelentzündung)

Die Eichelentzündung ist die Folge von zu wenig oder zu viel Reinlichkeit – hier unterscheiden sich die infektiöse Balanitis und die nicht infektiöse Balanitis. Eine infektiöse Eichelentzündung rührt zumeist von nicht ausreichender Genitalhygiene her und tritt häufig bei Männern mit erschwerten Reinigungsbedingungen (Vorhautverengung) oder mit Diabetes auf. Das Smegma, das sich bei mangelnder Pflege unter der Vorhaut ansammelt, ist ein Sammelbecken für Bakterien oder Pilze, die eine Entzündung auslösen können. Natürlich können Sie auch trotz Pflege einfach mal nur Pech haben – und sich beim Sex eine Infektion einfangen.

Bei der nicht infektiösen Balanitis spricht man auch von der Reinlichkeitsbalanitis. Sie hält sich oft über längere Zeit und ist die Folge von zu häufiger und intensiver Reinigung des Penis. Der Einsatz von (aggressiven) Pflegeprodukten entfettet die empfindliche Haut der Eichel, sie wird auf Dauer beschädigt und rissig. Über einen zu langen Zeitraum kann so die Haut vernarben und zu einer Vorhautverengung führen. Manchmal wird die Haut auch durch chemisch angereicherte Cremes oder Gels angegriffen, die etwa Spermizide (die Spermien abtötende Mittel) enthalten.

Symptome: Bei einer Balanitis ist die Eichel zumeist rot, eventuell geschwollen, schmerzt oder juckt. Es kann zu einem fleckenartigen Ausschlag kommen, manchmal auch zu einem eitrigen Ausfluss um den angeschwollenen Penishals herum. Nicht selten ist neben der Eichel auch die Vorhaut (speziell das innere Blatt) entzündet – dann spricht man von einer Eichel-Vorhautentzündung (siehe den übernächsten Punkt). Ob mit oder ohne Vorhaut:

Diese ohnehin schmerzhafte Entzündung sollte schleunigst beim Urologen untersucht werden, sonst zieht sie weitere Entzündungen (der Harnröhre, Prostata oder Blase) nach sich. Zur Behandlung gibt es meist eine spezielle Salbe.

Auch Ihr Sexpartner muss zum Check, denn derartige Entzündungen sind klassische Kandidaten für eine Pingpong-Ansteckungsserie.

Posthitis (Vorhautentzündung)

Auch das kommt vor: Hier ist nur die doppelwandige, bewegliche Vorhaut entzündet. Da beide Bereiche, Vorhaut und Eichel, dicht beieinanderliegen und mechanisch permanent in Kontakt sind, kommt es früher oder später oftmals zu einer gemeinsamen Entzündung beider Bereiche (siehe den nächsten Punkt).

Die Vorhautentzündung wird durch Keime wie Bakterien oder Pilze verursacht, die vor allem bei ungeschütztem Geschlechtsverkehr übertragen werden. Manchmal sind auch chemische Stoffe, der Einsatz von Desinfektionsmitteln oder allgemein eine übermäßige Reinigung der Auslöser. Hier gilt wie bei der Eichelentzündung: Mangelnde Hygiene schürt die infektiöse Form dieser schmerzhaften Erkrankung, übertriebene Hygiene mit einer permanenten Austrocknung der sensiblen Vorhaut die nicht infektiöse Form. Männer mit Diabetes mellitus oder einer bestehenden Phimose sind anfälliger für eine Posthitis.

Symptome: Erkennbare Beschwerden sind auch hier Rötungen oder Schwellungen der Vorhaut, begleitet von Jucken oder Schmerzen, die auch in den Leistenbereich ziehen können. Manchmal kommt es zu einem streng riechenden Ausfluss oder einer weißlichen, teils nässenden Veränderung der Vorhaut (nicht zu verwechseln mit Lichen sclerosus, siehe Seite 155).

Behandlung: Wenn der Urologe durch Abstrich die Vorhautentzündung bestätigt, kommt es auf deren Entstehung an: Wie bei der Eichelentzündung wird die infektiöse, bakterielle Form mit Antibiotika behandelt, eine von Pilzen verursachte Entzündung dagegen mit pilzabtötenden Antimykotika. Wenn die Entzündung durch Kontakt mit reizenden Stoffen oder durch übermäßige Hygiene verursacht worden ist, bekommen Sie in der Regel ein kortisonhaltiges Mittel zum Auftragen, das die Haut wieder beruhigt. Auch Wundsalben können die Entzündungssymptome verringern. Vermeiden Sie zukünftig aggressive, alkalische Pflegeprodukte für Ihre Genitalien. Wenn überhaupt, nutzen Sie fettarme Lotionen nach dem Waschen. Auch Ihre Partnerin sollte sich übrigens untersuchen und behandeln lassen, und wie immer gilt bis zum Abklingen: Sexverbot.

Insbesondere bei Männern mit einer Vorhautverengung kann die Vorhautentzündung einen chronischen Verlauf nehmen. Dann erwägen Ärzte teilweise eine Beschneidung, um sowohl die Entzündung als auch die mechanische (und damit hygienische) Problematik zu verbessern.

Balanoposthitis (Eichel-Vorhaut-Entzündung)

Wie erwähnt ist die Balanoposthitis die Ausweitung (und sich oftmals automatisch entwickelnde Konsequenz) einer Balanitis beziehungsweise einer Posthitis: Hier sind sowohl die Eichel als auch die Vorhaut entzündet, mit entsprechend schlimmeren Begleiterscheinungen wie Schmerzen und Juckreiz. Alles, was zu den Einzelentzündungen gesagt wurde, gilt grundsätzlich auch hier.

Ein Tipp für alle drei Erkrankungen, also Balanitis, Posthitis und Balanoposthitis: Akute Beschwerden können Sie mit Sitzbädern lindern, die desinfizierend und antiseptisch wirken, zum Beispiel mit Kamillelösungen.

Phimose (Vorhautverengung)

Eine übermäßige Verengung der Vorhautöffnung hat zur Folge, dass sich die Vorhaut nur schwerlich, eventuell nur unter Schmerzen oder gar nicht über die Eichel zurückziehen lässt. Hier unterscheidet man zwischen vollständigen Phimosen und unvollständigen Phimosen, bei denen die Vorhaut zumindest im schlaffen Zustand des Penis noch über die Eichel gleitet.

Ursache kann eine angeborene, natürliche Verklebung oder Verwachsung sein, die in der Regel im Laufe der weiteren Entwicklung verschwindet. Etwa ein Prozent der jugendlichen Männer haben noch eine Phimose. Neben dieser angeborenen Form gibt es eine erworbene Phimose, die häufig bei erwachsenen Männern anzutreffen ist. Grund für den „Erwerb" ist zumeist eine Vernarbung des an sich weichen Vorhautgewebes. Diese Vernarbungen sind oft die Folge von einer oder mehrerer, im Laufe der Zeit erlittenen infektiösen Erkrankungen im Vorhaut-Eichel-Bereich. Seltener gibt es genetische Gründe, etwa die Haut angreifende Autoimmunerkrankungen wie Lichen sclerosus (siehe Seite 155). Und manchmal sind Männer einfach selber schuld, denn auch gewaltsame Versuche, die Vorhaut zu weiten oder über die Eichel zu schieben, können das Gewebe schädigen und letztlich zur Vernarbung führen.

Symptome: Das Hauptsymptom liegt auf der Hand: Die Vorhaut ist funktionell stark eingeschränkt – häufig mit Schwierigkeiten und Schmerzen beim Sex und/oder beim Wasserlassen. Einige Männer (mit unvollständigen Verengungen) können damit problemlos und beschwerdefrei leben. Aber in der

Regel führt eine Vorhautverengung zu Komplikationen, die weitere Erkrankungen nach sich ziehen können. Das Risiko einer Entzündung ist sehr hoch, da eine vollkommene Reinigung unter der Vorhaut kaum möglich ist. Sich dauerhaft ansiedelndes Smegma führt dann zu Entzündungen im Eichel-Vorhaut-Bereich, die den Zustand der Verengung in der Regel noch verschlimmern, da eine weitere Vernarbung einsetzt. Zudem steigt das Risiko, an Peniskrebs zu erkranken.

Bei einer ungünstigen Kombination von Vorhaut-„Verklebungen" und einer Einschnürung der Harnröhre kann es zum sogenannten Ballonieren kommen: Die Vorhaut bläht sich ballonartig auf, wenn Sie zum Urinieren entspannen – und erst dann schießt ein dünner Urinstrahl heraus. Das sieht zumeist schlimmer aus, als es ist, sollte beim Erwachsenen aber dennoch eher operiert werden.

Noch komplizierter ist der Zustand der Paraphimose – siehe dazu den nächsten Punkt.

Paraphimose (Spanischer Kragen)

Der spanische Kragen ist eine gefährliche Komplikation einer vorhandenen Phimose. Dabei bleibt die Vorhaut hinter der Eichel am Eichelkranz hängen – und schnürt damit die Eichel regelrecht ab. Die Folge ist oft eine sofortige Unterversorgung der Eichel, die sich schnell durch starke Schmerzen bemerkbar macht. Die Durchblutung ist eingeschränkt bis unterbrochen, die Eichel schwillt an und wird blau. Jetzt gilt es sofort zu handeln und einen Notarzt (Urologen im Notdienst) zu rufen: Ohne umgehende Behandlung kann die Eichel absterben und muss amputiert werden.

Der Arzt wird zunächst eine lokale Betäubung durchführen und das Ödem punktieren. So fließt die überschüssige Flüssigkeit aus der Eichel ab und die Vorhaut lässt sich oft wieder bewegen. Um das Risiko einer weiteren Paraphimose auszuschließen, kann es sinnvoll oder notwendig sein, eine Beschneidung durchzuführen.

Auslöser: Der Wechsel von einer ernsten Phimose zu einer Paraphimose kommt oft durch gewaltsames Bewegen der Vorhaut zustande – zum Beispiel beim Geschlechtsverkehr. Sie kann aber auch „einfach so" passieren, zum Beispiel bei einer Erektion, bei der die Vorhaut plötzlich hinter den Eichelkranz gedrückt wird und dann dort hängen bleibt.

Penisruptur (Penisbruch)

Der Penisbruch ist kein richtiger Bruch – denn der Penis hat ja keinen Knochen. Vielmehr handelt es sich dabei um einen Riss im Gewebe, der dazu führt, dass der Penis tatsächlich wie gebrochen aussieht: Durch Gewalt von außen – zumeist durch eine zu

Exkurs: Vorhaut-Beschneidung (Zirkumzision)

Beschneidungen bei Mann und Frau sind so alt wie die Menschheitsgeschichte. Früher wie heute wird dieser Eingriff vorrangig aus kulturellen oder religiösen Beweggründen durchgeführt – mit nicht immer gewollten Wirkungen auf die individuelle Sexualität. Auch heute noch gibt es „untenrum" deutliche weltweite Unterschiede: Während in den USA, im Mittleren Osten und Teilen Afrikas bis zu 80 Prozent der Männer beschnitten sind, trifft dies in Europa, Lateinamerika und vielen Ländern Asiens auf nicht einmal jeden fünften Mann zu.

Beweggründe für eine Beschneidung

Eine Beschneidung sollte nur dann durchgeführt werden, wenn es medizinisch oder mit Blick auf Ihre Lebensqualität notwendig ist. Männer mit Phimose oder Paraphimose, aber auch mit „einfachen" chronischen Beeinträchtigungen wie Schmerzen oder Einschränkungen beim Pinkeln oder beim Sex, sollten eine Beschneidung der Vorhaut in Erwägung ziehen. Denn dieser Zustand wird in der Regel nur schlimmer, nie besser. Eine Operation ist zum einen aus funktionellen Gründen sinnvoll: Sie können endlich wieder problemlos pinkeln und Sex haben! Zum anderen auch aus hygienischen und damit gesundheitlichen Gründen: Ist die Verengung behoben, kann der Penis wieder überall gesäubert werden und mögliche Folgeerkrankungen wie Peniskrebs (oder durch Beischlaf ausgelöste Cervix-Karzinome bei Frauen) treten nicht mehr (oder wenn, dann aus anderen Gründen) auf. Allerdings will ein so schwerwiegender Eingriff, der im Einzelfall auch nachteilige Auswirkungen auf Ihre Sexualität haben kann, wohlüberlegt sein und sollte nicht nur „so zum Spaß" durchgeführt werden.

Der Eingriff

Die Beschneidung, auch Zirkumzision genannt, muss unbedingt ein erfahrener Arzt durchführen, denn das Penisgewebe und insbesondere die Vorhaut sind äußerst filigran und sensibel. Mit dem Chirurgen besprechen Sie, in welcher Form die Vorhaut entfernt werden soll: ganz (dann spricht man von einer radikalen Zirkumzision) oder teilweise (subtotale Zirkumzision). Bei Letzterer bleibt ein Rest der Vorhaut bestehen, der die Eichel teilweise weiter bedecken kann. Dies ist aber zumeist nur im Kindesalter möglich – ebenso wie die sogenannte Erweiterungsplastik: Dabei wird die Vorhautöffnung durch gezielte Schnitte erweitert und neu vernäht. Die Beschneidung wird zumeist mit lokaler Betäubung durchgeführt, auf Wunsch aber auch mit Vollnarkose. Üblicherweise werden die feinen OP-Wunden mit Fäden vernäht, die sich von selbst auflösen – fieses Fädenziehen können Sie sich so sparen (wobei die Tage nach der OP trotzdem kein Zuckerschlecken sind). Kostenpunkt für eine Beschneidung: um 100 bis 600 Euro (bei medizinischer Indikation zahlt die Krankenkasse).

Einfluss auf die Sexualität

Im Anatomiekapitel konnten Sie lesen, dass die Vorhaut der Bereich mit den meisten Nervenzellen ist. Wer sie entfernt, schafft also eine sehr erogene Zone ab. Somit müsste der Eingriff Einfluss auf die erlebte Sexualität haben und Sensibilität nehmen. Es gibt tatsächlich Männer, die mit einer Beschneidung (ihrer Empfindsamkeit) versuchen, im Bett länger zu können und nie mehr zu früh zu kommen. Keine gute Idee: Es gibt unzählige Studien zu den Auswirkungen einer Beschneidung auf die Sexualität – mit erstaunlich widersprüchlichen Ergebnissen. Eine Metastudie zeigt: Es gibt weder Veränderungen in Sachen Penisempfindlichkeit noch in Sachen Erektions- oder Orgasmusfähigkeit. Und auch nicht, was die subjektive sexuelle Zufriedenheit angeht. So weit das Ergebnis von über 40 000 befragten Männern – im Einzelfall kann eine Beschneidung jedoch sehr wohl ganz unterschiedliche Folgen haben, sowohl positive als auch negative.

Vorhaut-Wiederherstellung
Auch das ist möglich: Für alle, die ihre Vorhaut wiederhaben wollen, gibt es entweder die Möglichkeit, per plastischer Chirurgie eine künstliche Vorhaut ansetzen zu lassen – wovon aber aufgrund von Operationsrisiken und Folgekomplikationen abzuraten ist. Oder Sie lassen sich die weiter hinten auf dem Penisschaft sitzende Penishaut stretchen, und das über Monate oder gar Jahre, mit Pflastern, Ringen, Gewichten. Die Frage ist nur: Wollen Sie sich dieses Martyrium wirklich antun?

Ach, was sagen eigentlich Frauen zum Thema Beschneidung? Den meisten, nämlich rund 80 Prozent, ist es vollkommen Latte, ob die Wurst mit oder ohne Pelle kommt.

heftige, ungeschickte Bewegung beim Sex – wird der erigierte Penis abrupt umgeknickt, sodass bei einem oder mehreren Schwellkörpern das Gewebe samt der sie umgebenden Faszie reißt. Da diese Bindegewebehülle sehr fest ist (siehe Seite 14), ist dabei ein recht lauter Knall oder ein Knacken zu hören.

Unmittelbar nach dem Malheur setzt ein intensiver Schmerz ein, der Penis schwillt stark an und je nach Rissverlauf knickt er dabei auch noch recht deutlich ab. Schnell färbt er sich zudem ins Dunkelviolette (Blutwurst-Optik) und sieht erschreckend besorgniserregend aus. Ist auch der untere Schwellkörper gerissen, kann auch die Harnröhre verletzt sein, aus der möglicherweise etwas Blut austritt. Hat der Riss noch heftiger gewütet, breiten sich Schmerzen und Schwellungen auch in den Hodenbereich aus.

Sofort zum Arzt

Der Schock bei einer Penisruptur sitzt verständlicherweise tief, doch zum Glück lässt sich dieses Missgeschick normalerweise wieder rückstandslos gerade biegen. In jedem Fall gilt: Unverzüglich zum Arzt! Entweder zum Urologen oder notfalls in die Notfallaufnahme. Lassen Sie alles stehen und liegen – und eigenhändiges Abbinden sein. Lieber tief durchatmen und schnell beim Arzt auf der Matte stehen – je schneller, desto besser, denn noch können Sie nicht absehen, wie schwer die Verletzung im Penisgewebe wirklich ist. Von einem kleinen Riss, der von selbst wieder verheilt, bis zu einer klaffenden Wunde innerhalb des Schwellköpers, die nur in einer sofortigen Operation wieder vernäht werden kann, ist alles möglich.

Je schneller diese Wunden im frischen Zustand geschlossen werden, desto geringer ist das Risiko der Bildung von zusätzlichen, das Penisblut abführenden Gefäßen (blöd für den Erektionserhalt) und allgemeiner Narbenbildung (die wollen Sie vermeiden – siehe dazu die erworbene Peniskrümmung auf Seite 147). Außerdem kann ein unbehandelter Penisbruch Ihre Erektionsfähigkeit deutlich negativ beeinflussen – bis hin zur vollständigen Unfähigkeit, einen hochzubekommen.

Bei der Operation vernäht der Arzt den Riss der Bindegewebsmembran, die den Schwellkörper umgibt. Sollte auch die Harnröhre etwas abbekommen haben, muss auch sie vernäht werden. Nach der OP heißt es dann für längere Zeit: ruhigstellen. Leichter gesagt als getan, werden Sie denken – wo Sie Ihren Schwanz, inzwischen in einem Morgenmantel aus Mullverband steckend, doch nicht willkürlich steuern und „klein halten" können. Dazu verordnet Ihnen der Arzt Erektionshemmer, die die Blutfüllung des Penis unterbinden.

Es folgen ein paar Wochen der Enthaltsamkeit – Ihr heilendes Penisgewebe wird es Ihnen danken. Auch wenn nicht jeder Stoß und jede Biegung des Penis gleich zu einem Bruch führen muss: Gehen Sie bitte in Zukunft etwas achtsamer mit Ihrem Schwanz um! Ein Penisbruch gilt als seltenes Phänomen – versauen Sie diese Statistik nicht.

Lichen sclerosus

Diese Gewebe- und Schleimhautkrankheit wird auch Weißfleckenkrankheit genannt. Sie tritt überwiegend bei Frauen auf, allerdings sind auch nicht wenige Männer betroffen. Da sie noch eher unbekannt ist, wird sie vom Urologen nicht immer sofort erkannt.

Lichen sclerosus ist nicht ansteckend und somit beim Sex nicht übertragbar. Zudem steht sie in keinem Zusammenhang mit mangelnder Hygiene. Die Erkrankung verläuft chronisch und oftmals in Schüben, bei denen es zu Vernarbungen im Vorhaut- und Eichelbereich und damit zu einer Phimose oder auch zu einer Harnröhren-Zuwucherung kommen kann. Die Ursachen für Lichen sclerosus sind unbekannt, sie wird aber den Autoimmunerkrankungen zugeschrieben. Sie ist nicht heilbar, aber therapierbar. Und je früher das geschieht, desto weniger wird die empfindliche Penishaut vernarben.

Symptome: Bei Männern treten Symptome auf Vorhaut oder Eichel auf – beide können im Verlauf der Erkrankung flächig befallen sein: Es bilden sich weißliche Hautpartien, die zumeist leicht erhaben sind und oft jucken oder bereits schmerzen. Sie härten zu weißlichen Hautknoten aus – es entsteht Narbengewebe. Die betroffene Haut wird dünner und ist sehr empfindlich, teilweise spröde bis rissig, was bei der Erektion und insbesondere beim Geschlechtsverkehr schmerzhaft sein kann.

Noch schlimmer ist, dass das Narbengewebe zu einer Vorhautverengung führen kann und sich Stellen unter der Vorhaut entzünden können (manchmal wird Lichen sclerosus als chronische Form einer nicht infektiösen Balanitis identifiziert). Spätestens wenn sich die weißlichen Flächen dem Harnröhreneingang nähern, sollten Sie handeln: Ansonsten vernarbt Lichen sclerosus die Harnröhre, die zuwuchern kann. Mögliche Folgen: Harnröhrenentzündung, Schmerzen beim Pinkeln, eingeschränkter Wasserstrahl bis hin zu einem vollständigen Urinstopp, was eine Operation umgehend notwendig macht.

Behandlung: Der Arzt der Wahl ist der Dermatologe oder der Urologe. Äußern Sie beiden ruhig Ihren Verdacht auf Lichen sclerosus, denn wie gesagt: Nicht immer kommen Ärzte von sich aus darauf. Bei einer frühzeitigen Behandlung helfen kortisonhaltige Salben gut. Etwas schonender sind Produkte mit Vitamin D, Wundheilsalben können auch lindernd wirken, ebenso eine Behandlung mit UV-Strahlen. In Härtefällen einer fortgeschrittenen Vernarbung und Verengung der Vorhaut wird Männern geraten, sich beschneiden zu lassen. Mit der Zirkumzision verschwinden die Problematik der Verengung und zumeist auch die Krankheit, sofern sie „nur" auf der Vorhaut angesiedelt war.

Frenulum breve (und Vorhautbändchen-Riss)

Das Teil von manchen Männern ist naturgegeben einfach länger, das von anderen Männern leider etwas kürzer: Die Rede ist vom Vorhautbändchen. Die Zahl der Männer mit einem kurzen ist gar nicht so gering: Etwa jeder zehnte hat's. In vielen Fällen ist die Verkürzung des Bändchens nicht dramatisch, sodass die Männer keine Einschränkungen beim Sex haben.

Ein kurzes Vorhautbändchen wird dann auffällig, wenn es mechanische Probleme bereitet, etwa das Zurückziehen der Vorhaut behindert oder sogar verhindert. Bei einer Erektion „nickt" die Eichel durch den starken Zug des Bändchens dann nach unten ab. Die Gefahr dieser ungünstigen Konstruktion liegt auf der Hand: Das Bändchen kann bei einer Erektion bereits Schmerzen verursachen und unter Belastung, also beim Geschlechtsverkehr, sogar reißen.

Riss des Vorhautbändchens

Reißt das Bändchen, schmerzt und blutet es kurzzeitig stark, aber beides klingt in der Regel recht schnell und von alleine ab. Zum Arzt gehen sollten Sie aber so oder so – um zu kontrollieren, in welchem Zustand das Bändchen ist. Insbesondere Vernarbungsprozesse bei Verletzungen sollten im Vorhautbereich unbedingt vermieden werden, da sich sonst eine Phimose entwickeln kann (siehe Seite 151). Bei kleinen Rissen reicht eventuell eine Behandlung mit heilungsunterstützenden Salben. Ansonsten hilft nur eine kleine ambulante Operation (die dann leider oft die sexuelle Sensibilität senkt). Dabei wird das Bändchen ruhig gestellt und verbunden, manchmal muss auch ein wenig geschnitten werden. Alles kein Drama – nur heißt es dann für zwei bis vier Wochen: kein Sex, auch keine Selbstbefriedigung.

So beugen Sie einem Riss vor

Wer ein zu kurzes Vorhautbändchen hat, muss es nicht zum Riss kommen lassen. Nutzen Sie beim Geschlechtsverkehr zukünftig eine Gleitcreme – das minimiert das Risiko des Abrisses. Dann gibt es im Rahmen einer „Dehntherapie“ Handgriffe, mit denen Sie das Bändchen mit der Zeit stretchen und geschmeidig halten. Alternativ lassen Sie vorsorglich den Arzt ran: In einer kleinen OP wird das Bändchen entweder leicht eingeschnitten oder aber durch den Einsatz von Eigenhaut verlängert.

Priapismus

Es klingt nach einem paradiesischen Zustand, ist aber alles andere als das: Eine Dauererektion, Priapismus genannt (nach dem griechischen Fruchtbarkeitsgott Priapos, der stets mit geschwollenem Penis dargestellt ist), ist immer schmerzhaft und nie lustvoll. Sehr oft gefährden solche Erektionen, bei denen auch nach zwei oder mehr Stunden die Schwellkörper noch vollständig mit Blut gefüllt sind, den Erhalt Ihres Penis, weshalb Sie sofortige ärztliche Hilfe suchen müssen.

Ursachen und Folgen: In diesen Zustand gerät ein Penis ursächlich aus zwei Gründen: Entweder ist der Abfluss des Blutes aus dem Penis gestört – dieser sogenannte Low-Flow-Typ betrifft etwa neun von zehn Fällen des Priapismus. Oder es kommt (bei den übrigen zehn Prozent) zu übermäßigem Einstrom von Blut in den Penis – dieser High-Flow-Typ genannte Priapismus ist weniger gefährlich für das Gewebe, da dieses mit frischem Blut versorgt ist. Beim Low-Flow-Typ ist Ihr Penis hingegen akut gefährdet, denn er ist von der Versorgung insbesondere mit Sauerstoff abgebunden. Schon nach wenigen Stunden verfilzt und verhärtet das Penisgewebe und verliert seine Fähigkeit, Blut aufzunehmen und zu halten. Nach 24 Stunden führt ein unbehandelter Priapismus in neun von zehn Fällen zu irreparablen, dauerhaften Erektionsstörungen. Manchmal ist das Ergebnis eine unnatürliche Peniskrümmung.

Ein Priapismus kann Männer in jedem Alter ereilen, ist allerdings recht selten. Mögliche Auslöser für den Dauerständer: Medikamente, und zwar nicht nur erektionsfördernde Mittel wie lokal applizierte Prostaglandine (als Spritze, über die Harnröhre oder als Gel auf der Eichel) oder auch (seltener) Viagra, sondern auch Antidepressiva und blutverdünnende Medikamente. Drogen wie Kokain können ebenso Auslöser sein wie die Gifte einiger exotischer Spinnen. Verletzungen der Penisgefäße, zum Beispiel ausgelöst durch einen Fahrradunfall (bei dem der Penis schmerzhafte Bekanntschaft mit Sattel oder Oberrohr macht), können einen High-Flow-Priapismus zur Folge haben. Und in seltenen Fällen stehen auch Stoffwechselstörungen wie Diabetes, Rückenmarksstörungen, Thrombosen, Krebsgeschwüre oder die Sichelzellkrankheit (eine erbliche Erkrankung der roten Blutkörperchen) hinter der Dauererektion.

Behandlung: Gehen Sie so schnell wie möglich zum Arzt! Bewegen Sie sich dabei möglichst viel (indem Sie auch intensiv Ihre Muskeln arbeiten lassen) – Ihr Körper zieht dann Blut aus allen nicht bewegten Körperregionen zusammen und der Druck auf den Penis lässt nach.

Der Arzt gibt Ihnen zunächst schmerzstillende Mittel und holt dann das überschüssige Blut mit einer Kanüle aus dem Penis. Manchmal wird auch ein Medikament in die Schwellkörper gespritzt, wodurch sich die Muskelzellen im Penis zusammenziehen und der Blutdruck und das Blutvolumen im Penis abnehmen. In seltenen Fällen muss operiert werden – dann bekommt das Glied oft einen künstlichen Kanal zwischen Arterien und Venen gelegt. Je nach Ursache folgt noch eine therapeutische Behandlung.

Hodenerkrankungen

Auch Ihre Kronjuwelen sind nicht gefeit vor unvorhergesehenen Unpässlichkeiten. Alles in allem betrachtet sind Hodenerkrankungen aber gut heilbar – wenn sie denn rechtzeitig erkannt werden.

Hodenkrebs (Hodenkarzinom)

Hodenkrebs ist bei jungen (!) Männern zwischen 18 und 40 Jahren die häufigste Krebserkrankung. Zum Glück kommt er selten vor: Rund 3000 bis 4000 Erkrankte gibt es pro Jahr, das sind nur ein bis zwei Prozent aller diagnostizierten bösartigen Tumore bei Männern. Wird Hodenkrebs frühzeitig erkannt, sind die Heilungschancen gut. Allerdings wächst Hodenkrebs besonders aggressiv und schnell, sodass immer noch drei bis vier Prozent der Erkrankten sterben. Als größer Risiko-

Penis-Pannendienst

Vermeiden Sie alltägliche Unachtsamkeiten und Fehlgriffe, die die Gesundheit Ihres Penis gefährden.

Verklemmtes Gemächtnis

Reißverschlussverletzungen an Glied oder Hodensack sind oft furchtbar anzuschauen, ein regelrechtes Blutbad – und tun ordentlich weh! Deshalb gilt vorsorglich: Den Reißverschluss stets vorsichtig bewegen und sich vergegenwärtigen, ob Ihr Gemächt darunter geschützt ist oder nicht. Die meisten Verletzungen treten übrigens beim Öffnen auf, nicht beim Schließen. Wenn es doch passiert ist: Verdauen Sie den Schock einigermaßen und bewegen Sie den Schieber nicht hektisch weiter oder zurück. Ist Ihre Haut eingeklemmt, sollten Sie den Verschluss gar nicht weiterbewegen. Versuchen Sie lieber, den Schieber zu zerlegen. Am besten geht das mit einem Seitenschneider, mit dem Sie vorsichtig den Steg vorn außerhalb der Zähne bearbeiten. Ist dieser durchtrennt, fällt der Schieber auseinander und ihre Haut ist befreit. Wenn Sie nicht in der Lage sind, ruhig zu handeln, gehen Sie natürlich lieber zum Arzt, als mit Selbsthilfe die Situation zu verschlimmbessern.

Schnitt im Schritt

Auch das klingt banal: Was soll schon passieren bei einem kleinen Ratscher? Leider ist die Haut im Genitalbereich äußerst sensibel, und wie uneben der Hodensack von außen gestaltet ist, haben Sie sicher auch schon mitbekommen. Es gibt also ein großes Verletzungspotenzial beim Stutzen Ihrer Intimfrise. Hinzu kommt, dass in diesem Bereich jede Menge Bakterien herumkreuchen. So können sich auch kleinste Schnittverletzungen entzünden und zu komplizierten Abszessen wuchern. Die Grundregel lautet also: Immer schön behutsam und nie unter Zeitstress „noch mal eben schnell" intim rasieren! Für den Rest halten Sie sich an die Styling-Tipps in Kapitel 2 ab Seite 35.

Unerwünschte Steifigkeit

Gewaltsames Runterdrücken eines erigierten Penis, zum Beispiel einer unpassenden Morgenlatte, ist keine gute Idee: Damit belasten Sie die Sehnen und Bänder des Halteapparats, der eben für standesgemäße Ständer sorgen soll. Die Folge einer gewaltsamen (R)Unterdrückung können akute Schmerzen sein, aber auch langfristige Schäden wie der Verlust einer „steilen" Erektionsfähigkeit. Wenn Sie Ihre Erektion loswerden wollen, hilft Ablenkung. Entweder Sie denken an etwas Unschönes oder Kompliziertes (unerledigte Arbeiten, Ihre Steuerabrechnung …) oder (sehr wirksam!) Sie fügen sich selbst einen Schmerz zu, indem Sie sich zum Beispiel auf die Zunge beißen.

faktor gilt der Hodenhochstand (siehe Seite 164), insbesondere der Leistenhoden. Damit ist das Hodenkrebsrisiko um das 15- bis 40-Fache erhöht! Je nach Ursprungsgewebe und Ausprägung gibt es verschiedene Karzinomarten, die unterschiedlich schnell wachsen und mehr oder weniger bösartig sind. Welche Form vorliegt, kann nur ein operativer Eingriff klären.

Diagnose und Behandlung: Oft wird Hodenkrebs durch eigenes Abtasten entdeckt. Deshalb raten Ärzte, dies einmal pro Monat zu tun. Fällt Ihnen etwas Ungewöhnliches auf: ab zum Arzt! Schmerzen treten bei Hodenkrebs, wenn überhaupt, erst spät auf, sodass Sie sich auf dieses „Frühwarnsystem" Ihres Körpers nicht verlassen können.

Ein befallener Hoden wird zumeist ganz, seltener in Teilen entfernt. Dann beginnt die Suche nach Metastasen im anderen Hoden sowie im Rest des Körpers – um entscheiden zu können, ob eine Strahlen- oder Chemotherapie notwendig ist. Manchmal werden auch die Lymphknoten im Bauchraum entfernt, damit der Krebs nicht mehr in den Körper streuen kann.

Hodenentzündung (Orchitis)

Zumeist sind Viren Auslöser für eine Hodenentzündung. Doch sie kann auch bakterielle Ursachen haben, durch ein Trauma (einen Unfall oder einen heftigen Schlag) oder Geschlechtskrankheiten wie Tripper oder Syphilis ausgelöst werden. Die schmerzhafte Infektion betrifft vor allem Kinder und Jugendliche, zudem Männer mit einer Prostataerkrankung. Es treten Entzündungen eines oder beider Hoden auf, oft gemeinsam mit den jeweiligen Nebenhoden: Diese kombinierte Hoden- und Nebenhodenentzündung nennt man Epididymorchitis.

Ein Hoden ist raus – was nun?

Hinter dem unschönen Begriff „Semikastration" steht die Entfernung eines Hodens. „Kastration" klingt mies, aber „semi" macht alles halb so wild: Sie sind in der Regel auch mit einem Hoden weiterhin so fruchtbar wie mit zweien. Unabhängig davon wird vor einer Hodenentfernung dennoch dazu geraten, eine eigene Samenspende anzulegen für den Fall, dass doch einmal etwas schiefgeht bei der Operation. Und auch Ihr Skrotum muss zukünftig nicht leer daherkommen: Es gibt Hodenprothesen als Ersatz.

Symptome: Da eine Hodenentzündung unfruchtbar machen kann, sollten Sie unmittelbar einen Arzt aufsuchen! Das werden Sie aber wohl ohnehin tun, denn eine Hodenentzündung ist äußerst schmerzhaft. Diese virale Entzündung rührt oft von einem andersartigen Virusbefall im Körper her: Häufig sind es Mumpsviren – deshalb treten dann für Mumps typische

Symptome wie Schmerzen am Hals oder geschwollene Ohrspeicheldrüsen auf. Auch Gürtelrosen oder Pfeiffersches Drüsenfieber können zu Hodenentzündungen führen. Die Infektion geht mit plötzlich auftretenden, starken Schmerzen und mit einer Hodenschwellung bereits nach wenigen Stunden einher. Im Gegensatz dazu zieht sich bei einer bakteriellen Ursache (die dann oft auch die Nebenhoden beeinträchtigt) die Entwicklung dieser Symptome meist über Tage hin. In beiden Fällen ist die Haut des Hodensacks stark gerötet, nicht selten haben die Patienten hohes Fieber.

Behandlung: Ihr Arzt wird Ihren Hoden bei der Begutachtung leicht anheben. Dieser Test wird Prehn-Zeichen genannt: Lassen die Schmerzen dabei nach, handelt es sich um eine Hodenentzündung – wenn nicht, eher um eine Hodentorsion (siehe Seite 162). Beides, Entzündung und Torsion, kann der Arzt auch mittels Ultraschall erkennen. Probate Mittel, um die Beschwerden zu lindern: Bettruhe, Schmerzmittel, das Höherlagern und Kühlen der Hoden mit feuchten Umschlägen. Bei einer bakteriellen Ursache verschreibt der Arzt zusätzlich ein Antibiotikum. Derart behandelt, heilen Hodenentzündungen in längstens zwei Wochen aus. Allerdings ist bei einem Virusbefall die Produktion von Spermien über Monate gehemmt, selten bleibt es bei bleibenden Fertilitätseinschränkungen bis hin zur Unfruchtbarkeit.

Nebenhodenentzündung (Epididymitis)

Die Nebenhodenentzündung ist häufig die Folge einer anderen Entzündung entlang der Samen- oder Harnwege und kann an einem oder beiden Nebenhoden auftreten. Fast immer ist sie bakterieller Natur – seltene Ausnahme ist ein Befall mit Mumpsviren, oft in Kombination mit einer Hodenentzündung.

Symptome: Eine akute Nebenhodenentzündung löst starke Schmerzen am Hodensack aus, die in den Bauchraum ausstrahlen. Hoden und Nebenhoden sind geschwollen und druckempfindlich, der Hodensack gerötet, Fieber möglich. Manchmal schmerzt das Wasserlassen, selten ist Blut in Urin oder Ejakulat zu sehen. Mit dem Prehn-Zeichen (siehe links) checkt der Arzt, ob die Schmerzen nicht von einer Hodentorsion herrühren.

Behandlung: Die Therapie ähnelt der bei einer (bakteriellen) Hodenentzündung: Das Kühlen und Hochlagern der Hoden bei Bettruhe ist wichtig, Schmerzmittel tragen zur Linderung bei. Mit einem Antibiotikum bekämpfen Sie die Bakterien. Nach etwa zehn Tagen sollte der Spuk vorbei sein. Allerdings kann es bis zu sechs Wochen

Sind meine Spermien noch in Ordnung?
Einige Monate nach auskurierten Hoden- oder Nebenhodenentzündungen können Sie Ihr Ejakulat auf mögliche Spätfolgen untersuchen lassen. Das sogenannte Spermiogramm kommt auch dann zum Einsatz, wenn es mit dem Kinderkriegen nicht so recht klappen will (siehe Seite 82). Warum so spät? Eine Spermiogenese, also die Produktion des Spermiums, dauert fast drei Monate.

dauern, bis sich der Hodensack wieder normal anfühlt, und die häufig auftretende Verhärtung des Nebenhodenkopfes verschwindet erst nach drei Monaten. In einem von fünf Fällen wird die Spermienqualität dauerhaft eingeschränkt oder geht schlimmstenfalls sogar vollends verloren.

Hodentorsion

Die Hodentorsion ist eine sehr schmerzhafte Verdrehung eines Hodens am Samenstrang, die die Blutzufuhr unterbricht und deshalb „lebensgefährlich“ für den Hoden ist. Bei der auch Stieldrehung genannten Hodentorsion kommt es auf schnelles Handeln an: Schon nach wenigen Stunden können die spermabildenden Zellen, kurze Zeit später auch die testosteronbildenden Zellen im Hoden unwiderruflich beschädigt sein.

Ursache: Oft entsteht eine Hodentorsion durch eine (angeborene) fehlerhafte Aufhängung des Hodens oder durch eine ungünstige Hodenpositionierung wie dem Hodenhochstand (siehe Seite 164). Dann reicht eine kleine falsche Bewegung als Auslöser, ungünstiges Sitzen auf einem Fahrradsattel oder eine Sportverletzung (etwa ein Schlag ins Gemächt durch einen Ball). In etwa der Hälfte aller Fälle tritt die Torsion im Schlaf auf.

Symptome: Fast immer ist die Torsion schlagartig zu spüren (gefährliche Ausnahme: Die Schmerzen machen sich nur langsam bemerkbar und ähneln den Beschwerden einer Nebenhodenentzündung) – extrem starke Schmerzen, die manchmal Übelkeit und sogar einen Schockzustand nach sich ziehen können, treiben Sie sofort zum Arzt oder in die Notaufnahme. Der Hodensack ist zunehmend einseitig gerötet und der betroffene Hoden angeschwollen.

Diagnose und Therapie: Der Arzt wird das Prehn-Zeichen abfragen (siehe Seite 161), darüber hinaus den Hodensack mit Ultraschall untersuchen. Ist die Torsion nicht eindeutig zu erkennen, wird sofort operiert. Diese OP, bei der der Hodensack mit einem kleinen Schnitt geöffnet wird, ist sowieso notwendig, um die Verdrehung aufzulösen. Dann wird der Hoden (oft auch gleich der zweite) mit dem Hodensack vernäht, um erneutes Verdrehen auszuschließen. In seltenen Fällen schafft es ein erfahrener Arzt, durch manuelles Schwingen und Schütteln den Hoden ohne Operation in seine ursprüngliche Position zurückzubefördern.

Wasserbruch (Hydrozele)

Mit Wasserbruch bezeichnen Mediziner die Ansammlung von Flüssigkeit im Hodensack. Diese tritt oft nach einer Entzündung von Hoden oder Nebenhoden auf, manchmal auch durch einen traumatischen Schlag auf die Hoden. Neben dieser „erworbenen" Form gibt es auch eine angeborene Hydrozele, bei der sich im Laufe des Körperwachstums ein nur unzureichend funktionierender Verschluss zum Bauchraum bildet.

Symptome: Der Wasserbruch führt zu einer deutlichen Verdickung im Hodensack – ohne weitere Beschwerden. Manchmal wird die Hydrozele auch mit einem Leistenbruch verwechselt. Der Arzt kann dann einen einfachen Test durchführen: Beim Husten bleibt der Wasserbruch unverändert, bei einem Leistenbruch ist eine Veränderung ertastbar. Im Zweifelsfall ist die Hydrozele auch mittels Ultraschall identifizierbar.

Therapie: Eine Hydrozele wird normalerweise operativ beseitigt: Eine Punktion und damit das einfache Ablassen der Flüssigkeit bringt oft nur kurzfristigen Erfolg.

Krampfaderbruch (Varikozele)

Noch so ein Bruch, der keiner ist: Unter dem Krampfaderbruch versteht man einen unnatürlich erweiterten oder krampfaderähnlichen Verlauf von Venen im oder am Samenstrang. Drei von vier Krampfaderbrüchen treten auf der linken Seite des Hodensacks auf – dort nimmt die Hodenvene einen ungünstigeren Verlauf als auf der rechten Seite. Die Varikozele tritt zumeist bei jungen Männern zwischen 15 und 25 Jahren auf und ist die häufigste Blutgefäßerkrankung am männlichen Geschlechtsorgan: Bei etwa jedem zehnten Mann liegt diese Krampfaderausbildung vor.

Symptome und Behandlung: Eine Varikozele erhöht den Druck auf den Hoden und führt zu einem Rückstau des Blutes – dieser erhöht die Temperatur im Hodensack, was die Spermienproduktion beeinträchtigt: Bei etwa jedem dritten unfruchtbaren Mann liegt hier die Ursache! Zudem kann auch die Testosteronproduktion gestört sein – was Ihr Liebesleben negativ beeinflusst. Manchmal verursacht eine Varikozele sogar Schmerzen – Gründe genug für eine OP?

Behandlung: Jein. Führt die Varikozele zu keinen großen Einschränkungen oder Beschwerden, sollten Sie keinen operativen Eingriff durchführen. Denn eine solche OP, bei der die betreffenden Venenbereiche verödet werden, ist wie jeder traumatische Eingriff nicht ohne Risiko. Und sie führt in Sachen Schwangerschaftsrate nachweislich kaum zu einer Besserung. Selbst die Testosteronwerte steigen nur um wenige Prozent an. Alle Männer mit starken Einschränkungen oder Schmerzen haben aber natürlich keine andere Wahl. Und wenn Sie feststellen, dass der Hoden der betroffenen Seite klein oder weich ist, ist ebenfalls ein operativer Eingriff ratsam.

Lageanomalien der Hoden (Hodendystopie)

Eine Lageanomalie der Hoden liegt immer dann vor, wenn diese nicht ordnungsgemäß im Hodensack gelagert sind. Eine Anomalie kann dauerhaft oder vorübergehend sein, wie etwa beim sogenannten Wanderhoden. Ursache für die Hodendystopie ist ein fehlerhafter Hodenabstieg in der Körperentwicklung: In der Regel bewegen sich die Hoden im Säuglingsalter in den Hodensack, wobei es in seltenen Fällen zu Störungen kommen kann, die Sie bis ins Erwachsenenalter hinein beschäftigen. So sind Hoden-Lageanomalien neben dem Krampfaderbruch mit die häufigste Ursache für eine Unfruchtbarkeit (in etwa 20 Prozent aller Fälle) und darüber hinaus die einzige nachgewiesene Ursache für Hodenkrebs. Das Risiko, an Hodenkrebs zu erkranken, ist bei einer Lageanomalie um ein Vielfaches größer als bei einer normalen Positionierung der Hoden im Skrotum.

Formen der Hodendystopie

Es gibt unvollständige (oder ganz ausgebliebene) Hodenabstiege, auch als Hodenhochstand bezeichnet, und es gibt „verirrte", also vom normalen Weg abweichende Hodenabstiege vom Bauchraum in Richtung Hodensack. Beim Hodenhochstand kann der (oder die) Hoden entweder von außen unsichtbar im Bauchraum oder beim sogenannten Leistenhoden im Leistenkanal stecken. Eine Sonderform ist der Gleithoden: Hier lässt sich der Hoden mit sanftem Druck zwar in den Hodensack bewegen, er gleitet allerdings schnell zurück – die Ursache ist ein zu kurzer Samenstrang.

Eine „Verirrung" des Hodens ist in der Regel deutlich unangenehmer. Dabei kann ein Hoden auf die falsche Seite des Hodensacks wandern. Er kann aber auch in Richtung Penisschaft, After beziehungsweise in Richtung Damm oder sogar unter die Haut des Oberschenkels rutschen.

Therapie: Viele der Anomalien werden in der Regel im Säuglings- oder Kleinkindalter behandelt, sodass Sie heute sicher nicht mehr mit einem Hoden auf dem Oberschenkel herumlaufen. Allerdings begleiten leicht verirrte Hoden und Formen des Hodenhochstands auch erwachsene Männer – und sollten unbedingt behandelt werden! Bei Kindern werden Hormonpräparate eingesetzt, um den oder die Hoden auf den rechten Pfad zu bringen. Erwachsene (oder Kinder, bei denen die Hormontherapie versagt hat) werden zumeist operiert, die „unnormal" positionierten Hoden in den Hodensack versetzt und dort in der Regel vernäht.

Hoden auf Wanderschaft

Keine wirkliche Lageanomalie, aber in diesem Zusammenhang erwähnenswert ist der Pendelhoden oder Wanderhoden: Hierbei befindet sich der Hoden abwechselnd im Leistenkanal und im Hodensack. Diese Wanderung wird zum Beispiel durch sexuelle Erregung ausgelöst und tritt auch bei „normaler" Hoden- und Samenleiter-Anlage auf. Solange sich der Hoden die meiste Zeit „draußen" im Hodensack befindet, hat sie keine Auswirkungen auf Fruchtbarkeit oder Hodengesundheit.

Prostataerkrankungen

Es gibt kaum einen Mann, dem dieses kastaniengroße Etwas im Alter nicht auf die Nüsse geht: Jeder zweite bekommt mindestens einmal eine Diagnose mit Prostatabezug. Dabei führt die Vorsteherdrüse eine traurige Statistik an: Prostatakrebs ist der häufigste Krebs bei Männern. Und es gibt nur zwei Krebsarten, die für Männer tödlicher sind: Lungen- und Dickdarmkrebs.

Bei vielen Männern ab 50 Jahren vergrößert sich die Drüse (zumeist gutartig) und macht sich indirekt beim (eingeschränkten) Pinkeln bemerkbar. Warum ist die Prostata so anfällig für Gewebeveränderungen? Das weiß bis heute niemand. Die Gene spielen eine nicht unwichtige Rolle: Wer in seiner nahen Verwandtschaft einen Fall von Prostatakrebs hat, hat alleine damit bereits ein doppelt so großes Risiko, ebenfalls daran zu erkranken. Auch der Lebenswandel spielt eine Rolle: Übergewicht, Diabetes, miese Ernährung, mangelnde Bewegung – alles Risikofaktoren. Genauso wie das Alter: Ab 50 steigt das Risiko rasant. Nicht umsonst empfehlen Krankenkassen also einen regelmäßigen Check-up bereits ab 40 Jahren (bei familiärer Belastung), und ab 45 Jahren tragen sie auch die Kosten der jährlichen Untersuchung.

Prostatakrebs

Ein Prostatakarzinom ist eine bösartige Gewebeveränderung, die jedes Jahr rund 12 000 Männern in Deutschland das Leben kostet. Jeder vierte neue Krebsfall in Deutschland bei Männern ist Prostatakrebs – insgesamt gibt es jedes Jahr rund 67 000 neue Fälle. Kaum einer davon tritt vor dem 40. Lebensjahr auf, dafür steigt das Krebsrisiko mit jedem weiteren Lebensjahr stark an. Dies zeigt der Altersmittelwert: Der

Das erwartet Sie beim Prostata-Check-up

Die jährliche Untersuchung ab 40 sollten Sie unbedingt wahrnehmen – beim Urologen oder einem speziell ausgebildeten Hausarzt. Die Ärzte wenden dabei im Normalfall die rektale, die Ultraschall- sowie die Blutuntersuchung an. Eine rektale Untersuchung wird auch sch(m)erzhaft „Hafenrundfahrt" genannt: Hier geht der Arzt mit seinen Fingern in Ihren After und ertastet die Außenschale der Prostata – bösartiger Krebs bildet sich zumeist dort. Diese seltsame bis peinliche Situation geht fix vorbei und wirklich wehtun tut's auch nicht. Zusätzlich kommt häufig der Ultraschall zum Einsatz, mit dem der Arzt die Drüse von außen scannt – kleine Stellen beginnenden Krebswachstums kann er nicht immer ertasten. Schließlich ist der im Blut ermittelbare PSA-Wert ein wichtiger Indikator für Prostatakrebs. PSA steht für prostataspezifisches Antigen, das Spermien dünnflüssiger und beweglicher macht. Ist dieser Wert unverhältnismäßig hoch, deutet das auf eine Erkrankung der Prostata, eventuell Krebs, hin. Der Wert unterliegt aber auch anderen Einflüssen: Er wird etwa durch Stress, aber auch durch einen kurz zuvor erlebten Orgasmus oder den Satteldruck beim Radfahren abgefälscht (deshalb gilt: 48 Stunden vor der Untersuchung weder Sex noch Radeln). Im Zweifelsfall greift der Arzt zu weiteren Mitteln, entnimmt etwa im Rahmen einer Prostatabiopsie mehrere Gewebeproben.

durchschnittliche Prostatakrebspatient ist über 70 Jahre alt.

Symptome: Das Tückische: Prostatakrebs verursacht zu Beginn oft keine Symptome. Er streut so in den Körper, ohne dass Sie es merken. Deshalb ist Krebsvorsorge hier besonders wichtig. Ist der Krebs fortgeschritten, kann es zu ungewöhnlichem Gewichtsverlust und vor allem zu Problemen beim Wasserlassen kommen. Auch Erektionsstörungen sind möglich, dazu Knochenschmerzen im Becken- und Rückenbereich, wo der Krebs oftmals seine vernichtende Wirkung fortsetzt.

Ursachen: Es gibt ein paar „Risikofaktoren" für Prostatakrebs. Sonnenmangel etwa: In Europa gibt es ein deutliches Gefälle an Prostatakrebserkrankungen vom sonnenarmen Norden hin zum sonnenreichen Süden. Und ein Mangel an Vitamin D (das ja durch Sonnenlicht produziert wird) erhöht ebenfalls deutlich das Erkrankungsrisiko. Rotes Fleisch war auch im Verruf, Prostatakrebs auszulösen, dies ist in Studien inzwischen aber widerlegt worden.

Behandlung: Die Heilungschancen sind gut, wenn der Krebs nicht gestreut hat – allerdings oft zu einem hohen Preis. Die Behandlungsoptionen (Operation, Hormontherapie, Strahlentherapie und seltener im fortgeschrittenen Stadium Chemotherapie – alles auch kombiniert) hängen jeweils vom Einzelfall ab.

Die Operation ist der wahrlich einschneidendste Eingriff: Bei der sogenannten radikalen Prostatektomie wird die Prostata vollständig entfernt –

und mit ihr Samenbläschen, meist plus umliegende Lymphknoten. Das führt manchmal zu dauerhafter Inkontinenz und sehr häufig zu erektiler Dysfunktion, da oftmals Nerven in Mitleidenschaft gezogen sind. Erfahrene Chirurgen versuchen hier alles, um mit feinen Händchen und ausgefeilten Operationsmethoden möglichst wenige Nerven zu schädigen – je nach Fähigkeit des Operateurs und Ausdehnung des Tumors bleibt dann Ihre Sexualität mehr oder weniger unbeeinflusst.

Weitere Folgen eines operativen Eingriffs: eine Verkürzung des Penis, eventuell in Verbindung mit einer Verkrümmung hin zu einer IPP (siehe Seite 147). Manchmal kann es zukünftig zu Harnaustritten bei Orgasmen kommen. In jedem Fall werden Sie nach einer Prostataentfernung kein Ejakulat mehr produzieren, sondern sogenannte „trockene" Orgasmen haben (mit echtem Orgasmusgefühl, aber eben ohne Samenerguss). Ihr Arzt sollte Sie über all diese Punkte unbedingt vor einer Operation aufklären – tut er dies nicht, ist das womöglich ein Zeichen dafür, dass er nicht der Richtige für diesen heiklen Eingriff ist.

Die Strahlentherapie scheint auf den ersten Blick schonender als eine Operation, da die bei der OP geschilderten Folgen und Nebenwirkungen hier seltener und in geringerem Maß direkt nach Behandlung auftreten. Allerdings sind Erektionsstörungen vier Jahre nach einer Bestrahlung in den meisten Fällen ebenso ausgeprägt wie nach einer OP. Bei dieser Therapiemethode klagen Patienten auch über (temporäre) Veränderungen im Stuhlgang, da der Enddarm häufig im Strahlengang liegt. Neben der herkömmlichen Bestrahlung gibt es speziellere Methoden, bei der durch eine Spritze oder in Form von Mini-Pellets radioaktive Strahlung in die Prostata „eingepflanzt" wird (auch in Kombination mit externer Bestrahlung).

Abgesehen von OP und Strahlentherapie kommen auch andere, bislang wenig erprobte Methoden zum Einsatz: etwa der „hochintensive fokussierte Ultraschall" (HIFU), mit dem die Prostata kurzzeitig erhitzt wird. Dies zerstört die Krebszellen mit nachweislichem Erfolg. Allerdings stehen Langzeitdaten noch aus. Eine Hormontherapie wiederum entzieht

Ich ejakuliere, also bleibe ich gesund

Eine lustvolle Methode der Prostatakrebsvorsorge ist es, regelmäßig und oft zum Höhepunkt zu kommen. Zahlreiche Studien bestätigen einen Zusammenhang zwischen häufigem Ejakulieren und einem selteneren Auftreten von Prostatakrebs. Das geht zur Not auch ohne Sexpartner: Masturbieren Sie für Ihre Gesundheit. Häufige Ejakulationen halten das Prostatagewebe jung und frisch, sodass die Zellen weniger anfällig sind für bösartige Gewebeveränderungen. Zudem spülen Sie mit jeder Ejakulation regelrecht krebserregende Substanzen aus Ihrem Körper.

dem Krebs das „förderliche" Testosteron und stoppt ihn so. Allerdings gehen mit dem Testosteron, Sie ahnen es, auch Libido und Potenz flöten.

Insbesondere für alte Männer, für die eine Operation mit unverhältnismäßigen Gefahren verbunden ist, gibt es die Methode des „aktiven Beobachtens": Der Krebs wird nicht behandelt, sondern seine (teils jahrelange) Entwicklung verfolgt. Das verschiebt den Zeitpunkt eines Eingriffs (und damit die Nebenwirkungen) bis zu dem Moment, in dem der Krebs wirklich bedrohlich wird. Auf diese Weise haben schon viele alte Männer ihren Prostatakrebs mit in den Tod genommen, ohne dass dieser die Ursache dafür war.

Abnorme Prostatavergrößerungen (benigne Prostatahyperplasie, BPH)

Diese gutartige Vergrößerung der Prostata tritt selten vor einem Alter von 40 Jahren auf, danach nehmen die Wucherungen zu. Und zwar so häufig, dass sie als Volkskrankheit gelten: Mindestens jeder zweite 70-Jährige hat eine BPH, bei den über 90-Jährigen sind neun von zehn Männern betroffen!

Symptome: Die schwindende Fähigkeit, „normal" zu pinkeln, ist *das* Symptom der Prostatavergrößerung. Der Grund: Die Prostata ummantelt die Harnröhre am Ausgang der Blase (siehe Seite 20) – und wenn sie (zumeist von innen) zu wuchern beginnt, wird irgendwann der Urindurchfluss beeinflusst. Eine kleine Wucherung spüren Sie möglicherweise nicht. Wächst sie mit der Zeit, kommt es zu Problemen beim Wasserlassen: Im ersten Stadium wird der Harnstrahl schwächer, Urin tropft nach und der Drang, nachts auf Toilette zu müssen, wächst. Manchmal tauchen jetzt auch bereits sexuelle Probleme auf. Im zweiten Stadium der BPH verbleibt trotz aller Pinkelversuche Resturin in der Blase und im ableitenden Harnsystem, und die Menge des Urins, die die Blase fassen kann, nimmt ab. Im fortgeschrittenen dritten Stadium der Wucherung kann die Blase unkontrolliert überlaufen und auch die Nieren arbeiten zunehmend schlechter. In schlimmen BPH-Fällen kann das Geschwür die Blase zudrücken – ein lebensbedrohlicher Zustand: Kommt gar nichts mehr raus, gilt: sofort zum (Not-)Arzt!

Behandlung: Gutartige Prostataerkrankungen werden nur in frühem Stadium mit Medikamenten behandelt. Danach wird der Arzt operieren und Teile der Prostata oder die ganze Drüse mit Messer oder Laser entfernen. Bei kleinen Wucherungen (und jüngeren Menschen) wird die Prostata entweder nur eingeschnitten, damit der Urin aus der Blase wieder ablaufen kann, oder die Wucherung über die Harnröhre entfernt. Für größere Wucherungen muss der Unterbauch geöffnet werden.

Um die Beeinträchtigung des Harnflusses zu mindern, wird manchmal auch ein Implantat in die Harnröhre gesetzt, das freien Durchlauf ermöglicht.

Bei anderen Behandlungsmethoden geht es nicht ums Entfernen, sondern ums Stoppen des Gewebewachstums. Dabei kommen Techniken mit Mikrowellen, Radiowellen oder Ultraschall zum Einsatz, die das Gewebe erhitzen – und so die Prostata sogar wieder kleiner werden lassen.

Prostataentzündung (Prostatitis)

Geschätzt jeder dritte Mann muss zumindest einmal mit einer Prostatitis kämpfen. Häufig sind Bakterien der Auslöser: Darmbakterien oder Erreger von Geschlechtskrankheiten, die über die Harnröhre in die Drüse gelangen. Prostataentzündungen können aber auch ohne Bakterienbefall auftreten, etwa durch ungeeignete Fahrradsättel oder durch Sitzen auf anderen harten (kalten) Böden. Abgesehen von der umsichtigen Wahl Ihrer Sitzgelegenheiten können Sie sich vor einer Prostataentzündung am besten schützen mit: Sex! Die Drüse ist weniger infektionsanfällig, wenn sie häufiger in Aktion ist und produziertes Sekret freigibt.

BPH vorbeugen und lindern

Wie so oft beim Thema dieses Buchs sind eine ausgewogene Ernährung und regelmäßige Bewegung beste Grundlagen auch für eine gesunde, wucherungsfreie Prostata. Das Rauchen stellen Sie bitte ein, denn Qualmen ist ein bekannter Risikofaktor. Doch auch die Achtsamsten unter Ihnen werden mit zunehmendem Alter nicht darum herum kommen, mit der Volkskrankheit BPH Bekanntschaft zu machen. Dann haben Sie immerhin die Möglichkeit, auftretende Symptome mit Medikamenten oder natürlichen Präparaten zu lindern. An Wirkstoffen kommen Alphablocker oder auch Finasterid zum Einsatz. Sie sollen die Arbeit des Harnsystems wieder normalisieren und sogar zu einer Rückbildung des Gewebes führen. Allerdings haben sie unangenehme Nebenwirkungen, die bis zur Impotenz gehen – lassen Sie besser die Finger davon! Pflanzliche Präparate ohne solche Nebenwirkungen sind alternativ einen Versuch wert, auch wenn die Beweislage zu ihrer Wirkung nicht eindeutig ist. Im Mittelpunkt stehen Phytopharmaka, etwa Extrakte aus Früchten der Sägepalme (siehe Seite 124), zu denen es bereits Studien gibt: Sie sollen bei regelmäßiger längerer Einnahme viele BPH-Symptome lindern. Vor allem das „Nachts-raus-Müssen" (Fachbegriff: Nykturie) verschwindet angeblich nach und nach.

Symptome: Okay, Sie hatten womöglich nicht genug Sex. Dann kann eine Prostatitis eine Vielzahl unangenehmer Beschwerden hervorrufen: Schmerzen beim Urinieren, Ejakulieren oder Stuhlgang, übermäßigen Harn- oder Stuhldrang, Ausfluss aus der Harnröhre, krampfartige Schmerzen im Unterbauch und dumpfe Schmerzen im unteren Rücken. Bei einer akuten Entzündung treten zusätzlich Fieber und Schüttelfrost auf, insbesondere wenn sich ein eitriger Abszess an der Prostata bildet. Beides fällt bei der chronischen Variante weg – dafür stehen hier dauerhafte Schmerzen im Unterleib und Libido- sowie Potenzstörungen im Vordergrund.

Untersuchung und Behandlung: Der Arzt tastet die Prostata rektal ab und entnimmt ein Sekret. Ist die Prostatitis bakteriell bedingt, gibt's Antibiotika – in chronischen Fällen für längere Zeit. Sind dagegen Verspannungen in der Beckenbodenmuskulatur ursächlich, helfen Wärmebehandlung und ein gezieltes Beckenbodentraining. Zumeist brauchen Sie im akuten Fall auch Schmerzmittel. Und sollte sich ein Abszess gebildet haben, wird dieser in einem Eingriff durch den Darm behandelt.

Harnsystem- und andere Erkrankungen

In der Krankenakte Ihres Penis wird im Laufe Ihres Lebens sicher mal eine Harnwegserkrankung stehen. In der Regel arbeiten sich die Erreger dabei im System von der Harnröhre in Richtung Nieren nach oben. Seltener kommt es zum sogenannten Keimabstieg den Harnweg hinab. Stoffwechselerkrankungen wie Diabetes mellitus liefern dabei etwa mit „gezuckertem" Urin stets eine einladende Basis.

In Härtefällen urogenitaler Entzündungen, vor allem wenn der Urinabfluss behindert ist (also auch bei Prostatabeschwerden!), besteht die Gefahr der Urosepsis, einer lebensbedrohlichen Vergiftung des Blutes. Dabei laufen die Nieren „über", Bakterien gelangen ins Blut und können bereits binnen Stunden zum Tod führen. Allein deswegen sollten Sie auch scheinbar harmlose Harnwegsinfekte umgehend behandeln lassen.

Harnröhrenentzündung (Urethritis)

Bei der Urethritis ist die Schleimhaut der Harnröhre durch bakteriellen Befall entzündet. Häufiger Grund: ungeschützter Geschlechtsverkehr, dann oft ausgelöst durch Chlamydien (siehe Seite 136 – diese Form wird auch als unspezifische oder nicht gonorrhoische Urethritis bezeichnet) oder Trippererreger (siehe Seite 137 – wird als die spezifische oder gonorrhoische Urethritis bezeichnet). Auch beim Oralverkehr können Sie sich durch „stinknormale" Erkältungsviren eine Harnröhrenentzündung einfangen.

Urethritis ist weitverbreitet: Durch Trippererreger gibt es jedes Jahr weltweit mehr als 60 Millionen Neuerkrankungen, knapp 90 Millionen Neuerkrankungen durch Chlamydien jedes Jahr (jeweils Männer und Frauen) – das macht Letztere zur häufigsten sexuell übertragenen Erkrankung in Industrieländern. Es gibt sicher Schlimmeres, aber eine unbehandelte Urethritis kann schwerere Folgeerkrankungen inklusive Unfruchtbarkeit nach sich ziehen. Zudem kann das Harnröhrengewebe von innen vernarben, was zu chronischen Einschränkungen beim Wasserlassen führt.

Symptome und Behandlung: Dank Penis haben Männer eine deutlich längere Harnröhre vorzuweisen als Frauen. Das heißt aber auch: Männer leiden in der Regel mehr (was nicht nur an ihrer grundsätzlichen Wehleidigkeit liegt): Häufig brennt es unangenehm beim Urinieren und Sie haben einen stetigen Harndrang (ohne dass viel rauskommt). Zudem kann es jucken oder auch aus der Harnröhre eitern, deren Austritt oftmals gerötet ist.

Die Behandlung ist vom Erreger abhängig (zu den Chlamydien siehe Seite 136 und zum Tripper Seite 137). In der Regel führt kein Weg an einem schmerzhaften Harnröhrenabstrich (zur Erregerbestimmung) und der Einnahme von Antibiotika vorbei.

Harnblasenentzündung (Zystitis)

Von der Entzündung der Harnblasenschleimhaut sind zumeist Frauen betroffen, aber auch Männer höheren Alters ab 50 Jahren: Dann tritt diese Entzündung oft zusammen mit einer gutartigen Prostatavergrößerung auf (wegen des eingeschränkten Urinabflusses). Ausgelöst wird die Blasenentzündung vielfach durch aufsteigende Darmbakterien (Kolibakterien), manchmal auch durch Chlamydien, seltener durch Viren. Die Darmbakterien gelangen bei ungeschütztem (oder nicht ausreichend hygienischem) Geschlechtsverkehr mit Analpraktiken in das Harnsystem. Dementsprechend ist Hygiene die beste Vorbeugung. Ein weiterer Tipp: Gehen Sie nach dem Geschlechtsverkehr auf die Toilette – durch das Pinkeln werden die Bakterien herausgespült, bevor sie Schaden anrichten können.

Symptome: Auch hier brennt es beim Wasserlassen unangenehm, und Sie müssen unangemessen oft auf die Toilette, wobei Urin manchmal schon vorher unkontrolliert austreten kann. Blasenkrämpfe sind möglich, selten ist Blut im Urin auszumachen. Ohne rechtzeitige Behandlung kann es zusätzlich zu einer Nierenbeckenentzündung kommen (siehe dazu die nächste Seite).

Behandlung: Mit Urintest oder Ultraschalluntersuchung kommt der Arzt der Erkrankung auf die Spur. Dann kommen Antibiotika zum Einsatz. Was Sie selbst tun können: viel, viel Wasser trinken, unbedingt auf Alkohol und Koffein verzichten und den gesamten Blasenbereich wärmen. Darüber hinaus sollen auch Präparate aus Kapuzinerkresse oder Meerrettich die Beschwerden lindern helfen.

Nierenbeckenentzündung (Pyelonephritis)

Diese zumeist einseitig bei einer Niere auftretende Entzündung ist oft die Folge einer schwereren oder anhaltenden Harnblasenentzündung. Sie wird durch Bakterien verursacht, die den Harnweg erklimmen. So sind alle besonders gefährdet, deren Harnabfluss gestört ist – etwa durch Harnsteine, Tumore oder eine vergrößerte Prostata. Bei Männern können parallel auch Samenleiter und Nebenhoden entzündet sein.

Symptome und Therapie: Die Kennzeichen ähneln denen anderer Erkrankungen im Harntrakt: Probleme, Schmerzen oder Brennen beim Wasserlassen, eventuell Blut im Urin etc. Dazu kommen (plötzliche eintretende) schwere Symptome wie Fieber und Schüttelfrost, Leibschmerzen, Schwindel oder Übelkeit. Unbehandelt kann sich ein Abszess bilden, der operativ entfernt werden muss – und auch eine lebensbedrohliche Urosepsis ist möglich (siehe Seite 170). Hat der Arzt den Erreger identifiziert, gibt es eine entsprechende Therapie, zumeist mit Antibiotika. Ansonsten gilt: Bettruhe bis zum Abklingen und pro Tag mindestens zwei Liter Wasser trinken, besser noch mehr.

Krebs des Nierenbeckens, der Harnleiter, der Harnröhre und der Blase (Urothelkarzinom)

Krebsarten des Harnsystems (außer Nierenkrebs) werden unter dem Fachbegriff Urothelkarzinom zusammengefasst. Urothel steht für das flexible „Deckgewebe" des Harnsystems, das in optimaler Weise auf unterschiedliche Urinfüllstände reagieren kann. Es eint und verbindet die Harnwegsbereiche – und so kann sich auch übergreifend Krebs bilden. In neun von zehn Fällen tritt das Urothelkarzinom in der Harnblase auf. Deutschlandweit erkranken rund 25 000 Menschen pro Jahr (darunter dreimal so viele Männer wie Frauen, zumeist in einem Alter zwischen 60 und 70), über 5 000 von ihnen sterben. Übrigens: Rauchen erhöht das Risiko enorm.

Symptome und Therapie: Das Urothelkarzinom kündigt sich zumeist durch Blut im Urin an, ohne dass Schmerzen auftreten. Begleitend nimmt der Harndrang zu, später können sich alle anderen Symptome einer Harnwegserkrankung bemerkbar machen. Zur Diagnose wandert Ihr Urin ins Reagenzglas, zudem wird eine Blasenspiegelung durchgeführt. Manchmal kommen zusätzlich Ultraschall und Röntgen zum Einsatz.

Vorhandenes Krebsgewebe trägt der Arzt mit einer unter Strom gesetzten Drahtschlinge ab, die durch die

Harnröhre eingeführt wird. Je nach Hartnäckigkeit des Krebses wird diese Prozedur einige Wochen später wiederholt. Tritt der Krebs immer wieder auf, kommt eine lokale Chemotherapie hinzu. Bei Härtefällen, in denen das Krebsgeschwür durch die Wand des Harnsystems hindurchwächst, hilft nur noch eine vollständige Entfernung des befallenen Teils, etwa der Blase. Wenn es gut läuft, kann diese durch eine sogenannte Neoblase ersetzt werden, mit der Sie im Idealfall ähnlich kontinent Geschäfte verrichten wie zuvor. Falls das nicht geht, bleibt nur die permanente Ableitung des Urins durch einen Schlauch in der Bauchdecke, raus in einen Sammelbeutel.

Nierenkrebs (maligner Nierentumor)

Das Gefährliche am seltenen Nierentumor ist, dass er sich nicht ankündigt. Treten spürbare Symptome auf (wie Schmerzen in der Rumpf-Nieren-Gegend bis hin zum Penis, Harndrangveränderungen oder Blut im Urin), ist es meist zu spät und der Krebs weit fortgeschritten. Das Nierenkrebs-Durchschnittsalter liegt bei 68 Jahren.

Diagnose und Therapie: Ist der Krebs rechtzeitig identifiziert und nur lokal in der Niere zu finden, wird er entweder herausgeschnitten oder die ganze Niere (manchmal inklusive Nebenniere und Harnleiter) entfernt. Heilungsaussichten durch eine alternative Immuntherapie sind eher schlecht, es gibt aber inzwischen durchaus weiterführende medikamentöse Therapien.

Harnsteine

Dieser Sammelbegriff fasst kristallinharte Ablagerungen aus Urinbestandteilen im Harntrakt zusammen. Je nach Lage lassen sich Nierensteine (zumeist im Nierenbecken), Harnleitersteine, Harnblasensteine und Harnröhrensteine unterscheiden. Die Steine können absteigen: aus der Niere etwa in den Harnleiter – und im Moment der Wanderung machen sich die Biester äußerst schmerzhaft bemerkbar. Bei Männern treten Harnsteine etwa doppelt so häufig auf wie bei Frauen – rund jeder fünfte Mann ist potenziell gefährdet. Etwa eine Million Menschen pro Jahr erkranken allein in Deutschland an den schmerzhaften Kristallen, zumeist zwischen dem 30. und dem 50. Lebensjahr. Häufigste Gründe sind – Überraschung! – Bewegungsmangel und ungesunde Ernährung. Zudem steigt das Risiko, wenn Sie dauerhaft zu wenig trinken. Auch eine Entzündung im Harnsystem, Gicht oder Diabetes können Harnsteine begünstigen.

Symptome: Harnsteine bleiben lange unbemerkt: Kleine Steine (bis etwa sechs Millimeter Durchmesser) verursachen auch dann keine Beschwerden, wenn sie sich bewegen – sie werden häufig unbemerkt über den Urin ausgeschieden. Zu Schmerzen führen die Steine, wenn sie größer werden. Dann machen sie sich anfangs durch leichtes Drücken im Bauch- oder Rückenbereich oder durch Brennen oder Harnstau beim Pinkeln bemerkbar. Heftig wird es, wenn sich die Steine in Bewegung setzen und irgendwo festklemmen: Das äußert sich in akuten, starken und krampfartigen Schmerzen an der Rumpfseite (Nierenkolik). Oft zeigt sich dann Blut im Urin und als Folge droht ein Urinstau, damit eine Nierenbeckenentzündung oder eine dauerhafte Schädigung der Niere.

Behandlung: Harnsteine gehören also schleunigst behandelt. Da es unterschiedliche Steintypen gibt, sind die Untersuchungs- und Behandlungsmethoden divergent: Manche Steine (etwa aus Kalzium) lassen sich beim Röntgen finden, andere wiederum (etwa „echte“ Harnsäuresteine) nur mit Ultraschall. Einige Sorten lassen sich mit Medikamenten auflösen und rausschwemmen, andere lösen sich von selbst, wenn Sie Schmerzmittel gegen die Kolik verabreicht bekommen und das Gewebe entspannt.

Viele Steine müssen aber abgetragen oder zerkleinert werden. Das geschieht entweder in einer (oft endoskopischen) Operation, wobei der Stein durch Ultraschall oder Laser zertrümmert und anschließend ausgespült wird. Oder die Steine werden mittels sogenannter extrakorporaler Stoßwellenlithotripsie (ESWL) von außen zerstückelt: Dabei werden akustische Schockwellen von außen gezielt auf den Stein „abgefeuert“, die Bruchstücke dann ebenfalls ausgeschwemmt. Für diese Ausschwemmung setzt der Arzt oftmals eine Schiene in den Harnleiter ein: Der Katheter verbleibt einige Zeit, um guten Urindurchfluss zu gewähren und Platz für die häufig unangenehm scharfkantigen Kristallbruchstücke zu schaffen.

Vorbeugung: Wer einmal Harnsteine hatte, ist deutlich anfälliger für neue. Für diese Personen – und für alle anderen vorbeugend – gilt: wenigstens zwei bis 2,5 Liter Wasser oder Tee pro Tag trinken. Je nach Steinsorte sollten Sie zudem auf bestimmte Lebensmittel verzichten. Reduzieren Sie insbesondere purinhaltige Lebensmittel (etwa Fleisch und Fisch). Erfahrungsgemäß schützt die Einnahme von Kaliumzitrat vor Harnsteinen, eine ebensolche Wirkung wird Tees aus Löwenzahnwurzeln oder Echtem Labkraut nachgesagt.

Leistenbruch und Hodenbruch (Inguinalhernie und Skrotalhernie)

Der Leistenbruch ist ein Riss im Muskel- und Bindegewebe, welches den Bauchraum umschließt – medizinisch Eingeweidebruch oder Hernie genannt. Jedes Jahr gibt es einige Hunderttausend Neuerkrankungen in

Deutschland, bei mehr als 80 Prozent davon sind Männer betroffen. Oftmals ist eine Bindegewebsschwäche verantwortlich. Doch auch ein zu hoher Bauchinnendruck kann den Gewebeschaden auslösen: durch schwere körperliche Arbeit, übermäßiges Husten oder Bauchraum-Pressen (etwa bei chronischer Verstopfung).

Auf die leichte Schulter genommen werden darf ein Leistenbruch nicht, denn es bildet sich eine unter Spannung stehende Gewebeausstülpung, der Bruchsack, der Teile des Darms einklemmen kann (Lebensgefahr!). Zudem kann der Bruch Erektionsstörungen verursachen, da er im Leistenkanal auftritt, in dem auch der Samenstrang verläuft. In manchen Fällen sind Gewebeschaden und Bruchsack so groß, dass sie durch den Samenstrang bis in den Hodensack reichen und diesen unter Druck setzen. Dann spricht man von einem Hodenbruch (Skrotalhernie) – der sehr selten zur Unfruchtbarkeit führen kann.

Symptome: Ein Leistenbruch macht sich durch eine sichtbare, im Stehen ertastbare Schwellung in der Leistengegend bemerkbar. Im Liegen kann man die Delle nach innen drücken – was das Problem natürlich nicht behebt. Starke Schmerzen treten auf, wenn der Gewebebruch Teile der Eingeweide einklemmt – dann sofort ab zum Arzt! Ansonsten wird der Leistenbruch eher von einem dumpfen Druckgefühl begleitet. Ebenfalls typisch: ein Schmerzgefühl beim Tragen, Husten oder Pressen im Stehen, das im Liegen verschwindet. Wenn der Hodensack anschwillt, haben Sie den erwähnten Hodenbruch – mit Begleiterscheinungen wie Blut im Stuhl, Verstopfungen, Durchfall oder einem allgemeinen Krankheitsgefühl.

Therapie: Die Behandlung sollte chirurgisch erfolgen: Der Einsatz eines Bruchbands (eine Art Kompressionsgürtel) kaschiert zwar den Bruch optisch und kann manche Bewegungsbeschwerden lindern, trägt aber letztlich nicht zur Verbesserung bei. Operativ wird in der Regel ein (manchmal titanverstärktes) Kunststoffnetz eingesetzt – entweder minimalinvasiv oder mit einem „normalen" Schnitt. Selten wird die Bruchstelle auch heute noch mit einer speziellen Nahttechnik ohne Netzeinsatz zugenäht. Auch wenn Leistenoperationen jedes Jahr hunderttausendfach durchgeführt werden: Die OP ist keine Lappalie! Der (erfahrene!) Chirurg arbeitet sich durch sehr sensibles Gewebe. Verletzungen von Nerven, die auch zu anhaltenden Beschwerden beim Sex führen können, sind gar nicht mal so selten. Witzigerweise sind aber auch Fälle dokumentiert, bei denen die operative Anbringung eines solchen Netzes bestehende Erektionsstörungen zumindest zum Teil beseitigt hat.